山东省职业教育规划教材

供中职护理、助产及其他医学相关专业使用

急 救 护 理

主　编　曹　琳　孙新华

副主编　刘鸿业　战明侨

编　者（按姓氏汉语拼音排序）

曹　琳（山东省临沂科技普通中等专业学校）

范雅莉（山东省临沂科技普通中等专业学校）

李金媛（山东省青岛第二卫生学校）

刘鸿业（山东省青岛第二卫生学校）

彭体方（山东省菏泽卫生学校）

秦玉翠（山东省菏泽卫生学校）

曲瑞莲（山东省青岛卫生学校）

孙新华（山东省济宁卫生学校）

徐小娜（山东省青岛卫生学校）

于静修（山东省莱阳卫生学校）

战明侨（山东省烟台护士学校）

U0225882

科 学 出 版 社

北　京

内 容 简 介

本教材紧紧围绕中等卫生职业教育护理、助产专业的教学计划和教学基本要求,紧密结合临床实际及护士执业资格考试大纲要求,遵循"实用、必需"原则,按照急救护理导论、院外急救与护理、急诊科的设置与管理、重症监护病房的管理与护理、心搏骤停与心肺脑复苏、休克的护理、多器官功能障碍综合征患者的救护、咬伤与蜇伤、急性中毒患者的救护、理化因素损伤患者的救护、常用急救技术及护理、灾害救援医学的顺序编写,共12章内容。在内容编写形式上设有案例、知识链接、护考链接、考点、自测题。书中的实训指导能帮助学生掌握一些临床的急救技能及急救操作,为以后的工作岗位打下坚实的技能基础。

本教材可供中职护理、助产及其他医学相关专业使用。

图书在版编目(CIP)数据

急救护理 / 曹琳,孙新华主编.—北京:科学出版社,2019.1
山东省职业教育规划教材
ISBN 978-7-03-059499-0

Ⅰ. 急… Ⅱ. ①曹… ②孙… Ⅲ. 急救-护理-中等专业学校-教材 Ⅳ. R472.2

中国版本图书馆 CIP 数据核字(2018)第 260776 号

责任编辑:张映桥 丁彦斌 / 责任校对:张凤琴
责任印制:徐晓晨 / 封面设计:图阅盛世

*科学出版社*出版
北京东黄城根北街 16 号
邮政编码:100717
http://www.sciencep.com
北京厚诚则铭印刷科技有限公司印刷
科学出版社发行 各地新华书店经销

*

2019 年 1 月第 一 版 开本:787×1092 1/16
2024 年 1 月第三次印刷 印张:13
字数:308 000
定价:39.80 元
(如有印装质量问题,我社负责调换)

Preface 前 言

党的二十大报告指出："人民健康是民族昌盛和国家强盛的重要标志。把保障人民健康放在优先发展的战略位置，完善人民健康促进政策。"贯彻落实党的二十大决策部署，积极推动健康事业发展，离不开人才队伍建设。党的二十大报告指出："培养造就大批德才兼备的高素质人才，是国家和民族长远发展大计。"教材是教学内容的重要载体，是教学的重要依据、培养人才的重要保障。本次教材修订旨在贯彻党的二十大报告精神和党的教育方针，落实立德树人根本任务，坚持为党育人、为国育才。

急救护理是护理、助产专业的一门主干课程，是临床护理学的重要组成部分，是主要研究各类急性病、急性创伤、慢性病急性发作等危重症患者抢救护理的临床护理学课程。

本教材内容紧密结合急救护士岗位需求及最新全国护士执业资格考试大纲，结合我国医药类职业院校当前的教学需求，吸收了现有同类教材的合理、创新之处，组织多所医药类职业学校教师编写了此教材。本教材具有以下特点：

1. 在编写形式上除正文内容之外，设有案例、知识链接、护考链接、考点、自测题等，以增加学生学习兴趣、帮助学生自测学习效果。此外，书中附有实训指导、教学基本要求，并配套本课程全部教学内容的 PPT 课件，既可为授课教师提供参考，也可帮助学生自主学习或课后复习。

2. 本教材增设了大量的案例和实训指导内容，以案例为切入点，增加了对疾病的感性认识。实训指导分层呈现，箭头表示简单明了，让学生通过上实训课尽早熟悉临床护理工作及常见的一些急救技能、培养学生的动手操作和岗位适应能力。

3. 本教材紧扣最新"国家护士执业资格考试大纲"的相关标准，清晰标注考点，并针对考点配以护考链接，使学生对所学知识掌握更加牢固，及早与护士执业资格考试接轨。

在本教材的编写过程中，得到了各位编者所在单位的大力支持，在此深表谢意！

尽管在教材编写过程中编者参阅了大量文献，请教了相关医疗机构的专家，并对编写内容进行了反复斟酌和修改，但由于水平有限，难免有疏漏之处，敬请各位专家、读者批评指正！

编 者

2023 年 8 月

Contents 目录

急救护理导论

急救护理是急救医学的重要组成部分。当前，随着民众生活方式的改变，随着民众活动范围的扩大、生活节奏的加快、生活现代化程度的提高及交通运输的多样化，全球每年急危重症患者数量明显增加。同时，随着全球自然灾害事件及突发公共卫生事件的多发、频发，急救工作越来越受到各国民众的重视。

案例 1-1

患者，男，30 岁。1 小时前因车祸撞击右侧腹部，出现面色苍白、出冷汗、乏力、血压下降等表现，查体：BP 90/50mmHg，腹部轻压痛，移动性浊音阳性。

问题： 1. 该患者最可能发生了什么情况？

2. 应该采取哪些救护措施？

第1节 概　述

一、基本概念

急救护理是以挽救患者生命，提高抢救成功率，促进患者康复，减少伤残率，提高患者生命质量为目的一门综合性应用学科。急救护理以现代医学科学、护理学专业理论为基础，研究急危重症患者病情特点、发展规律及在患者抢救监测过程中的护理理论、技能、行为和科学管理。简而言之，急救护理是研究急危重症患者抢救治疗过程中护理实施与护理行为的学科。

二、急救护理的形成和发展

急救护理学科的历史始于 19 世纪南丁格尔时代。1853～1856 年的克里米亚战争期间，南丁格尔女士率领 38 名护士前往战地参加救护工作。经过半年的辛苦工作，南丁格尔及其同事们使英国伤员的死亡率从 42% 降至 2%。这充分证明了有效的急救护理工作在抢救急诊患者与危重伤病员方面的重要作用。

1952 年，全球多地暴发流行性脊髓灰质炎，大量患者因延髓麻痹导致呼吸衰竭。多国均组建了呼吸治疗单位，把抢救器械和危重患者集中在一处，通过气管切开、畅通气道和人工通气进行救治，配合相应的特殊护理措施，使病死率明显下降。这是世界上最早用于监护和治疗呼吸衰竭患者的"监护病房"。

20 世纪 60 年代，由于电子仪器的蓬勃发展，急救护理进入了一个有高科技支撑的快速发展时期。心电示波、电除颤仪、人工呼吸机、血液透析机的应用，使护理学的理论与技术不断创新和发展，促进了重症监护病房（intensive care unit，ICU）的建立。

20 世纪 70 年代，国际红十字会在联邦德国召开了现代社会要求委员会（COMS）有关高级保健指导研究的急救医疗会议，提出了急救事业的国际化、国际互助和标准化方针，讨论了急救车必要的装备内容、急救电话号码的国际统一、急救情报方面的交流等急救基本建设问题。1979年，国际公认急救医学为独立学科。1983 年《急救护理实践标准》一书出版发行，标志着急救护理开始进入专业发展阶段。

　　我国的急救护理事业也经历了从简单到逐步完善并形成学科的发展过程。20世纪50年代，我国院内急救护理的模式是将危重患者集中安置在靠近护士站的危重病房，以便护士密切观察病情和护理；将手术后的患者先送到复苏室观察，待清醒稳定后再转入病房。20世纪80年代初，卫生部提出了建立健全急救组织，加强急救工作，逐步实现急救现代化的一系列意见。急救医学逐步发展成为我国医疗体系的一个重要学科，急救护理体系也随之产生。1986年中华医学会"急救医学专科学会"成立。1988年教育部将《急救护理》确定为护理学科的必修课程，急救护理开始了新的发展阶段。2005年，《中国护理事业发展规划纲要》要求分步骤在重点临床专科护理领域开展专业护士培训工作，培养一批临床专业化护理骨干，以提高护士队伍专业技术水平，这也是我国急救专科护理建设与发展阶段的重要标志。

第2节　急救护理的范畴

　　急救护理研究内容包括院外急救、急诊科救护、院内重症监护及灾难救援等项目。

一、院外急救

　　院外急救又称院前急救，是指对遭受各种危及生命的急症、创伤、中毒及灾难事故等患者在到达医院之前进行的紧急救护，强调"时间就是生命"和"先救命再治病"的原则，主要内容包括现场评估伤情、呼救、现场救护、搬运与转送等环节，关系到患者的安危和预后，为进一步的诊治创造条件，提高抢救成功率，降低死亡率和致残率。

二、急诊科救护

　　急诊科救护是院前急救的延续，是医院急危重症患者的首诊场所，主要承担急危重症患者的抢救诊治和留院观察工作。急诊科不仅应配备受过专业训练、掌握急救医学专业知识和技能的医护人员，也应配备先进设施设备、有效的急救药品，还应有与开展急救工作相适应的工作环境。急诊科救护要以"急"为核心，以"挽救生命"为首要目的，迅速果断地处理威胁患者生命的伤情或病变，为患者及时获得后续的专科医疗服务提供支持和保证。

三、院内重症监护

　　重症监护是指受过专门训练的医护人员，利用配备先进监护设备和急救设备的 ICU 对急诊科及医院其他科室中患有呼吸、循环及代谢等严重疾病或创伤的患者进行全面监护和救治。重症监护的研究范围不仅是对危重症患者进行的监护和治疗，还包括重症监护病房人员配备、设备配备与管理、监护和抢救设备的使用维护等多项相关工作。

四、灾难救援

　　灾难救援是指对自然灾害（地震、洪水、台风、海啸等）和人为灾害（战争、交通事故、化学物质污染、物理性损害等）所造成的伤亡人员进行紧急救护与援助。灾难发生后往往造成大量人员的伤亡，灾难救援需要得到社会各界的重视、支持和帮助，有组织、有计划地进行，合理安排救援的人力、物力及财力等，在最短的时间内争取最佳的救援效果。

第3节　急救医疗服务体系

一、急救医疗服务体系的概况

急救医疗服务体系（emergency medical service system，EMSS）是集院外急救、院内急诊科诊治、ICU 救治和各专科的"生命绿色通道"为一体的急救网络。

院外急救负责现场急救和运输途中的救护，急诊科和 ICU 负责院内救护，该体系既适合于平时的急救医疗工作，也适合于大型灾害或意外事故的急救。EMSS 应包括完善的通信指挥系统、现场救护、有监测和急救装置的运输工具及高水平的医院急诊服务和强化治疗。该系统的组成部分既有各自的工作职责和任务，又相互密切联系，构成一个科学、高效、严密的组织和统一指挥的急救网络。实践证明，该体系的建立在抢救患者的生命中发挥着越来越重要的作用。

院外急救、急诊科救护与各科具备监护条件的 ICU 密切联系，组成一个完善的 EMSS，为急危重症患者提供最及时有效的急救医疗服务，并可在意外事故和灾难时提供应急医疗服务。近 30 年来，各国相继建立 EMSS，着力于建设和完善城市及乡村紧急呼救网络，努力实现立体、完善、规范及高效的急救服务。急救护理技术在 EMSS 环节中，具有独立的专业理论、救护技术、工作程序和工作职责，是 EMSS 的重要组成部分，发挥着不可替代的功能和作用。

二、急救医疗服务体系的发展

为使危及生命的急危重症患者得到及时救治，世界各国都十分注重现场救护与转运，积极培训急救医护人员，完善患者转运装备。

英国于 1948 年开始推行"国家卫生服务制"，向所有国民提供免费医疗卫生服务，包括外国居民和旅游者都可享受免费的急诊和急救服务。从事急救工作的人员要求经过专业培训，考试合格并获得国家卫生部门授予的专业职称。目前该国已形成门诊、急救站和医院所组成的急救网，能做到陆、海、空立体救治和运送。

法国于 1956 年在巴黎首先组建了急救系统，并建立了当时世界上第一个 ICU，使当时因脊髓灰质炎大流行而感染的患者得到及时救治。1965 年发展形成 EMSS。1986 年正式规定了EMSS 的特征和使命，开始使用全国性的急诊医疗电话号码"15"，并规定呼叫反应时间为 8分钟。法国模式更注重院外急救，在急救车上设立医生，现场抢救稳定患者病情，为下一步入院抢救赢得时间。其救护设备装备先进，急救车和直升飞机上的设备相当于一个小型 ICU，可作为移动的监护病房。

德国是目前世界上急救工作最有成效的国家之一。该国于 1976 年成立了世界急救、灾难医学学会。其救护车标准名列世界前茅，车内可进行心电监测、心肺复苏、外伤处理及静脉输液等，并配备高灵敏度的通信装置，具有视屏图像传输功能。1980 年该国开始用直升机运送患者，目前有 30 个直升机救护站，覆盖全国 95%的区域，实行 50 千米半径空中救护、10 分钟赶赴现场，为世界上空中急救最发达的国家。

美国 EMSS 的建立晚于欧洲一些国家，但发展较快。1956 年开始建立综合性监护病房。1968

年麻省理工学院倡导建立 EMSS。1970 年部分城市成立 EMSS，通过指挥中心协调院外的现场急救。1976 年美国国会通过 EMSS 法案，将全国分成 304 个 EMSS 覆盖区，形成全方位、多层面的急救网，使危重患者能够得到及时有效的救护。目前，美国将警察、消防和医疗救援综合为一体，形成了完整高效的"911"急救体系。

日本是一个多地震的国家，人口密集，经济发达，国家十分重视急救医疗的建设。1963 年，修订的《消防法》确定急诊患者运送由消防部门负责。消防部门设有急救队，配备急救车，每车配备 3 名急救人员，其任务是把患者从现场运送到医疗机构。20 世纪 70 年代，日本就已建立了急救医疗机构和急救情报系统，有一套覆盖全国、设施完备、层次分明的急救医疗服务网。急救医疗系统主要包括急救患者运送系统、急救患者治疗系统和急救医疗情报联络系统，该系统把急救医疗分为三级。

我国自 20 世纪 50 年代中期开始，在一些大中城市建立了急救站。20 世纪 60 年代初，救护车一般只起到转运患者的作用。1978 年，制定了《关于救护车的使用规定》，使我国的救护车向现代化迈进了一大步。1980 年，北京、上海等地正式成立急救中心，许多城市逐步建立了急救站和急救分站，对急危重症患者和意外灾害事故伤员实施现场急救和转运。1983 年，颁布了《城市医院急诊室建立方案》，有效地促进了急救医学的发展。1987 年，卫生部发布《关于加强急诊抢救和提高应急能力的通知》，对各级急救组织提出了通信灵敏、指挥有效、抢救及时及减少伤亡的工作目标，同年正式成立"中华医学会急诊医学分会"。1994 年《医疗机构管理条例》规定，一级医院设立急诊室，二级以上医院设立急诊科。1995 年《灾害事故医疗救援工作管理办法》文件中，制定了灾害事故医疗救援的组织、灾情报告、现场医疗救护、伤病员运送、部门协调、培训和医疗救护队基本装备标准。1998 年，我国民航机构急救中心发展到 70 个以上。1999 年，成立"中心民航机构管理委员会现代医学航空援救专业组"。目前，我国已初步建立了以大中城市为核心的城市院外急救网络，全国所有省会城市和大部分地级城市都建立了自己的急救中心，设立"120"急救电话与指挥网络系统。随着急救运输工具的改进，先进的仪器装备及急救医护人员的培训，我国急救水平显著提高。

三、急救医疗服务体系的构成

完整的 EMSS 应体现急诊的即刻性、连续性、层次性和系统性，还应包括合理高效的急救网络指挥系统、良好的急救硬件设备配置、专业化的急救人员和完善的卫生法律法规的政策支撑。

（一）急救指挥中心

目前，我国地市级及以上城市均建有急救中心，急救中心下设若干急救站。设立了统一的"120"急救呼叫电话和通信指挥网络，在市级卫生行政部门的领导下，统一指挥全市日常急救工作和上级指派的临时救护任务。其主要职责是从"120"报警呼叫之初就开始有组织地指挥、协调现场急救，合理分诊、分流患者，最大限度地发挥 EMSS 的优势与作用。急救站在急救中心的领导下，担负一定的现场急救，负责对急危重症患者和意外事故伤病员进行现场和转运途中的抢救治疗；负责在基层卫生组织和群众中宣传、普及急救知识，有条件的急救中心承担一定的科研教学任务；接受上级领导指派的其他临时急救任务。

（二）医院急诊

医院急诊科（室）是院内急救的首诊场所，是院前急救的延续，也是 EMSS 的重要环节，急诊科实行 24 小时开放，承担急救站转送的急危重症患者的诊治、抢救和留院观察工作；有些城市的医院急诊科同时承担急救站的任务。急诊科的特点是急危重症患者集中、病种多、病情复杂、抢救和管理任务繁重，而且医患纠纷多。急诊科在医疗护理过程中除应突出"急"之外，还应加强医患之间的沟通。急诊科是医院的窗口科室，其医疗服务水平是医院整体医护水平的缩影，工作中应时刻维护医院的形象。

（三）重症监护

重症监护是指应用现代医学理论、先进的诊断方法及监测技术，由专业化的精干医护人员对急危重症患者进行连续监测、诊断、强化治疗与护理。ICU是实施监护的场所，系统的、高质量的医学监护和救治是提高急危重症患者抢救成功率、降低死亡率和伤残率的重要保障。

（四）基层急救医疗服务

乡镇卫生院、社区服务中心作为基层医疗服务机构，在急救医疗服务体系中的作用越来越突出，使急救医疗服务体系更加接近现场，可为患者提供更加及时的急救服务。其主要任务包括在急救专业机构的指导下，学习和掌握现场救护基本知识及技术操作；负责所在区域的防火、防毒、战伤救护等知识的宣传教育工作；一旦出现意外灾害事故，在急救专业人员到达前及时、正确地组织民众开展现场自救和互救工作；接受上级领导指派的临时急救任务。

四、急救医疗服务体系的管理

（一）完善卫生法规

我国的急救医疗服务起步于20世纪50年代，与发达国家相比还存在一定的差距。1980年10月，卫生部颁布了《关于加强城市急救工作的意见》。近些年来，我国急救事业迅速发展，从急救组织建立、体制管理及救治质量等方面给予了政策性和指导性支持，推动了我国EMSS的进程，结合我国国情，逐步建立起了较为系统、完善的EMSS。2013年12月19日国家卫生和计划生育委员会颁布了《院前医疗急救管理办法》，标志着我国EMSS体系的进一步加强和完善，也预示着该体系在抢救患者的生命中将发挥越来越大的作用。目前，我国二级以上医院均设有急诊科，地市级城市均有急救中心或急救站，统一设立了"120"急救呼救电话与网络指挥系统，综合性大医院都建立了ICU，配备了急诊急救专业队伍，有的地市将公安、交警、消防与医疗的报警系统整合，建立了联合救援模式。

（二）合理布局急救医疗服务体系，健全急救网络

灵敏高效的急救通信网络是提高急救应急能力的硬件保证，快速发展的现代信息技术与通信技术，为急救通信网络的建立与发展奠定了基础。急救中心通信系统应当具备系统集成、急救车定位跟踪、呼叫号码和位置显示、计算机辅助指挥、移动数据传输及无线集群语音通信等功能。我国人口众多，各地区经济发展差异大，卫生资源配置不平衡。EMSS在经济发达地区布局相对合理，而在经济不发达地区EMSS的各环节存在许多衔接不良的问题。各地卫生行政部门应根据当地实际情况组建相应的急救网络，建立急救中心、医院急诊科、社区卫生服务中心等相结合的EMSS，建立健全完善的三级急救网络，即省、地、县级急救网。大中城市建成以急救中心—分站/分中心—流动/固定点为纵向网络、以"120"—"110"—"119"—"112"民防等为横向网络、以地面救援—空中救护—海上搜救和现代科技所组成的全方位综合高效救援为体系，在缩短急救反应时间的基础上，提高医学服务质量与效益。

（三）加强急救专业人员培训

急救知识不断更新，建立健全急救人员长效培训机制，不断提高专业急救人员技术水平，是保证急救质量的关键。可通过以下几种方式开展：①通过普及急救知识、培训相关人员，提

高院前急救人员的业务水平和能力；②应要求 EMSS 管理人员具有医学资格并接受相关专业管理培训；③建立复训制度；④有计划地组织急救知识讲座、急救新技术培训，积极开展急救技术交流，更新急救理念。通过这几种方式使急救护理科研、教学、实践紧密结合，促进急救护理人才培养，适应快速发展的急救事业需求。

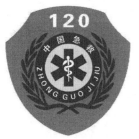

图 1-1　中国急救标识

（四）科学配置资源

配备符合院外急救的转运工具。转运工具是转运患者的载体，也是在现场及转运途中实施监护救护的场所，能快速将患者送往医院，为进一步的救护争取时间。急救转运工具要符合行业标准，标志灯具、报警装置及标志图案（图 1-1）要符合相关规定；要配备必要的抢救和监护设备，可实施紧急救护和监护措施，必要时可以利用直升机、快艇进行急救；做到专车专用。

知识链接

中国急救标识

中国急救标识以圆形为基底，蓝黄两色为基色调，圆环以外配以橄榄枝翅膀形状组合，给人一种平和安全的感觉；圆环中心采用国际急救标志——"生命之星"及蛇与权杖。生命之星交叉的六条臂象征急救医疗服务系统的六大功能：发现、报告、反应、现场急救、运输途中监护及转至院内救治。

（五）普及社会急救

普及社会急救对缩短急救反应时间，提高急救成效具有重要意义。政府及各级各类医疗卫生机构应广泛开展急救知识宣传，树立民众急救意识，普及急救技术，如徒手心肺复苏术、创伤急救技术等。当意外伤害发生时，在专业人员尚未到达现场前，现场民众能正确有效地进行自救和互救，如及时拨打"120"急救电话呼救、对心搏骤停患者尽早给予心脏按压等。社会各部门接到相关呼救信息时，要在人力、物力、财力和技术等方面给予全力支持。

小　结

本章主要介绍了急救护理的形成和发展、急救护理的范畴、急救医疗服务体系。急救护理在抢救患者生命、提高抢救成功率、促进患者康复、减少患者伤残率及提高生命质量等方面发挥着重要的作用。急救护理正式成为一个专门学科的历史尚短，实践及理论经验相对薄弱，展望未来，任重道远。作为护士或临床护理工作者要信心充足、刻苦学习、深入研究、总结经验、不断创新，为提高急救护理水平、更好地服务患者而努力。

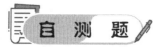

自　测　题

A₁ 型题

1. 急救护理学起源于（　　）

A. 19 世纪美国　　　B. 19 世纪法国

C. 第二次世界大战

D. 19 世纪南丁格尔的年代

E. 20 世纪

2. 能使患者在最短时间内获得救治的保障是（　　）

A. 装备良好的救护车

B. 有无线电通信

C. ICU

D. 高素质医务人员

E. 急救服务体系有效地运行

3. EMSS 中第一个重要环节是（　　）

A. 院外急救　　　　B. 心肺脑复苏

C. 止血　　　　　　D. 救护车送医院

E. 途中监护

4. 院外急救是指（　　）

A. 急危重症患者的现场救护

B. 专业救护人员到来之前的抢救

C. 急危重症患者进入医院前的医疗救护

D. 途中救护

E. 现场自救、互救

5. 我国定的医疗急救电话是（　　）

A. 15　　　　B. 120

C. 199　　　D. 911

E. 999

（李金媛）

第2章 院外急救与护理

案例2-1

患者，中年男性，早上晨练跑步时忽感胸痛、胸闷、呼吸困难和大汗淋漓。

问题： 1. 请问遇到类似情况应如何去做？
2. 现场可以采取哪些救护措施？

第1节 概 述

急危重症患者在发病初期是否得到及时救治决定了抢救成功率的高低。因此，当今社会对院外急救工作的成效评价日益重视，已将其作为衡量一个国家、城市和地区急救水平和能力高低的标志。院外急救一改过去那种医生在医院里等患者上门的传统急救医疗模式，而是迅速地把医疗救护送到急危重症患者的身边，最大限度地减少了患者的"无治疗期"，即从患者发病至获得治疗为止的时间，有利于降低急救患者病死率。

一、院外急救的概念和重要性

（一）院外急救的概念

院外急救又称院前急救，是指急危重症患者在进入医院前，由"第一目击者"或医护人员对其实施的现场救治和途中监护。广义院外急救是指患者在发病或受伤时，由"第一目击者"或医护人员对其进行必要的急救，以维持基本生命体征和减轻痛苦的医疗活动和行为的总称。狭义院外急救则专指由专业急救机构对现场患者所进行的医疗活动和行为。

知识链接 完整的院外急救环节

完整的院外急救环节包括患者或目击者的呼救→急救中心接受呼救后调度出车→急救人员到达现场→对患者进行现场救治→搬运→转送医院的途中监护→抵达接收医院，对患者的交接→急救人员及救护车返回待命。

（二）院外急救的重要性

1. 院外急救系统是卫生服务行业的窗口，它的完善和健全，不仅是衡量一个城市经济发展、精神文明建设和综合服务能力的重要标志，也可反映一个国家的急救医疗反应能力和急救医学水平。

2. 院外急救是社会医疗保障系统的重要组成部分，在应对突发意外事故及灾难时，急诊医疗服务体系能够缩短反应时间，快速、有效地提供及时、便捷的服务，以降低各种急、慢性疾病及意外伤害事故的病死率和伤残率。

3. 院外急救是急救医疗服务体系的首要环节。大量急救实践证明，急救者越接近患者，急救时间越短，患者的存活率就越高。急救时间标准：①最佳急救期，伤后12小时内。②较佳急救期，伤后12～24小时。③延期急救期，受伤24小时以后。

急救黄金时间

　　心脏停止跳动 10 秒后,患者意识丧失;停止跳动 30 秒后,全身抽搐,自主呼吸停止;停止跳动 3 分钟后,脑细胞水肿;停止跳动 6 分钟后,脑细胞开始死亡;停止跳动 8 分钟后,脑死亡。所以,心脏停止跳动后的 6 分钟内是猝死患者的急救黄金时间。

二、院外急救的特点、任务和原则

(一)院外急救的特点

1. 随机性　由于引起急危重症的原因有很多,且患者的数量、伤病情和出事地点均无法预知,所以院前急救表现出极大的随机性。院前急救的医护人员必须时刻处于戒备状态,一旦有突发事件,应及时准备展开专业救援。

2. 紧迫性　急危重症患者一旦出现,均需要争分夺秒地给予抢救,充分体现"时间就是生命"的紧急处理原则。

3. 艰难性　院外急救可能遭遇以下问题:急救环境差,如环境狭窄、纷乱、黑暗、危险和颠簸等;诊疗设备差,院前急救设备有限,部分设备在特定环境中不能使用等;人员不足,劳动强度大;医护人员人身伤害风险,如遇到精神病患者或者酗酒、吸毒者等。

4. 复杂性　院外急救的患者病种多、病情复杂,甚至一个患者可能存在多个器官的损伤和病变,要求救护人员在较短时间内对复杂的病情进行评估、判断和检伤分类,并给予及时、合理的处理。

5. 灵活性　院外急救的发生背景常是在缺医少药的情况下,可能没有齐备的抢救器材、药品等,因此要机动灵活地在现场寻找相应的代用品,就地取材,为患者获得抢救时机。

6. 社会性　院外急救活动往往超出了纯粹的医学领域。例如,在重大的灾难事故救援现场,可能涉及公安、消防、交管和航空等多个部门参与。

(二)院外急救的任务

1. 日常呼救患者的院外急救　这是院外急救主要和经常性的任务。一般情况下呼救的患者有两类:第一类为短时间内有生命危险者,如急性心肌梗死、淹溺、猝死、窒息、大出血和严重创伤等。对于该类患者,应先做好初步的紧急处理,如开放气道、止血包扎和心肺复苏等,直至生命体征相对稳定后再转运至医院。第二类为病情紧急但短时间内尚无生命危险者,如急腹症、支气管哮喘发作和骨折等。对于该类患者,根据病情需要采取初步的现场处理,有助于稳定病情、减轻患者痛苦和避免并发症的发生,如骨折患者先给予固定后再转运。

2. 突发意外事故、大型灾害或战争中的院外急救　在突发事故、大型灾害或战争中,由于伤者多、伤情重、情况复杂,因此除必要的医疗急救外,还要注意在急救现场与其他救灾队伍如消防、公安和交通等部门密切配合。遇到有特大灾害或战争有大批伤员时,应结合实际情况执行有关抢救预案。

3. 为大型集会或活动提供急救医疗保障　如当地的大型集会、体育活动、重要会议及外国元首或重要外宾来访时组建救护值班队伍,随时应付可能出现的各种急救事件。

4. 通信网络中的枢纽任务　院外急救的通信网络在整个急救过程中具有急救信息的接收与传递信息、指挥调度及上级领导、救灾急救指挥中心、急救现场、急救车和医院急诊科等联络的枢纽作用。

5. 急救知识的普及　急救知识的广泛与否决定着院外急救成功率的高低。普及公民的急救知识、增强公民的急救意识是全社会的共同责任。因此,院外急救相关部门可通过广播、电视、报刊和网络进行教育宣传，以及举办各种急救知识与救护技术培训班，提高全民自救互救水平。

（三）院外急救的原则

1.**先排险后施救**　是指院外救护前应先进行环境评估，排除环境中现存或者潜在的危险因素后再实施救护。如为救护触电者，应先切断电源排险后救护；如为救护一氧化碳中毒者，应先将患者脱离险区后救护。

2.**先重伤后轻伤**　是指根据患者的病情分级决定救护顺序，优先抢救危重患者。目的是在有限的时间内，重点抢救有可能存活的患者。

3.**先施救后运送**　是指危及生命的紧急情况应该在现场给予初步处理，待病情相对稳定后，才可在严密监护下转运至医院。

4.**急救与呼救并重**　是指有多人在急救现场的情况下，救护与呼救同时进行，以尽快得到更多人的帮助参与救治。

考点：院外急救的原则

5.**转送监护相结合**　是指在转运途中要密切监测患者的病情，一旦出现紧急情况，应在途中立即处理，如电除颤、气管插管和心肺复苏等。

第2节　院外急救的组织体系

　　国外与国内院外急救程序不同，其组织体系也不尽相同。目前，国外院外急救的组织体系主要有英-美模式和法-德模式。国内因各地区经济差异、城市规模和急救意识等不同，院外急救的组织体系也存在较大的差异。

一、国外院外急救的组织体系

　　院外急救机构隶属关系不同，其基本构架亦不同。

　　当前国外院外急救服务模式主要有两种类型：英-美模式和法-德模式。由于观点的不同，这两种模式在院外急救人员的技能培训、职称、现场时间、病种选择、急救药品和器械配制等各方面有较明显区别（表2-1）。

表2-1　院外急救英-美模式与法-德模式比较

比较项目	英-美模式	法-德模式
急救理念	带患者回医院	医院带到患者身边
急救人员	2人或者3人	至少3人
医生参与	无	有
病种选择	所有患者	危重患者
现场时间	短	长
治疗原则	对症急救处理	不限于对症，稳定患者病情
药物数量	少	较多

二、我国院外急救的组织体系

目前我国院外急救由于各地在经济实力、城市规模、急救意识、服务区域及传统观念影响等方面存在较大差异，导致各地院外急救的模式、急救人员设置和通信特点也各有不同。

（一）院外急救模式

1. 独立型

（1）院外院内结合型（北京模式）：北京急救中心由院外急救科、急诊科和ICU构成，并拥有现代化的调度通信设备，可以和上级管理机构及北京各大医院直接进行通信联系，它是北京市院外急救和重大急救医疗任务的统一指挥、调度和抢救中心。该院外急救工作由医生、护士协作承担，患者经院外抢救处理后，部分转送至内部中心监护室继续治疗，另一部分则被转送到其他医院。急救流程：收到"120"电话后，救护车到现场急救，然后监护运送患者回急救中心或附近医院。

（2）单纯院外型（上海模式）：上海急救中心设有一个急救中心站，各县、区建有分站，一般分站设在协作医院内或附近，协作医院大多是区、县中心医院。急救中心没有院内部分。院外救护系统和协作医院关系主要是业务协作，也有人才培养等关系。急救流程：收到"120"电话后，就近派急救车到现场，然后监护运送患者到协作医院，也可到患者的劳保医院继续院内救护。

2. 依附医院型（重庆模式）

其特点是各急救中心主要附属于一家综合医院，并拥有现代化的急救仪器设备和救护车，经院外急救后可送到附近医院或收入自己的附属医院。院外急救实质上是医院的一个部门，而市医疗急救中心实际上是同时担负急救任务的医院。此种模式一般多见于中、小城市和县中心医院兼急救中心。急救流程：收到"120"电话后，急救中心的院外急救部派人派车到现场急救，然后监护运送患者回急救中心，由院内急救部继续救治。

3. 单纯调度指挥型（广州模式）

该急救模式为由急救指挥中心负责全市急救工作的总调度，以若干医院急诊科为区域，按医院专科性质分科负责急救的模式。急救指挥中心负责：①与其他急救系统、单位（如公安）、消防、人防、血液中心和防疫站等联系协作，以应付突发灾害事故；②急救情报的收集和研究；③与红十字会合作培训全市的各级医务人员，并对群众进行现场急救知识普及教育。急救流程：患者及家属通过"120"电话向市急救指挥中心呼救，当接到呼救后，指挥中心立即通知该区域承担院外急救任务的医院相关部门，医院接到电话指令后，由值班护士按病情通知有关专科医生、护士及驾驶员赴现场抢救，然后监护运送患者回本院继续治疗。

4. 联合型

大型灾害事故的医疗救护，除了医疗相关部门的参与之外，还需要动员社会各界的力量，如公安、消防和交通等部门的支持和帮助，有领导、有组织地协调行动，争取短时间内得到最好的抢救效果。例如，苏州、镇江、南宁等城市均为该种模式。

知识链接

我国各城市院外急救要求

我国各城市院外急救要求具有现代化灵敏的有线或无线通信设备，通信设备完好率为100%，调度室3声呼救铃接电话率为100%；城区抢救半径缩短在5000米左右，平均急救反应时间在15分钟之内；急救物品完好率为100%。

（二）院外急救的人员设置

目前我国院外急救的工作人员主要有医师、助理医师、护士、护工（担架员）和救护车驾驶员等。急救人员上岗前均应接受有关的培训与考核,并按照《中华人民共和国执业医师法》《中华人民共和国执业护士法》等相关法规进行工作。

1. 医护人员的要求

(1)岗位要求:医师必须是本科毕业后从事临床医疗工作3年以上;急救医师必须是大、中专院校毕业,并经过专门急救技术培训,在医院急诊科工作2年以上;急救护士(师)中专毕业在医院急诊科工作2年以上。

(2)培训要求:包括担架员、驾驶员(除具有驾驶技术合格证外)均需进行心肺复苏和外伤四大技术(止血、包扎、固定和搬运)考核并成绩合格,能够熟练掌握院外急救设备、器材的使用,掌握药品的数量、剂量及使用方法。

(3)人员要求:身体健康、责任心强、服务态度好。

2. 急救员的要求

(1)急救员的设立:在城乡每60~100人中,应有1名乡村医生或红十字会员或1名不脱产的急救员。每人需配备1个简单急救箱。

(2)急救员的训练:由省市统一编制教材,培训80~100学时。①应掌握的主要知识和技术:常见病情、伤势的判断、呼救的技巧;心肺脑复苏技术;止血、包扎、固定和搬运的技术;各种灾难伤病员的脱险技术;中毒急救技术;四大生命体征(体温、脉搏、呼吸和血压)的监测技术。②培训院外急救人员的基本要求:操作简单易行,容易学会和熟练掌握,急救技术训练应尽量采用徒手操作,尽量少借助于器械,这样既方便又快捷,便于现场操作。

(三)院外急救的通信特点

我国目前院外急救机构统一使用的急救电话是"120"。个别地区还积极探索"120""110""122"和"119"联动机制。

1. 急救调度的计算机信息系统　主要包括:"120"呼救电话、呼救地址的自动显示系统;呼救信息自动登录、排序及受理电话录音系统;急救服务的综合信息、数据的自动统计系统等。

2. 急救中心与下属分站设有专线,与网络医院等也设置有专用通信。各大、中城市的救护车内均装备无线对讲机,其覆盖半径与服务区域相一致,各城市实行统一受理、就近派车和按需送院的原则。不少城市急救车辆内还配备卫星定位系统和电子地图系统,其车载台可接收短信息,有助于急救调度人员及时、动态地掌握值班车辆的运行及患者的呼救情况,从而更合理、有效地调动急救车辆,提高车辆利用效率,缩短急救反应时间,使急救信息的传递和调度指令更便捷、更清晰。

> **案例2-3**
>
> 2016年6月26日上午10时,在湖南某市高速公路上,一辆载客55人的大巴车撞上高速公路中间隔离带,随后又撞向大桥右边护栏,致油箱漏油起火。本事故共造成35人死亡,13人受伤。
> **问题:** 1. 若你在现场,应怎样进行护理评估?
> 　　　　2. 根据灾难现场情况你应实施哪些救护措施?

第3节　院外急救患者的分类

在事故现场,常常会出现患者数量多,病种复杂,人力、物力和时间均有限的情况,为了提高对患者的救治效率,快速有效地检伤分类非常重要。

一、现场患者分类的意义

1. 解决急救技术力量有限与危重患者急需抢救之间的矛盾。
2. 解决急救物资不足与患者高需求之间的矛盾。
3. 解决轻、重度患者均需抢救和转运之间的矛盾。

二、现场患者分类的要求

1. 抢救与检伤、分类同时进行　分类工作是在患者数目多而任务紧急的情况下进行的，因此不能因为分类而耽误患者的抢救。
2. 专人负责　应由经验丰富、有组织能力的专业人员负责分类。
3. 分类应按照先重后轻的原则进行。
4. 检伤与分类的过程中必须采取检伤、分类、抢救同时并举的原则。
5. 分类工作应尽量做到快速和准确，分检时间一般控制在 1～2 分钟。

三、现场评估及患者分类

（一）环境及病因评估

迅速判断现场是否存在对患者或救护者造成伤害的危险因素，如有危险，若应迅速排除险情或做好防护措施，以保安全。

（二）病情评估

在对现场患者进行检伤分类时，要抓重点、讲时效，优先对危重患者进行评估。

1. 危重患者的评估

（1）循环的评估：检查颈动脉或桡动脉是否有搏动，并注意脉率和节律。若颈动脉搏动消失，要立即给予抢救。

（2）呼吸的评估：测量呼吸频率，观察呼吸节律、胸廓运动有无异常。注意是否有呼吸困难、三凹症及特殊气味等，如果出现呼吸停止或者急促样呼吸，应立即抢救。

（3）意识的评估：通过呼叫、刺激患者和瞳孔变化检查患者意识状态，如果患者意识丧失，应立即抢救。

2. 一般患者的评估　在快速完成现场危重病情评估后，根据实际情况，依次对患者的头部、颈部、胸部、腹部、骨盆、脊柱及四肢进行全身系统或有针对性地重点检查伤病情。在检伤中尽量少移动或不移动伤病员。注意倾听伤病员或目击者的主诉及与发病或创伤有关的细节；要重点观察患者的生命体征及受伤与病变主要部位的情况。

（1）头部体征：①面部：面色是否苍白、潮红或有无出汗或外伤。②头颅：头颅大小、形状，有无外伤。③眼：眼球表面有无出血、充血或水肿，视物是否清楚；眼周皮肤有无淤血损伤等。④耳：外耳有无外伤；耳郭有无异物或液体流出；听力是否正常。⑤口：口唇有无发绀、破损；口腔内有无异物、呕吐物和血液；口腔内有无溃疡、破损和异味；有无牙齿松动。⑥鼻：鼻孔有无血液或脑脊液；鼻腔是否通畅，有无呼吸气流；鼻骨是否完整或变形，有无外伤等。

（2）颈部体征：观察颈部外形与活动，有无损伤、出血；有无颈项强直、颈椎损伤；有无压痛和畸形；颈动脉有无搏动；有无颈椎损伤；气管是否居中等。

（3）脊柱体征：自上向下触摸脊柱，检查有无肿胀或畸形。注意在未确定是否存在脊髓损伤的情况下，切不可盲目搬动患者。

（4）胸部体征：锁骨有无异常隆起、变形或压痛，以确定有无骨折并定位。胸部有无创伤、出血或畸形，吸气时胸廓运动是否对称；双手在胸部两侧施加压力，检查有无肋骨骨折。

（5）腹部体征：腹部有无膨隆、凹陷；有无创伤、出血；有无压痛、反跳痛或肌紧张等。

（6）骨盆体征：有无疼痛或骨折存在；外生殖器有无损伤等。

（7）四肢体征：观察四肢活动情况，有无形态异常和活动障碍；有无外伤、骨折或压痛；肢体颜色有无异常等。

（三）患者的分类

根据评估患者出现的临床症状和体征可将其分为4类，并用红、黄、绿和黑色标记卡作为伤情的分类标记。

（1）重度：标记为红色。患者伤病情危重，随时有生命危险，需要立即抢救者，如心搏骤停、窒息、大出血、严重中毒、休克、心室颤动、溺水和触电等。

（2）中度：标记为黄色。患者伤病情介于轻度与重度之间，相对稳定，只要短时间内得到及时处理，一般不危及生命，否则伤情很快恶化，如腹部损伤、脑外伤、骨折和软组织伤等。

（3）轻度：标记为绿色。患者伤病情较轻，意识清醒，能配合检查，血压、呼吸和脉搏等基本生命体征正常，一般对症处理即可，如一般挫伤、擦伤和烫伤等。

（4）死亡：标记为黑色。患者意识丧失、颈动脉搏动消失、心跳呼吸停止和瞳孔散大固定，符合临床死亡标准。

四、急救区的划分

大批患者出现时，为了方便进行急救，一般将急救现场分为4个区域。

1. 收容区　患者集中区。
2. 急救区　接受有红色和黄色标记的危重患者。
3. 后送区　接受伤病情较轻患者。
4. 太平区　停放死亡患者。

五、急救患者的分流

在现场检伤分类与救护的基础上，同时按不同病情进行患者的快速分流，以及时得到后续救治与处理。重度患者，经现场急救后，生命体征稍趋稳定即可分流到附近有条件的医院；中度患者，经对症应急处理后可分流到附近有条件的医院；轻度患者，一般处理后可分流到住处、暂住点，或到社区卫生站点；死亡者，做好善后与遗体处理。

第4节　院外急救技术的应用

一、紧急呼救

经过现场快速评估和病情判断后，立即对危重患者进行现场救护，同时及时向专业急救机构、医疗部门或社区卫生单位报告求救。

（一）救护启动

救护启动被国际上列为抢救危重患者"生存链"中的第一步，即早期呼救。根据患者所处的位置和病情，指令就近的急救站、急救中心或医疗部门去救护患者，以加快救援，利于转运，提高效率。

（二）电话呼救

"120"是我国统一实施的医疗急救电话号码。如果现场目击者只有一人，患者呼吸、心搏骤停，应先拨打"120"电话呼救，然后进行心肺复苏；如果现场有多人，呼救与抢救同时进行。使用呼救电话必须要使用最精练、准确和清楚的语言表述，呼救时应清楚说明以下内容。

1. 呼救人电话号码与姓名，患者姓名、性别、年龄和联系电话。

2. 患者所在的确切地点，尽可能指出周围明显标志。

3. 患者目前最危急的情况。

4. 患者伤害性质、伤势程度、发生原因、受伤人数及现场已采取的救护措施等。

二、现场急救技术

（一）体位

根据患者病情安置不同的体位，在不影响抢救的前提下，安置安全舒适的体位。

1. 呼吸、心搏骤停者，患者仰卧并置于坚硬的平地上，或背后垫一木板，解开衣领与裤带，立即进行现场心肺复苏。

2. 意识不清患者取平卧位头偏向一侧，以防止分泌物、呕吐物吸入气管而窒息。

3. 意识、呼吸与心跳存在者，根据受伤、病变部位不同摆好相应体位：咯血者，患侧卧位，以防血液流入健侧支气管和肺内；呼吸困难者，半坐卧位；休克者，中凹卧位或者平卧位；腹部明显疼痛者，双膝屈于腹前，以放松腹肌；脚扭伤导致肿胀发紫者，抬高患肢，以利于血液回流；毒蛇咬伤下肢者，患肢放低，以减慢毒汁的扩散。

（二）暴露

在救治创伤、烧伤等患者时，为了便于抢救和治疗，均要求迅速、适当地脱去患者衣物，暴露患者。暴露时需要掌握一定的操作技巧：脱上衣，应先健侧后患侧，情况紧急时，直接使用剪刀剪开衣袖，以赢得抢救时间；脱长裤，应从腰部将长裤退至髋下，保持双下肢平直，不可随意抬高或屈曲，将长裤平拉下脱出；脱鞋袜，应托起并固定住踝部，解开鞋带，向下再向前顺足形方向脱下鞋袜；脱除头盔，应用力将头盔的边向外侧扳开，再将头盔向后上方托起，即可去除。

（三）通气及维持循环功能

保持呼吸道通畅，维持患者呼吸功能是保证患者生命的前提。要求患者仰卧于硬质平面上，如患者为俯卧位或者其他卧位，须改变体位至仰卧位。变换体位时，切勿轻易扭转身体，以免损伤脊柱。清除口鼻腔分泌物。呼吸停止者，立即采用仰面举颌法开放气道，口对口人工呼吸或呼吸气囊辅助呼吸，有条件者行紧急气管插管或气管切开。心搏骤停者，立即进行徒手心肺复苏术或自动体外除颤仪（automated external defibrillator，AED）除颤。

（四）建立静脉通路

危重患者建立 2 条或 2 条以上的静脉通道，若周围循环不良，静脉穿刺困难或输液速度不能满足急救需要者，可进行静脉切开。用过的空安瓿应暂时保留，以便事后核对。

知识链接

自动体外除颤仪

自动体外除颤仪是一种通过电击来抢救和治疗致命性心律失常的便携式设备。该设备易于操作，稍加培训即能熟练使用，专为现场急救而设计。从某种意义上讲，AED 不仅是一种急救设备，其使用更是一种急救的新观念，即由现场目击者最早进行有效急救的观念。

（五）现场救护注意事项

1. 急救处理程序化，为了提高抢救效率，急救时应尽可能按照一定步骤有序进行，至少2～3人为一组集体行动。

2. 急救时，患者和救援人员都需要进行适当的防护，救援及防护器材必须是防爆的。

3. 对疑有脊椎损伤者应立即予以制动，以免造成瘫痪。对颈椎损伤者，有条件的用颈托加以制动保护，颈托要根据患者颈围的大小，以及颌底部至胸骨顶间的高度选择合适尺寸，固定后患者勿自行拆卸，以免引起颈椎移位而加重病情。在使用中尽可能保持颈托干净，如需清洁，应征得医生同意后用肥皂水清洗（水温控制在50℃以下），以免变形，且晾干后再使用。

知识链接　　　　　　　　　　院外急救小常识

1. 急性腹痛忌服用止痛药。
2. 腹部受伤内脏脱出后忌立即复位。
3. 使用止血带结扎忌时间过长。
4. 昏迷患者忌仰卧。
5. 心源性哮喘患者忌平卧。
6. 脑出血患者忌随意搬动、摇动。
7. 小而深的伤口忌马虎包扎。
8. 腹泻患者忌乱服止泻药。
9. 触电者忌徒手拉救。
10. 农药经皮肤中毒者，忌热水及酒精擦洗。
11. 孕妇破水忌站立。

考点：现场救护措施及注意事项

第5节　急救患者转运与途中护理

危重患者在现场急救、生命体征相对平稳后，应迅速且安全转运至邻近医院或急救中心，使患者得到进一步的更完善的诊治。转运过程中，应根据患者和现场的状况，选择适当的转运方法和交通工具，以免患者在转运中受到新的伤害。现场转运多采用徒手搬运法和器械搬运法，其中担架是最常用的搬运器械。

案例2-4

2015年4月，国内某民间登山队在登山过程中因雨雾天气被困山中，某医院接到上级指示，速派直升机医疗小组前往营救。医疗小组到达现场后对患者查体发现：患者昏迷状、反常呼吸、头颅出血和右下肢股骨骨折。

问题： 1. 伤员的初步诊断是什么？
2. 现场应实施哪些救护措施？
3. 转运途中如何监护？

一、常用的搬运方法

（一）徒手搬运法

1. 单人徒手搬运法　①扶持法：适用于病情较轻、清醒且能够站立行走和转运路程较近的患者。搬运者站在患者一侧，使患者靠近并通过手臂揽住搬运者的颈部，搬运者用外侧手握住患者手腕，另一手扶住患者腰部，扶其行走（图 2-1）。②手抱法：适用于病情许可且体重较轻者。搬运者一手臂从患者腋下绕过其肩背，环抱身体，另一只手臂紧抱患者大腿近腘窝处，将其抱起（图 2-2）。③背驮法：适用于清醒，但不能行走且体重较轻的患者。搬运者站立于患者前方，微蹲并稍弯背部，将患者背起（图 2-3）。

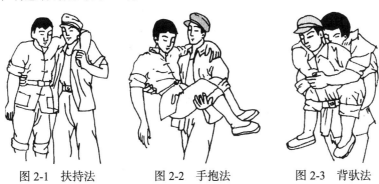

图 2-1　扶持法　　　　图 2-2　手抱法　　　　图 2-3　背驮法

2. 双人徒手搬运法　①扶行法：适用于清醒、上肢无损伤患者。搬运者分别站立于患者两旁，患者手臂绕过搬运人员的肩膀，由搬运者握紧其手腕，步伐一致行走。②轿杠式：适用于体重较轻、病情允许坐位的患者。两名搬运者相对蹲下，四手呈"井"字紧握，将患者两腿分别插入搬运者两手臂之间。③椅托式：适用于清醒但体弱无力的一般患者。两名搬运者与患者同向分别站立于其两侧，各以一手伸入患者大腿之下并互相紧握，另一手交替扶持患者背部（图 2-4）。④拉车式：两名搬运者同向站立，一名站在患者头侧，两手分别从后向前插入其腋下，将患者抱住，另一名站在患者足侧，分开其两腿站立其中，两手分别抱住患者双腿，两人步调一致行走（图 2-5）。

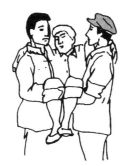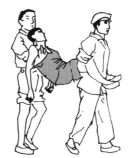

图 2-4　椅托式　　　　　　图 2-5　拉车式

3. 三人或多人搬运法　适用于脊柱骨折的伤者。三人或者多人协调一致将患者抱起，或者分别托起患者的头背部、腰臀部和下肢同步抬起前进（图 2-6）。

（二）担架搬运法

担架搬运法适用于不能自行走路，转运路程较远的患者。搬运者一般为 2～4 人，利用三人或者多人搬运法将患者抬上担架，头

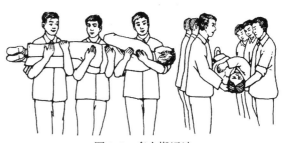

图 2-6　多人搬运法

部朝后，足部朝前，便于后面的担架员随时观察患者病情变化，行走时，担架员脚步要平稳，尽量使患者保持水平位。

二、急重症患者的搬运

1. 脊柱、脊髓损伤患者　凡是确定或疑有脊柱损伤患者，搬运过程中保持脊柱平直，不轻易搬动和扭曲。颈椎损伤者，需专人负责头颈部的固定牵引，使头颈部与躯干呈一直线，另外三人托起患者躯干和下肢，共同将患者搬运至担架上，并固定患者头部。胸腰椎损伤时，三人站在一侧，一人托起头背部，一人托起腰臀部，一人托起双下肢，同时搬运至担架上，将一软枕垫于腰部，以保持其生理弯曲。

2. 昏迷患者　此类患者采用普通担架或活动床时，采取平卧位头偏向一侧或侧卧位，以保持呼吸道通畅。

3. 颅脑损伤患者　此类患者搬运时应取患侧半仰卧位或侧卧位，以保持呼吸道通畅；如果为颅脑损伤至脑水肿或颅内压增高者，将患者头部垫高，以减轻症状。

4. 胸部损伤者　此类患者搬运时宜采用椅托式双人徒手搬运法，取坐位或者半坐位。

三、常用的转运工具与特点

原则上应根据不同的病情选用合理的搬运方法，并结合运输工具的特点与实际情况选用合适的转运工具。

1. 担架转运特点　担架转运是灾难急救转运伤员中最常用的工具，适用于各种患者。担架转运舒适平稳，不受地形、道路等条件限制，但转运速度慢，耗费人力，担架员搬运途中体力消耗大，当遇寒冷、强风和雨雪等恶劣气候时使用不方便。

2. 汽车转运特点　汽车速度快，舒适，受气候条件影响小，但受路面情况影响较大。在不平坦的路面上行驶时颠簸较严重，而且部分患者易发生晕车，出现恶心、呕吐，甚至加重病情。若病情变化，应立即停车急救。

3. 轮船、汽艇转运特点　一般用于洪涝灾害时的运输工具，轮船运送平稳，但速度慢，遇风浪颠簸厉害，极易引起晕船。汽艇运送速度快。

4. 飞机转运特点　飞机转运速度快、平稳快捷，不受路况影响。缺点是随着飞行高度的上升，空气中的含氧量下降，会对肺部病变、肺功能不全等患者不利，而且随着飞机的上升与下降，气压的变化会对开放性气胸、腹部术后的患者和外伤致脑脊液漏的患者不利；温度低、气压低会对气管切开患者不利等。

四、转运中的监测与护理

1. 转运途中要加强生命支持，密切监测患者的意识、呼吸、体温、脉搏和血压等生命体征，同时做好输液、吸氧、吸痰、气管插管、气管切开、心肺复苏和深静脉穿刺等相关护理工作。携有管道者注意保持各种管道的固定和畅通，一旦出现危险情况，立即抢救。

2. 根据不同的运输工具和伤、病情摆好患者体位，一般患者取平卧位；恶心、呕吐和有窒息危险者取侧卧位；颅脑损伤者头部应垫高并偏向一侧；胸、肺部损伤的患者常有呼吸困难，应取半卧位；下肢损伤或术后患者应适当抬高下肢 15°~20°，以减轻肿胀及术后出血。

3. 脊椎受伤者，转运过程中保持脊柱平直，不轻易搬动和扭曲脊柱；对已确定或疑有颈椎损伤者要尽可能用颈托保护颈椎，由专人负责，转运时不摇动患者的身体，避免颠簸。

4. 担架转运时，患者头部在后，下肢在前，以利于病情观察。

5. 飞机转运时，因为高空中温度、湿度较地面低，注意保温和湿化呼吸道。一般将患者横放，休克者头朝向机尾，以免飞行中引起脑缺血；颅内高压者应在骨片摘除减压后再空运；脑脊液漏患者要用多层纱布加以保护，严防逆行感染；腹部外伤有腹胀者应行胃肠减压术后再空运；使用气管插管者，气囊内注气量要较地面少，以防高空低压使气囊膨胀造成气管黏膜缺血性坏死。

6. 汽车转运时，在上下坡、拐弯和停车调头时要防止颠簸，以免发生坠落，加重患者病情。

7. 做好转运过程中抢救、监护、护理和观察等相关医疗文件的记录，并做好患者的交接工作。

8. 加强转运途中心理护理，减轻患者焦虑和恐惧感。

院外急救任务完成，急救人员随车返回后，应及时补充急救药品，检查急救仪器，并对救护车进行检修、加油及消毒处理，使其处于完好的备用状态。

知 识 链 接

院外救护的"生存链"

"生存链"（chain of survival）即从第一目击者至专业急救人员到达现场的过程中所采取的一系列措施。一个完整的院外生存链由五个相互联系的环节组成。这一链条中任何一环都必须及时、正确和充分地实施，才能保证行之有效。

1. 识别和启动应急反应系统 患者发病时，通过呼叫"120"尽早启动救援医疗服务系统。

2. 早期心肺复苏 一旦诊断患者出现心搏骤停后，立即进行心肺复苏。

3. 早期除颤 对心搏骤停患者提供及时有效的电除颤。

4. 初级或高级医疗服务 通过人工呼吸和胸外心脏按压，以及适量药物来维持患者的循环和呼吸功能。

5. 高级生命维护及心搏骤停后护理 心搏骤停后为了患者长期存活并有良好的神经系统功能而进行的多学科综合救治。

考点：转运中的监测与护理

小 结

随着社会的发展和进步，人们要求在急危重症的发病初期就能得到及时的救治，以延长寿命并保证良好的神经系统功能。因此，当今社会对院外急救工作的成效评价日益重视，并将其作为衡量一个国家和地区急救工作水平和能力高低的标志。院外急救是指急危重症患者进入医院前实施的现场救治和途中监护。

本章主要阐述了院外急救的概念、重要性、特点、任务、原则、组织管理和院外急救护理。院外急救的特点主要有突发性、紧迫性、艰难性、复杂性、灵活性和风险性；院外急救的任务包括平时呼救患者的院外急救、大型灾害或战争中的院外急救、特殊任务时的救护、通信网络中的枢纽任务和急救知识的普及；院外急救的原则：先排险后施救、先重伤后轻伤、先施救后运送、急救与呼救并重和转送与监护急救相结合；院外急救护理主要的内容：现场评估、紧急呼救、现场救护措施（摆好体位、检伤、分类、分流、注意事项）和转运与途中监护。转运包括搬运与运输，同时，要做到医疗监护运输。快速、安全地转运，使患者得到进一步的救治，对提高抢救成功率起着重要的作用。

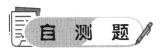

自 测 题

一、选择题

A_1 型题

1. 现场救护的原则不包括（   ）

A. 立即使患者脱离险区

B. 先救命后治病

C. 争分夺秒，就地取材

D. 保留离断的肢体和器官

E. 危重患者的监护与治疗

2. 我国城市急诊中心专线电话为（　　）

A. 110　　　　　　B. 120

C. 112　　　　　　D. 911

E. 119

3. 患者在发病或者受伤时，最好由谁来进行最初的救护（　　）

A. 第一目击者

B. 医疗单位赶赴现场

C. 交通警察

D. 家属

E. 红十字会赶赴现场

4. 哪项不属于院前急救护理工作任务（　　）

A. 平时呼救患者的院前急救

B. 院外紧急会诊

C. 执行特殊任务的救护值班

D. 通信网络中的枢纽任务

E. 大型灾害或战争中的院外急救

5. 担架在行进途中应（　　）

A. 患者头部在左，下肢在右

B. 患者头部在右，下肢在左

C. 患者头部在后，下肢在前

D. 患者头部在前，下肢在后

E. 患者头部在上，下肢在下

6. 院前急救空运中，注意（　　）

A. 一般将患者纵放，休克者头朝向机尾

B. 一般将患者横放，休克者头朝向机尾

C. 一般将患者纵放，休克者头朝向机头

D. 一般将患者横放，休克者头朝向机头

E. 一般将患者纵放，休克者脚朝向机头

7. 院外急救的特点不包括（　　）

A. 突发性　　　　　B. 紧迫性

C. 艰难性　　　　　D. 迟发型

E. 复杂性

8. 不属于重度损伤患者的是（　　）

A. 窒息　　　　　　B. 大出血

C. 心房颤动　　　　D. 心室颤动

E. 休克

9. 中度损伤的患者伤情标记颜色为（　　）

A. 绿色　　　　　　B. 黄色

C. 红色　　　　　　D. 橙色

E. 黑色

10. 院外急救要遵守的原则是（　　）

A. 急救与呼救并重

B. 先复苏后固定

C. 先重伤后轻伤

D. 先救治后运送

E. 以上都是

11. 患者最佳急救期为（　　）

A. 伤后6~8小时内

B. 伤后12小时内

C. 伤后24小时内

D. 伤后36小时内

E. 伤后72小时内

12. 按急救顺序对患者最先采取的措施是（　　）

A. 重点检查　　　　B. 抢救生命

C. 包扎伤口　　　　D. 输血、止血

E. 固定和搬运

二、简答题

1. 简述院外急救的概念。

2. 简述院外急救的原则。

3. 简述院外急救的任务及特点。

4. 院外急救护理包括哪些内容，应从哪些方面进行危重病情的现场评估？

5. 在转运中对患者要做好哪些监测和护理？

（徐小娜）

第3章　急诊科的设置与管理

急诊科是医院最重要的窗口之一，是急诊患者入院救治的第一场所。急诊医疗工作是医院管理、医疗技术水平、服务质量的集中反映。做好危重患者的抢救及护理工作，是医院管理工作的重要环节。急诊科管理必须突出一个"急"字，工作人员应树立"生命第一，时效为先"的观念，具有高度的责任心和熟练的抢救技能，做到既安全，又高质量、高水平、高效能、及时准确地抢救患者。

案例 3-1

患者，男，56 岁，农民。当日上午该患者和其子在田间劳动，由于烈日炎炎，父子俩劳动约 2 个小时后均大汗淋漓，患者全身衣服湿透，并说有些头痛、恶心，其子劝其回家休息，患者让儿子先回家，自己再坚持一会儿，以便将上午的农活做完。其子回家半个多小时后到田间叫父亲吃午饭，只见父亲倒在田地里，呼唤不醒，全身发烫，颜面潮红，并可见小腿一阵阵抽搐。其子马上将父亲背往当地中心医院急诊科。

问题： 如果你接诊该患者，应如何按护理程序对其进行急救护理？

第1节　急诊科的设置

医院急诊科收治的多是突发性急危重症患者，一切医疗护理过程均以"急"为中心，所以布局也应从"急"出发。我国医院急诊科（室）的组建始于 20 世纪 80 年代初。一般情况下，500 张床位以下的医院设急诊室，500 张病床以上的医院应设急诊科。急诊科的面积应与全院总床位数及急诊就诊总人数的比例相适应。各功能区应明亮通风、合理布局、设施完善。

一、布　局　原　则

1. 急诊科应设在医院邻街的显著位置，自成相对独立的医疗单元，位于医院的一侧或前部，占地宽敞，并与门诊和病房相连。建设布局及人、物流向合理，有独立的进出口。

2. 急诊科日间、夜间都应有醒目的急诊标志，建立绿色通道。

3. 门口应方便汽车出入和停放，应有电话警铃设施。

4. 急诊大厅要宽敞，可以停放运送急诊患者的推车和轮椅等。

5. 各诊室和辅助科室应有明显的标志，光线明亮、空气流通、温度适宜、通道宽敞，以便治疗和观察患者。

6. 患者就诊程序合理、便捷，内部单元安排既要考虑医疗护理工作流程，也要考虑人员的有效利用，如分诊、抢救室、治疗室应毗邻。抢救室、留观室和医护办公室应相近，以便对患者的病情观察。分诊挂号处、交费处、取药房应分开，因为此三处为急诊科人流集中点。

7. 儿科最好能单设，急诊传染隔离病房独立成区。

二、急诊科的设置

急诊科设有分诊处、各科诊疗室、急诊抢救室、观察室、传染隔离室、治疗室、处置室、输液室、急诊手术室、急诊 ICU 等。同时设有相应的辅助科室，如挂号室、收费室、检验室、放射科、功能检查室、药房、检验科、心电图室、B超室、X线检查、CT室等。

（一）预检分诊处

预检分诊处应设在急诊科入口明显位置，它是急诊患者就诊的第一站。预检分诊员一般由有经验的护士担任，具体责任是本人或组织人员迎接救护车或自行来诊的急诊急救患者，对患者进行生命体征测定并进行分类，指导患者就诊并通知医师。预检分诊护士是急诊就诊环境与诊疗过程中的主要组织管理者。预检处应配备以下设施。

1．各种检查用物如血压计、听诊器、手电筒、体温表、检查床、候诊椅、平车、轮椅、常规化验用品等。

2．各种书写表格、常规化验单、患者就诊单、患者登记本。

3．通信设备电话机、对讲机，呼叫设备，有条件的医院可装闭路电视装置，持续显示抢救患者的情况和各科室的工作状态。

4．诊查床和候诊椅为便于预检护士给患者做初步护理检查和明确分诊目标之用。患者在此测试体温和等候急诊化验结果。

（二）诊疗室

综合性医院设内科、外科、小儿科、妇产科、耳鼻喉科、口腔科、皮肤科等诊疗室。诊疗室的医师由专职和各科派值班医师轮流结合。外科诊疗室附近设清创室，骨科患者多可设石膏房。在诊疗室内除了必要的诊察床、桌、椅外，尚需按各专科特点备齐急诊需用的各种器械和抢救用品，有条件的医院每个诊室应配电脑，以便与相关部门联网，提高工作效率。

（三）抢救室

抢救室是急诊抢救患者的场所，设在靠近急诊科（室）的入口最近处，应有足够的空间和充足的照明，为紧急抢救危重患者所用。室内备有抢救患者必需的仪器设备物品和药品，综合大型抢救室面积应在65平方米以上，以便同时抢救多名患者，设有1～3张多功能抢救床；有条件的医院可设立各专科小型抢救室，如脑血管病抢救室、心血管病抢救室、外科创伤抢救室等。

1．仪器设备　如呼吸机、除颤器、洗胃机、心电监护仪、血压监护仪、临时起搏器、心电图机、低温治疗机、输液泵、充气式床垫，有中心供氧、负压吸引、压缩空气、电源接口的设备。

2．器材　如简易呼吸器、开口器、各种通气导管、喉镜、洗胃管、三腔双囊管、吸氧管、一次性输液器、静脉切开包、气管切开包、开胸包、导尿包、胸穿包、骨穿包、腹穿包、外科止血带、无菌手套等。

3．常用药物　如肾上腺素、异丙肾上腺素、阿托品、洛贝林、尼可刹米、多巴胺、地塞米松、硝酸甘油、去乙酰毛花苷（西地兰）、硝普钠、氯解磷定、地西泮等。

4．常用液体　如5%碳酸氢钠溶液、低分子右旋糖酐、0.9%氯化钠溶液、20%甘露醇溶液、林格液等。

护考链接

下列不属于急救物品的是（　　）

A．除颤器　　　B．吸痰器　　　C．纤维胃镜

D．电动洗胃机　　E．简易呼吸器

答案：C

分析： 急救物品是抢救治疗患者所需的仪器设备物品，纤维胃镜一般用于非急诊患者上消化道系统疾病的检查及治疗，而不作为抢救患者的仪器设备。

（四）治疗室

其位置一般靠近护士办公室，便于为急诊患者进行各种护理操作。治疗室分为准备室（或药液配制室）、注射室、处置室、急诊输液室。

1. 准备室　放置配液台和无菌物品柜及输液架、水池。配液台上放治疗盘，内有皮肤消毒液、棉签、开瓶器等。无菌物品柜内放注射器材、针头、输液器等。

2. 注射室　急诊患者接受护理治疗和注射药液、抽血送检。注射室一般放置治疗柜、诊察床和椅等。

3. 处置室　设有治疗床、治疗柜，柜内存放常用无菌包，如导尿包、缝合包、无菌手套包、静脉切开包及无菌注射器。治疗台上放置有皮肤及伤口消毒液、棉签、止血带、治疗巾、胶布等。

4. 急诊输液室　为需急诊输液留观患者设置。现代的急诊输液室设有正式病床及相应床号，房顶安装有轨道式输液架，并在输液室配置治疗室的设备。此外，也可设立单间隔离室和专用隔离床，供传染病患者使用。备有床旁桌、输液架、氧气、供氧管道装置、负压吸引装置和便器。

（五）急诊手术室或清创室

其位置与急诊抢救室、外科诊察室毗邻。用于外科急诊危重患者，经抢救和初步处理后，生命体征仍不稳定而且随时有生命危险者，如严重胸腹外伤、腹内主要脏器破裂、重度颅脑外伤、粉碎性骨折、重度休克、血管外伤等，需在手术室进行抢救手术。急诊手术室的设置除一般手术室的仪器设备和药品外，应重点突出手术抢救设备。

1. 手术间的设置应设无菌手术间和清洁手术间各一间。并有相应附属房间，如敷料间、器械准备间、洗手间和更衣间。手术间应备有多功能的手术床、无影灯、紫外线消毒灯、转动椅、器械柜、器械车、麻醉桌、托盘、输液架、X线看片灯、治疗台等。

2. 主要手术抢救设备、中心供氧和中心吸引装置、麻醉机、吸引器、心电监护仪。如有条件可备有二氧化碳激光刀、显微镜、单双极电凝器等。

3. 主要麻醉、急救药物如恩氟烷、异氟烷、地西泮、异丙嗪、氯丙嗪、普鲁卡因、肾上腺素、去甲肾上腺素、异丙肾上腺素、间羟胺、多巴胺、尼可刹米、麻黄碱、洛贝林、去乙酰毛花苷等。

4. 消毒物品如常规皮肤消毒剂、伤口清洁液、清创治疗车。

（六）留观室

对那些短时间内不能明确诊断、需较长时间治疗、病情较重需继续观察以明确诊断或抢救处置后需要进一步住院治疗的患者，应收入急诊留观室。留观室的设置遵从普通病房的设施要求，如设置治疗室、处置室、医护办公室、配餐室、库房、卫生间。病室内设立正规床位，床号固定，留观室的管理与设备基本上与普通病房相似。

知识链接

留观的患者一般24~72小时内离院、转院或住院，国外留观患者平均留观时间是24小时。按照医院总床位的5%设置观察床位数。

（七）急诊重症监护室

急诊重症监护室（EICU）是收治危重患者进行抢救、集中治疗和监护的场所，与急诊抢救室相邻。床位数主要根据医院的急诊人数、危重患者数及医院其他科室有无相关ICU来决定，由专职医护人员对危重患者进行监护，如体温、心血管功能、呼吸功能、肝功能及脑压监护。

监护室应备有多功能监护装置、心肺复苏用物、呼吸机、除颤器、心电图机、血透机、临时心脏起搏器、输液泵、微量注射泵、中心静脉压管、中心供氧和吸引装置、抢救车、各种抢救药品、抢救物品（如喉镜、各种型号的通气导管和气管插管、手控呼吸器）等。有条件的可增设动脉血气分析机。

（八）隔离室

遇有疑似传染病患者，护士及时通知专科医师到隔离室内诊治，患者的排泄物要及时处理。有条件的医院应设疑似传染病患者的专用厕所。凡确诊为传染病的患者，应及时转入传染科或传染病医院。

第2节　急诊科的管理

加强急诊科的组织管理是提高救护质量的保障。在临床实践中应根据现代急诊急救护理特点，建立合理的管理模式、可行的工作制度，使工作规范、有章可循，保障急危重症患者得到及时、迅速、准确、有效的救护措施。

一、组 织 管 理

1. 急诊护理人员的编制　国内医院急诊科护理人员编制按床位与医师之比为 1∶0.3；床位与护士之比为 1∶0.6；监护床位与护士之比为 1∶（3～4），每辆救护车配备 5 名护士。

2. 在护理部、科主任领导下的科护士长或护士长责任制，负责全面护理工作。

3. 在行政管理上也接受门诊部、医务科的领导和监督。

4. 急诊科应配备 1～2 名技术熟练、知识面广的护士长负责全面工作，三级甲等医院应配备副主任护师担任护士长。另配数名知识丰富的高年资护士，担任各护理组的主班或组长工作，负责本组护理疑难问题的解决及护理质量管理工作。

二、工 作 制 度

1. 建立健全各项规章制度　如各岗位职责、各级护理人员职责、交接班制度、抢救制度、查对制度、差错预防及处理制度、消毒隔离制度、抢救药械设备管理制度、护理工作质量管理制度、防范急诊抢救护理风险预案、护理人员培训教育制度等，使护理人员职责分明，有章可循。

2. 建立健全常见急危重症的抢救护理常规和标准护理操作规程　如心肺脑复苏、昏迷、出血、休克、中毒、呼吸衰竭、心力衰竭、脑出血、心肌梗死等护理常规；CPR、心脏除颤、气管插管配合、呼吸机使用、心电监护仪、电动洗胃机洗胃、吸痰等标准护理操作规程，使抢救工作标准化、规范化、急救护理人员抢救配合程序化。

3. 建立健全各项护理工作质量控制标准　如分诊迅速准确率、危重患者抢救工作效率及成功率、抢救药品器材完好率、抢救组织严密人员及时到位率、防止差错事故发生、防止交叉感染的发生、护理记录完整等。

4. 建立急救药品器材的管理制度　要求急救物品性能良好，完好率100%。急救物品必须做到专人负责、定期检查、及时补充；无药品过期、失效、变质；消耗性物品要定位、定量及不过期；抢救药品及设备一律不准外借。

以下关于抢救药品及设备管理的描述，哪项是错误的（　　　）

A. 专人管理　　　　　　B. 定品种数量　　　　　C. 定期检查

D. 定位放置　　　　　　E. 外借时一定要登记

答案：E

分析：抢救药品及设备一律不准外借。

第3节　急诊科的护理

一、急诊护理工作流程

（一）预检分诊护理工作流程

预检分诊是根据患者主诉及主要症状、体征，分清疾病的轻重缓急及隶属专科，进行初步诊断，安排救治程序及分配专科就诊的急诊护理技术。

预检分诊的意义在于对所有急诊患者先通过分诊护士分诊后，得到与疾病相应的专科医生的诊治，如果分诊错误，则有可能延误抢救治疗时机，甚至危及生命。

1. 一般急诊的预检分诊　患者到达急诊室后，分诊护士热情接待患者，通过"一看、二问、三查、四分诊"对患者的病情及所属专科进行初步的判断，指引患者到相应的专科接受诊治。

（1）一看：指用眼睛视诊。观察患者全身及局部表现，主诉的症状表现程度如何；同时注意观察患者的神志是否清醒，面色有无苍白、发绀，颈静脉有无怒张，双侧瞳孔是否等大等圆；还可以观察呕吐物、排泄物和分泌物的色、量、质的改变所代表的临床意义。

（2）二问：就是通过询问患者、家属、朋友或其他知情人，了解发病经过及当前的病情，得到患者的主观资料。同时询问患者相关的既往史、用药史、过敏史、个人史等。根据病情有目的地进行问诊，并注意识别倾向性的表述，使收集的资料真实、全面。

（3）三查：是借助听诊器和仪器用耳去听患者的呼吸、咳嗽及有无哮鸣音、痰鸣音、心音、肠鸣音等；通过鼻的嗅觉，闻患者呼出的气味有无异常：如酒精味、大蒜味、烂苹果味等；通过用手触诊脉搏，了解心率、心律及周围血管充盈度，触摸疼痛的部位，了解疼痛的范围、程度等；检查患者的体温、脉搏、呼吸、血压、胸腹部及各种反射等情况；用手叩诊胸腹部，可用于确定肺尖的宽度和肺下界的定位、胸腔积气积液量、心界的大小与形态、肝脾的边界、腹水的有无等。

2. 危重症急诊的预检分诊　对于病情危急、濒临死亡或需要立即救治的患者开启"急救绿色通道"进行救治，即对危重患者一律实行优先抢救、优先检查和优先住院的原则，医疗相关手续按情补办的原则，即"先抢救后挂号，先抢救后付费"的制度。"边问、边查、边抢救、边护送"至抢救室，与抢救室医生及护士交接班后再返回分诊处进行挂号、报告急诊科主任及相关抢救人员到位，协助患者联系家属或单位等，起到判断患者病情、进行早期抢救及组织协调抢救工作开展的重要作用。

（二）急危重症急诊抢救护理工作流程

1. 急危重症患者来诊后分诊护士立即将患者送入抢救室，无论是自行来诊还是院前急救程序送来的危重患者均应如此，如院外已经确诊为急需手术者，则立即送入手术室。

2. 在医师到达之前，立即实施抢救流程护理常规，根据病情安置合适体位，做好吸氧，建立静脉通道，输液，测量血压、脉搏、呼吸，接好心电监护仪的抢救护理工作。

3. 协助医师做好进一步的生命支持抢救工作，完成必要的各项辅助检查工作。

4. 如需要其他科协助抢救时，协助急诊抢救指挥系统通知有关人员，并协助各科进行抢救。

5. 及时准确记录　记录要及时、详细，时间、内容要准确。详细确切记载有关患者及抢救人员到达时间、各项诊断及治疗措施执行时间；出入液量及生命体征等一系列病情变化；在抢救过程中观察、交谈、进行护理体检；评估患者尚未诊断的潜在生命危险的健康问题。

6. 抢救后根据病情需要送留观室、手术室、ICU 等继续治疗。

二、急诊护理的工作程序

（一）护理评估

1. 了解主诉，通过短时间简明地与患者、家属或陪同者交谈，了解患者急诊的原因。

2. 评估危及生命的问题，如是否有呼吸道阻塞、换气不足、急性大出血、休克、抽搐、昏迷、心搏骤停等。

3. 评估引起上述问题可能的原因，以利于对因处理，确保抢救质量。在做好上述紧急处理的同时，应积极配合医师做各种检查及标本采集。

（二）常见护理诊断/问题

1. 组织灌注量改变　与大量失血、严重感染中毒、心肌梗死所致的心排血量减少有关。表现为脉搏细数、血压下降、尿量减少、面色苍白、四肢发凉等。

2. 体温调节无效　与严重疾病、创伤、下丘脑损伤等有关。表现为体温的波动在正常范围之上或之下。

3. 清理呼吸道无效　与气管、支气管、肺部感染、分泌物不易排出有关。表现为痰多、咳嗽伴气促、口唇和指（趾）端发绀、鼻翼扇动、三凹征、烦躁不安等。

4. 低效性呼吸型态　与神经肌肉损伤、疼痛、肌肉骨骼受损等有关。表现为呼吸困难、震颤、动脉血气分析异常、发绀、咳嗽、鼻翼扇动、胸廓前后径增加、使用辅助呼吸机等。

5. 不能维持自主呼吸　与呼吸肌疲劳有关。表现为呼吸困难、烦躁不安、潮气量减少、心率增快、血氧分压下降、二氧化碳分压上升、血氧饱和度下降等。

6. 有窒息的危险　与意识障碍、无力咳嗽、咯血不畅，血液阻塞喉头、气管有关。

7. 有误吸的危险　与意识水平降低，咳嗽、吞咽和呕吐反射减弱，胃肠道分泌物、口咽分泌物吸入气管有关。

8. 组织完整性受损　与化学、温度、机械、放射线等损伤有关。表现为皮肤、黏膜、皮下组织等受到损伤或破坏。

9. 有皮肤完整性受损的危险　与温度过高或过低、化学物质、机械因素、排泄物或分泌物刺激、营养状况异常等有关。

10. 疼痛　与生物、化学、物理、心理等因素损伤有关。表现为痛苦面容、呻吟、烦躁不安等。

11. 焦虑　与受疾病的威胁或害怕死亡、损伤性检查、手术和各种治疗措施等有关。表现为忧郁、害怕、坐立不安、失眠等。

12. 恐惧　与身体部分功能丧失、疾病或死亡的威胁等有关。表现为恐怖、受惊、畏惧感等。

（三）护理目标

1．防止病情恶化。

2．消除引起并发症的因素。

3．消除心理不良反应。

4．缓解疼痛不适。

5．增进卫生保健知识。

（四）护理措施

1．配合抢救治疗　根据参与抢救的医护人员数量、护士比例、经验年限等制定合理的配合制度。例如，三人分组模式，一名高年资护士负责患者的呼吸供给和呼吸道建立工作，协助医生进行气管插管；一名中年资护士为患者建立静脉通路，完成抽血、输血、输液及血压监测等工作，协助医生完成心脏复苏等；一名低年资护士负责对患者创口进行包扎、现场记录，并与患者家属进行沟通。

2．病情观察　因急危重症患者病情复杂，变化快，尤其重度中毒者等常有昏迷、抽搐、脑水肿、肺水肿、呼吸衰竭等，所以要密切观察病情变化，根据病情设定监护仪，定时测量脉搏、呼吸、血压及血氧饱和度，倾听主诉，准确用药，熟练操作。若患者及家属提出不适，护士应立即赶到患者床旁，询问病情，并请值班医生给予相应的处理。

3．疾病护理　护士在急诊工作中，一定要掌握工作的主动性，根据病情有预见性地做好护理工作。例如，高血压、脑出血的患者在治疗时，先给予氧气吸入，去枕平卧头偏向一侧，防止呕吐窒息。将吸引装置处于备用状态，打开静脉通路的同时观察意识、呼吸的变化。

4．心理护理　由于患者的发病较快，给患者带来了极大的痛苦，会造成患者心理紧张，同时这些患者在平时就有很大的压抑感，因此在抢救护理中要加强患者的心理护理，及时地疏导患者，增进其战胜疾病的信心。同时要做好与家属的沟通工作，保证抢救护理工作的顺利进行。

5．健康指导　急诊科护士采用口头、设置宣传栏、使用电视录像等方式对患者进行健康指导，如冠心病是怎样形成的，如何防治，高血压患者为什么要经常监测血压和按时服药，外伤患者如何进行紧急呼救、自救、止血、搬运和拨打"120"及如何养成良好的饮食卫生习惯，防止病从口入等。

（五）护理评价

1．病情及时缓解，症状减轻。

2．患者能较快适应角色的转变，身心得到休息。

3．患者获得有关疾病的预防保健知识。

急诊科在医院中占有重要地位，是医院管理水平、服务质量的窗口，由于它处在抢救工作的第一线，各种危重患者多，抢救必须分秒必争，工作十分繁重。因此，护理人员应树立"生命第一，时效为先"的观念，具有高度的责任心和熟练的抢救技能，做到既安全又高质量、高水平、高效能、及时准确地抢救患者。

小　结

医院急诊科收治的多是突发性急危重症患者，一切医疗护理过程均以"急"为中心，所以设置和布局也应从"急"出发，并建立健全各项工作制度，确保抢救工作顺利开展，防止差错事故发生、防止交叉感染的发生。对急危重症患者有严格的时间观念，高度的责任心和熟练的抢救技能，按照护理评估、护理诊断、护理计划、护理实施和护理评价的程序实施抢救护理。

自测题

A₁型题

1. 下列中哪些不属于急诊科布局限性原则（　　）

A. 应设在医院邻街的显著位置，相对独立

B. 日间、夜间都应有醒目的急诊标志，建立绿色通道

C. 门口应方便汽车出入和停放

D. 急诊传染隔离病房独立成区

E. 内部单元安排只需考虑各必备的单元分布，无须考虑医疗护理工作流程和人员的利用

2. 急诊科急救物品准备完好率应为（　　）

A. 70%以上　　　　B. 80%以上

C. 90%以上　　　　D. 100%

E. 95%以上

3. "绿色通道"的正确概念是（　　）

A. 实施挂号—就诊抢救—付费—检查处置制度

B. 实施就诊抢救—付费—检查处置制度

C. 实施抢救—交押金—检查处置制度

D. 实施先抢救后挂号，先抢救后付费的制度

E. 实施优先抢救、优先检查和优先住院制度

4. 下列预检分诊工作中错误的是（　　）

A. 分诊护士分诊时遇到困难要请有关医生协助

B. 危重患者应迅速办理手续后送入抢救室

C. 对传染病患者，应安排到隔离室就诊

D. 对传染病患者，应填写传染病疫情报告

E. 必须坚守工作岗位

5. 下列哪项不符合急救室工作制度（　　）

A. 医护人员要坚守工作岗位

B. 急救室的各种抢救设备、器械、物品禁止外借和挪用

C. 急救室应固定一定品种和数量的急救药品，设专人保管，每日交班

D. 抢救患者用药时，必须有医生书面医嘱，护士方可执行

E. 急救室的各种抢救设备要定期维修和更新

6. 一般急诊的预检分诊正确方法是（　　）

A. 一看、二问、三查、四分诊

B. 一查、二问、三看、四分诊

C. 一看、二查、三问、四分诊

D. 一问、二看、三查、四分诊

E. 一查、二看、三问、四分诊

（于静修）

第4章　重症监护病房的管理与护理

重症监护病房（ICU），又称加强医疗病房，是指受过专门训练的医护人员应用现代医学理论和先进的医疗设备，对急危重症患者和大手术后的患者进行集中、严密、动态的病情观察，并根据患者的病情变化进行相应的诊断、治疗和护理，是挽救患者生命的重要场所（图4-1）。

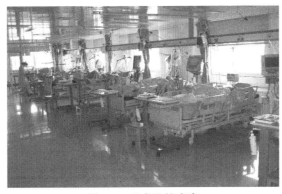

图 4-1　重症监护病房

第1节　概　述

案例4-1

某护士，因工作认真，表现优异，被调到 ICU 工作。

问题： 该护士在入职前，应对 ICU 有哪些认识？

一、ICU 的特点

ICU 是危重患者的集合地，病种多、病情变化快。不论何种类型的 ICU，均具有共同的特点：救治急危重症患者，拥有高尖科技和贵重的医疗仪器设备，有能熟练应用这些现代化仪器设备的专门医疗队伍。ICU 的建立是医院现代化的一个标志，是医院集中监护和救治患者的专业科室，其对重症患者的救治不仅能够反映医院的整体水平，也是衡量一个国家、一所医院医疗现代化程度的重要标志。

二、ICU 的设置

（一）ICU 的位置和布局

ICU 一般设在通道宽敞、交通方便、靠近电梯处，以方便转运患者；靠近麻醉科、手术室等相关科室。常划分为病床监护区、中心监护站、治疗区、医生工作区，留有一定空间安置备用的抢救监护设备。室温要求保持在（24±1.5）℃，湿度以 55%～65% 为宜。

（二）ICU 的模式

1. 专科 ICU　一般是临床二级科室所设立的 ICU，如呼吸内科监护病房（RCU），是专门为收治专科危重患者而设立的，多属某个专业科室管理，对抢救本专业的急危重症患者的原发病、专科处理、病情演变等有较丰富的经验，病种单一，不足之处是对专科以外疾病的诊治、救护等方面的能力相对不足。

2. 综合 ICU　是一个独立的临床业务科室，主要工作内容是处理多学科危重患者，克服专科分割的缺陷。抢救水平应该代表全院最高水平，有利于学科建设，便于充分发挥设备的效益。

3. 部分综合 ICU　介于专科 ICU 与综合 ICU 之间，由医院内较大的一级临床科室为基础组成的 ICU，主要收治各专科或手术后危重患者，这些患者常来自多个邻近专科，如外科 ICU、内科 ICU 等。

（三）ICU 的规模

1. 床位　ICU 的病床数量要根据医院规模、总床位数来确定。一般综合性医院综合 ICU 的床位数量应占全院总床位的 2%～8%，一个 ICU 单元以 8～12 张床较为适宜，全年床位使用率平均超过 85%时应适度扩大规模。每张床位占地面积不小于 9.5 平方米，以 15～18 平方米为宜，两床之间不应小于 1 米，以保证各种抢救措施的实施。

2. 监护站设施　中心监护站应设置在所有病床的中央，以能够直接观察到所有患者为宜。设有中心监护系统及记录仪、电子计算机及其他设备，也可以存放病历夹、医嘱本及各种记录表格，是各种监测记录的场所。

3. 人员编制　鉴于各种危重患者集中在一起，工作量较大，治疗手段繁多，操作技术复杂，医疗介入面广，ICU 医护人员的配备要明显高于其他科室，由足够数量、受过专门训练、掌握重症医学基本理念、基础知识、基本操作技术，具备独立工作能力的人员组成。医师与床位的比例要求达到 0.8：1 以上；护士与床位的比例为 4：1～3：1。

4. ICU 设备　应包括监测设备和治疗设备。

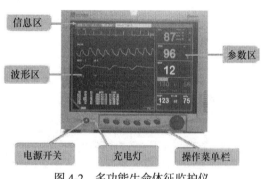

图 4-2　多功能生命体征监护仪

（1）监测设备：常用的有多功能生命体征监护仪（图 4-2）、呼吸功能监测装置、血流动力学监测设备、血气分析仪、血氧饱和度监测仪及心电图机等；影像学检测设备包括床边 X 线机、超声设备等。

（2）治疗设备：有呼吸机、输液泵、注射泵、心脏除颤器、临时心脏起搏器、主动脉内球囊反搏装置、血液净化装置、麻醉机等。

5. 其他　每张病床床头应安置氧气、负压吸引等插头装置，安装多功能电源插座，设有应急照明灯。应使用带有升降功能的输液装置，配有洗手消毒设备、自动空气消毒机或空气层流净化装置。

三、ICU 的管理

（一）ICU 人员管理

ICU 实行院长领导下的科主任负责制。科主任全面负责科内工作，定期查房，组织会诊，主持抢救任务。ICU 实行独立与开放相结合的原则，独立就是有自己的专业团队和一整套强化治疗手段，开放就是原发病更多地听取专科医生的处理意见，由专科医生解决。医生的配备采取固定与转科相结合的方式。护士长负责监护 ICU 的护理管理工作，包括安排护理人员工作、护理质量检查、医嘱执行情况及护理文书书写情况等的监督等。护理队伍是 ICU 的主体，承担着监测、护理、配合抢救与治疗等任务。

（二）ICU 的规章制度

制度化管理是 ICU 医疗护理质量得以保证的关键，除执行医院各项制度外，必须建立健全符合 ICU 工作特征的各项规章制度，如 ICU 诊疗及护理操作常规、危重症会诊制度、患者转入及转出 ICU 制度、抗生素使用制度、特殊药品管理制度、抢救设备操作及管理制度、ICU 院内感染防控制度、不良医疗事件防范与报告制度等。

（三）ICU 设备管理

ICU 所有抢救与监护设备均应建立设备档案、登记造册，每班交接并记录；要设专人负责，一般不得外借和挪用；均应处于备用状态，确保随时可用；设备要定期检查和维修，及时清洁、消毒、保养；设备使用人员要熟练掌握仪器的操作及性能；要做到"四定四防"，即定人、定位置、定数量、定品种，防潮、防热、防腐蚀、防震。

四、ICU 的感染控制

ICU 是医院内感染的高发区域，细菌耐药在 ICU 患者中更为普遍。主要是因为：感染的患者相对集中，病种复杂；多重耐药菌在 ICU 常驻；患者病情重，机体抵抗力降低，易感性增加；各种侵入性治疗、护理操作较多。根据原国家卫生和计划生育委员会颁布的《医院感染管理办法》和《消毒技术规范》等，严格执行预防标准，降低 ICU 院内感染发生率是提高抢救成功率的关键。主要措施有以下几种。

1. 合理划分 ICU 功能分区，人员和物品流向要合理。

2. 严格执行无菌操作，保持创面、穿刺、插管部位无菌。

3. 严格执行消毒隔离制度和预防措施，凡是患者使用过的器械均需进行消毒、灭菌，应设隔离病室专门收治严重创伤、感染及免疫力低下的患者，病室要有较好的空气净化装置。加强人员出入管理，严格更衣换鞋制度。定期进行物体表面和室内空气培养，严格控制细菌菌落数量，要求手或物品表面 $<5cfu/m^2$，空气小于 $200cfu/m^2$。

4. 注意手卫生，严格执行按手卫生洗手制度：如接触不同患者或接触同一患者不同部位前后、查房前后均应洗手，必须卫生洗手或使用手消毒剂。

5. 尽量使用一次性医疗护理用品，用后集中消毒处理。

6. 呼吸机湿化瓶、湿化器应每日更换，呼吸机管道应每周更换。

7. 室内可每日用含氯消毒剂拖擦地面，拖把分区放置、固定使用、定期更换。每日定时消毒、净化空气。

8. 合理使用抗生素，限制预防性使用抗生素，感染性疾病根据细菌培养结果和药敏试验结果选用抗生素。

9. 引流液和分泌物常规多次做细菌培养，所有导管拔出时均应做细菌培养与药敏试验，以便及早发现感染，及时进行针对性治疗。

考点：ICU 的感染控制

第 2 节　重症监护病房的护理工作

案例 4-2

某实习护士，已在 ICU 经过了 4 周的实习，下周需要进行出科考试，考试重点是 ICU 的护理工作。

问题： 该实习护士应复习哪些知识？

一、ICU 的工作要求

ICU 的护理人员最好具有本科学历，精通专科知识，护理经验丰富，经过相关专业岗位培训，能参与管理工作，并能为临床护理工作提供解决问题的方案，同时需要能够运用与医疗护理相关的专业学科知识，熟练掌握监护技术，熟悉监护程序、抢救药品和监护抢救仪器的使用技术。

ICU 除执行医院各项制度外，必须建立健全符合 ICU 工作特征的、切实可行的急救程序、各项护理技术操作规程及工作质量标准和相关的急救预案，如患者出入 ICU 标准、ICU 工作制度、ICU 抢救制度、ICU 监护制度、ICU 消毒隔离制度、ICU 疑难与死亡病例讨论制度、ICU 查房制度、ICU 值班制度、ICU 医疗设备仪器管理制度、ICU 抢救药品管理制度和重大突发事件呈报制度等，使工作规范、有章可循。

二、ICU 收治原则

（一）收治对象

ICU 收治范围包括危及生命的急性器官或功能衰竭，经过监护和治疗在短期内有望得到恢复的患者；存在各种高危因素、有生命危险，经过监护和治疗可以降低死亡风险的患者；慢性器官或系统功能不全急性加重且危及生命，经过监护和治疗，有可能恢复到原来状态或接近原来状态的患者。收治对象主要有以下几类。

1. 创伤、休克、感染等引起的多脏器功能衰竭患者。
2. 心肺复苏后的患者。
3. 急性心肌梗死、严重心律失常、急性心力衰竭并伴有严重并发症的患者。
4. 大出血、昏迷、抽搐、呼吸衰竭患者。
5. 严重水、电解质紊乱及酸碱失衡的患者。
6. 严重多发伤、复合伤患者和大手术后患者。
7. 严重代谢障碍性疾病患者，如甲状腺、肾上腺、垂体、胰腺等内分泌疾病危象患者。
8. 器官移植术后需加强护理的患者。

（二）收治程序

1. 收治准备

（1）ICU 医护人员接到收治患者的电话，应简要询问患者的年龄、性别、诊断和病情等信息，同时通知医生，确定床位。

（2）准备床单位，根据病情所需准备相应的抢救设备、仪器、物品。

（3）调试监护仪，必要时准备呼吸机并调节参数。

2. 患者交接

（1）与护送人员认真交接病情，患者用物。

（2）填写交接单。

3. 护理评估　认真评估患者的生命体征、意识状态、检查结果、静脉通路、用药情况、各种管路，生活、心理需求等。

4. 执行医嘱。

5. 建立 ICU 护理记录单。

6. 常规下病危通知书，告知患者及家属相关事宜。

三、ICU 监护内容及分级

临床上 ICU 监护的内容很多，有心电监护、动脉血压监护、体温监护、脉搏血氧饱和度监护、中心静脉压监护等项目。可根据患者的全身脏器功能选择适宜的监测项目，从重到轻分为三级（表4-1）。

表 4-1　各级监护的监护项目及频度

监护项目	一级监护	二级监护	三级监护
心电图	持续	持续	持续
动脉血压	持续	每 1～2 小时	每 1～2 小时
中心静脉压	每 1～2 小时	每 2～4 小时	每 2～4 小时
呼吸频率	每 1 小时	每 1 小时	每日
血氧饱和度	持续	持续	持续
动脉血气分析	每 4～6 小时	每 8 小时	每日
尿量及比重	每 1 小时	每 1 小时	每 1 小时
总结出入量	每 4～6 小时	每 8 小时	每 24 小时
血糖、电解质	每 12 小时	每日	每日
血、尿常规、BUN、Cr	每 4～6 小时	每 8 小时	每 8 小时

（一）一级监护

凡病情危重，多系统功能障碍，支持治疗监护项目累及两个以上脏器的患者，需进行一级监护。

（二）二级监护

凡病情危重，支持治疗监护项目为一个以上脏器的患者，需进行二级监护。

（三）三级监护

凡病情重，保留常规监测，仍需在 ICU 观察治疗的患者。

考点：分级监护的内容

第 3 节　常用重症监护技术

一、心电监护技术

（一）适应证

凡是病情危重需要持续监测心率、心律、体温、呼吸、血压、脉搏及经皮血氧饱和度（SpO_2）等的患者。

（二）操作方法

1. 操作前准备　操作前评估患者有无紧张、焦虑、恐惧等心理反应；评估胸前区皮肤有无破损或出血点；评估指甲与甲床部位是否适合放置脉搏 SpO_2 传感器；准备多功能床旁监护仪及附件、电极片、生理盐水棉球、纱布等。

2. 连接多功能床旁监护仪各导联，接通电源，开机自检。

3. 心电监护

（1）清洁皮肤：患者平卧或半卧位，用生理盐水棉球清洁贴电极片部位的皮肤，使之脱脂，降低皮肤的电阻。

（2）贴电极片：在相应部位贴上一次性电极片，通过电极片外面的金属小扣与电极导联线相连接。导联装置有三导联装置和五导联装置，电极片放置部位如图4-3所示。

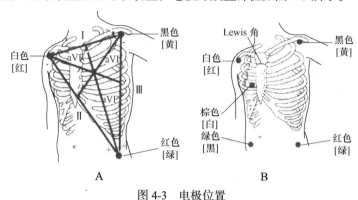

图4-3　电极位置

A. 三导联电极位置；B. 五导联电极位置

（3）观察心电图：选择波形清晰的导联，一般选择Ⅱ导联。

（4）设置心率报警界：一般将心率报警上限设为110次/分，下限设为50次/分。

4. SpO₂监测　将经皮SpO₂传感器的一端与监护仪连接，另一端感应区对准甲床夹在患者手指上，观察其波形变化并根据患者病情设置波幅及报警界限，一般将上限设为100%，下限设为96%。

5. 无创血压监测　将袖带缠于患者上臂，袖带下缘置于肘上两指处，感应位置在肘前肱动脉处，松紧以能够插入一指为宜，启动血压测量键，根据病情或遵医嘱设定间隔时间和报警界限。

6. 记录　及时记录显示器上的各项参数，动态观察患者的病情变化。

7. 整理用物，并告知患者和家属在监测过程中的注意事项。

（三）注意事项

1. 注意安全，及时检修机器，避免漏电。

2. 监护导联所描记的心电图不能替代常规心电图检查。

3. 贴电极片前，要避开电除颤位置，一定要将皮肤脱脂干净，尽量降低皮肤电阻，避免心电图波形受干扰而变形。出汗时及时更换电极片，保证电极片与皮肤紧密接触。

4. 电极片连续使用72小时后需更换放置位置，防止在同一部位过久刺激皮肤而引起损伤。若患者对电极片有过敏现象，则需每日更换电极片或改变贴电极片位置。

5. 经皮SpO₂检查应每隔2小时观察监测部位的末梢循环情况和皮肤状况，并更换传感器放置位置，避免影响SpO₂的监测。

6. 机器出现报警时，应及时查明原因，并处理或报告医生。

二、中心静脉压监测技术

（一）适应证

1. 严重创伤、各种类型的休克及急性循环功能衰竭等。

2. 各种大中型手术，尤其是心血管、颅脑或胸部大手术。

3. 右心功能不全。

4. 大量输液、输血或需要完全胃肠外营养的患者。

（二）操作方法

1. 经皮中心静脉置管　穿刺后将导管插至上腔静脉或右心房。

2. 连接测压装置　将一次性换能器套件连接生理盐水，排净管道内气体，将压力传感器另一端与中心静脉导管相连接。

3. 调节零点　将压力换能器零点置于右心房水平处，关闭换能器三通的患者端，开放大气端，使用监护仪上调零按钮自动调零。

4. 测压　关闭换能器大气端，打开患者端，监测仪屏幕自动连续显示中心静脉压（CVP）曲线和 CVP 数值。

（三）注意事项

1. 注意经皮中心静脉置管禁忌证。

2. 确保导管插入上腔静脉或右心房。

3. 确保零点置于第 4 肋间右心房水平。

4. 确保导管内和测压管道内无空气、无凝血，管道无扭曲。

5. 严格无菌技术操作，每日消毒穿刺部位、更换测压管道及输液系统。

6. 对使用呼吸机治疗的患者，在进行 CVP 测定时应暂停使用呼吸机。

7. 监测期间，密切观察，做好记录。

三、呼吸机的使用

（一）适应证

1. 任何通气、换气功能障碍的患者，除张力性气胸外均可使用机械通气。

2. 预防性通气治疗　危重症患者尚未发生呼吸衰竭，但从临床疾病各个方面判断有发生呼吸衰竭的高度危险，可以使用预防性机械通气，有助于减少呼吸功和耗氧量，减轻患者负担。

3. 中枢神经系统衰竭、神经肌肉病变、药物中毒的患者。

4. 严重肺部疾病，如重症哮喘、慢性阻塞性肺病（COPD）等。

5. 严重脑部缺氧或水肿导致自主呼吸不能完全恢复的患者。

（二）禁忌证

呼吸机使用没有绝对禁忌证，但张力性气胸、未经引流的气胸、肺大疱情况下使用呼吸机时，可能会使疾病加重。

（三）操作方法

1. 操作前准备　建立人工气道，选择适合的呼吸机，接通电源、气源，接好呼吸机管路及湿化系统。

2. 开机自检，设置呼吸机模式、参数、报警上下限和气道安全阀。

3. 调节湿化、湿化器，温度一般控制在 34~36℃。

4. 根据患者自主吸气力量的大小调节同步触发灵敏度，一般为 -4 ~ $-2cmH_2O$。

5. 用模拟肺测试呼吸机处于正常运行状态。

6. 呼吸机连接患者，观察 0.5~1 小时后依据血气分析结果调整呼吸机参数。

（四）注意事项

1. 严密观察病情　应用呼吸机治疗的患者必须有专人进行护理。密切观察患者的治疗反应和病情变化，并做好相关记录。

2. 加强气道管理　保持导管通畅，防止导管脱出，做好导管套囊的维护。

3. 一般生活护理　定时翻身拍背，防止压疮形成，预防肺部并发症；对眼睑不能闭合的昏迷患者应注意防止眼球干燥、污染或角膜溃疡，可用凡士林纱布覆盖眼部，每日定时用抗生素滴眼；常规口腔护理，防止口炎的发生。

4. 心理护理　说明使用呼吸机治疗的目的，取得患者的配合。

5. 及时处理人机对抗　患者的自主呼吸和呼吸机的协调非常重要，一旦出现不协调可增加呼吸功，加重循环负担和低氧血症，严重时危及生命。人机对抗的表现：

（1）呼出气 CO_2 监测，CO_2 波形出现"毒箭"样切迹，严重时可出现"冰山"样改变。

（2）出现无法解释的气道高压警报或低压警报，或气道压力表指针摆动明显。

（3）潮气量非常不稳定，忽大忽小，高低起伏。

（4）清醒患者出现烦躁不安、躁动，不能耐受。一旦发现上述表现，即刻报告医生，紧急处理。

6. 及时处理呼吸机报警，常见原因有以下几个方面。

（1）气道高压报警：见于气管、支气管痉挛，插管位置不当，气道内黏液潴留，患者肌张力增加，管道打折或受压等情况。处理方法：查明原因，报告医生及时对因处理。

（2）气道低压报警：最常见于患者脱机或报警参数下限设置过高。处理方法：做好连接或密封漏气部位，重新设置合理的报警参数。

（3）通气不足报警：常见原因有机械故障、管道连接不良或漏气、氧气压力不足等。处理方法：及时维修和更换破损部件，正确连接管道，确保管道无受压、打折，及时倒掉储水瓶的积水。

（4）吸氧浓度报警：多见于氧浓度报警设置有误、空气-氧气混合器失灵、氧电池耗尽等，处理方法：正确设置报警限度、更换混合器、更换电池。

第4节　各系统功能监测

案例 4-3

患者，女，53 岁。1 型糖尿病病史 30 年。3 小时前因昏倒，被家人紧急送入医院急诊科。急诊检查：皮肤干燥、潮红，呼吸深大，38 次/分，呼出气有烂苹果味，心率 130 次/分，血压 80/60mmHg。血糖 44.2mmol/L，酮体 52mg/dl，尿酮（＋）；K^+ 4.87mmol/L，Na^+ 125mmol/L，Cl 88mmol/L。初步诊断：1 型糖尿病合并糖尿病酮症酸中毒。收入 ICU。

问题： 针对该患者的监测重点是什么？

一、体　温　监　测

体温监测是重症患者监护过程中不可缺少的一项重要内容。各种原因导致的体温调节中枢功能紊乱或者物理作用的影响，均可导致体温高于或低于正常范围。临床上常以直肠、口腔、腋下登出的温度来代表体温。

表 4-2　成人体温正常范围及平均值

测温部位	正常范围	平均体温
直肠	36.5～37.7℃	37.5℃
口腔	36.3～37.2℃	37.0℃
腋下	36.0～37.0℃	36.5℃

（一）正常体温

正常成年人体温随测温部位的不同而略有差异，在昼夜、年龄、性别、药物、情绪等因素的影响下会出现生理性波动，但波动范围很小，一般 24 小时体温波动范围不超过 1℃（表 4-2）。影响体温的因素有很多，如昼夜时间、年龄、性别、药物等。

（二）异常体温

1. 体温过高 根据腋窝温度，临床上将体温升高分为以下 4 种程度。

（1）低热：37.6～38.3℃。

（2）中等度热：38.4～39.3℃。

（3）高热：39.4～41.3℃。

（4）超高热：＞41.3℃。

2. 体温过低 是指体温低于正常范围。若体温低于 35℃以下称为体温不升。体温过低是一种危险的信号，常常提示疾病的严重程度和不良预后。其可划分为以下几种。

（1）轻度：32～35℃。

（2）中度：30～32℃。

（3）重度：＜30℃，伴瞳孔散大，对光反射消失。

（4）致死温度：20～25℃。

考点：体温监测

二、呼吸系统功能监测

呼吸功能较易发生紊乱，对呼吸系统功能进行监护能对患者的呼吸运动、呼吸功能及动脉血气分析等方面进行评估，以观察病情和调整治疗方案及对呼吸治疗的有效性做出合理的评价等。

（一）呼吸运动监测

呼吸运动主要依靠胸腹部呼吸肌的活动，引起胸廓的扩大和缩小来完成。呼吸运动的变化反映了呼吸中枢功能、呼吸肌功能、胸廓的完整性、肺功能、循环功能等的情况。

1. 正常呼吸 正常成人安静状态下呼吸频率为 16～20 次/分，均匀、规律、平稳。一般情况下，成年男性及儿童以腹式呼吸为主，成人女性以胸式呼吸为主，且受到年龄、性别、活动、情绪、气压、环境温度等因素的影响。

2. 常见的异常呼吸类型。

（1）呼吸频率异常：频率超过 24 次/分，称为呼吸过速，常见于发热、疼痛、甲状腺功能亢进等；频率低于 10 次/分，称为呼吸过缓，常见于颅内高压、巴比妥类药物中毒等。

（2）呼吸运动异常见表 4-3。

表 4-3 常见的异常呼吸运动及临床意义

异常呼吸运动	临床意义
潮式呼吸	见于心功能不全、中枢神经损害、中毒等患者
间断呼吸	见于脑膜炎、尿毒症等患者
深大呼吸	见于糖尿病酸中毒和其他酸中毒的患者
长吸呼吸	见于脑血管栓塞、脑出血等患者

（3）呼吸声音异常

1）蝉鸣样呼吸：患者在吸气时产生高音调啼鸣音，多因会咽部发生部分阻塞、空气吸入困难所致。

2）鼾音呼吸：即呼吸时发出粗大的鼾声，由于气管或支气管内有大量分泌物潴留所致。多见于昏迷或咳嗽反射无力的患者。

3）呼吸形态异常：胸式呼吸减弱，腹式呼吸增强，多见于胸部疾病；腹式呼吸减弱，胸式呼吸增强，多见于腹部疾病。

考点：呼吸运动的监测

（二）呼吸功能的监测

1. 潮气量（Vt）　指安静呼吸时每一次吸入或呼出的气体量。正常成人平均值为 500ml 或 5～7ml/kg。潮气量减少常见于呼吸肌无力、肺部感染、肺纤维化、肺梗死等；潮气量增大常见于中枢神经性疾病或酸中毒所致的过度通气。

2. 肺活量（VC）　是指深吸气后做深呼气所能呼出的最大气量，可用呼气流量表、呼吸监护仪或肺活量计在床边进行测定，正常人正常值为 65～75ml/kg。任何引起肺实质损害的疾病、胸廓活动度减低、膈肌活动受限或肺扩张受限的疾病均可使肺活量降低。

3. 功能残气量（FRC）　是指平静时呼气后肺内残留气量，可衡量肺泡是否过度通气。正常值为 2500ml。

4. 每分通气量（VE）　是指静息状态下每分钟呼出或吸入的气体量。正常值为 6～8L/min，是监测肺通气功能最常用的指标之一。

5. 每分肺泡通气量（VA）　是指静息状态下每分钟吸入气量中能到达肺泡进行气体交换的有效通气量。正常值为 70ml/s。

6. 通气-血流比值（V/Q）　是指每分肺泡通气量与每分肺血流量的比值。正常成人安静状态下为 0.8。

考点：呼吸功能的监测

（三）动脉血气分析

血气分析是直接反映人体循环、呼吸、代谢变化的重要指标，有助于对呼吸状态及体内酸碱代谢情况进行全面而精确的分析，评价治疗效果，调整呼吸机参数，是临床上重症患者抢救、疾病诊治不可缺少的项目指标之一。

1. 动脉血氧分压（PaO_2）　是指溶解在动脉血中的氧产生的压力，与组织供氧有重要关系。

（1）正常范围：80～100mmHg（10.7～13.3kPa）。

（2）临床意义：PaO_2 可反映机体氧合状态，是衡量有无缺氧及缺氧程度的重要指标，PaO_2 60～80mmHg 为轻度缺氧；PaO_2 40～60mmHg 为中度缺氧；PaO_2 20～40mmHg 为重度缺氧。同时 PaO_2 也是诊断呼吸衰竭的重要指标，是诊断酸碱失衡的间接指标。

2. 动脉血二氧化碳分压（$PaCO_2$）　是指溶解在动脉血中的二氧化碳（CO_2）所产生的压力。

（1）正常范围：参考值为 35～45mmHg（4.67～6.00kPa），平均为 40mmHg（5.33kPa）。

（2）临床意义：$PaCO_2$ 对判断肺通气量、呼吸性酸碱失衡等具有重要意义，$PaCO_2$ 降低提示呼吸性碱中毒，增高提示呼吸性酸中毒。同时 $PaCO_2$ 也是判断呼吸衰竭的重要指标。

3. 动脉血氧饱和度（SaO_2）　是指动脉血单位血红蛋白携带氧的百分比。

（1）正常值：为 96%～100%。

（2）临床意义：SaO_2 反映了血红蛋白（Hb）结合氧的能力，受氧分压、温度、CO_2 分压、H^+ 浓度等的影响，也与 Hb 的功能状态有关。

4. 动脉血氧含量（CTO_2）　是指 100ml 动脉血中含有氧的总量。

（1）正常值：为 16～20ml/dl。

（2）临床意义：CTO_2 与氧分压之间存在一定的关系，但是当血氧分压超过 100mmHg 时，Hb 的携氧能力将不再随氧分压的增高而继续增加，而是呈平行的比例关系。

5. 实际碳酸氢根（AB）、标准碳酸氢根（SB）、缓冲碱（BB）、碱剩余（BE）、阴离子间隙（AG）都是反映血中碳酸氢根（HCO_3^-）水平的指标。

三、循环系统功能监护

（一）心电监护

心电监护是经过皮肤或黏膜等途径间接获得患者心血管功能各项参数的方法，是一种有效的无创监测方法，适用于各类心脏疾病、昏迷、休克、严重电解质紊乱、各类大手术等危重患者。

1. 心电监护的临床意义

（1）监护心律失常：心电监护对发现、识别心律失常具有独特的诊断价值。

（2）监护心肌损害：心电监护能够观察心肌梗死心电图动态演变过程，用以评价再灌注及治疗效果。

（3）监护电解质紊乱：持续心电监测对早期发现电解质变化有重要意义。

（4）监护治疗效果：持续心电监护可及时有效地评估各种治疗方法的效果及不良反应，如安装临时起搏器患者的起搏信号、监测电复律患者的除颤后心律等。

2. 心电监护仪的种类

（1）心电监护系统：重症监护病房内，常配备心电监护系统，由 1 台中央监护仪和 4～6 台床边监测仪组成。床边监测仪的心电图信号通过导线、电话线或遥控输入中心监测站。

考点：心电监护

（2）动态心电图监测仪：由记录仪和分析仪两部分组成。记录仪是可随身携带的小型心电图磁带，通过胸部皮肤电极记录 24 小时心电图波形，并动态观察心脏在不同负荷状态下的心电图变化。分析仪可应用微机进行识别。24 小时动态心电监护仪主要用于冠心病和心律失常的诊断、监测起搏器的功能、寻找晕厥原因及观察应用抗心律失常药物的效果（图 4-4）。

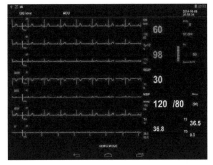

（3）遥控心电监测仪：直接接收来自患者携带的发射仪器发出的心电信号，不需导线与心电监测仪相连，遥控

图 4-4　心电监护仪的显示

半径一般为 30 米左右，其中心台可同时监测 4 名患者，每名患者均携带一个发射仪器。

（二）动脉血压监测

动脉血压能够直接反映心脏后负荷、心肌做功、心肌耗氧及周围循环血流情况，是维持各组织、器官血流灌注的基本条件。动脉血压受到心排血量、心率、外周阻力、主动脉和大动脉管壁的弹性及循环血量与血管容量等方面的影响。

动脉血压的监测分为无创和有创两类。无创血压监测一般采用袖带测量，具有无创伤性、可重复、操作简单容易掌握、适应性广、自动化血压监测等优点，但缺点是不能够持续监测，不能反映每一心动周期的血压，受到温度等因素的影响。目前已有电子自动测压装置、超声多普勒无创血压计等。有创血压监测是进行动脉穿刺插入导管或监测探头到心脏和（或）血管内，用监测仪直接测出血压的方法，可连续测压，能够反映每个心动周期中的收缩压、舒张压和平均动脉压的变化，监测结果可靠，对于严重低血压、休克、周围血管痉挛等患者具有重要临床意义，但是也具有创伤性，对穿刺技术要求较高，有动脉穿刺插管的并发症，因此应从严掌握指征。

1. 正常值　正常成人安静状态下，血压范围在 90～139mmHg/60～89mmHg，脉压为 30～40mmHg。

2. 临床意义

（1）收缩压（SBP）：代表心排血量和心肌收缩力，SBP<50mmHg 时易发生心搏骤停。

（2）舒张压（DBP）：主要影响冠状动脉血流，维持冠状动脉灌注压（CPP）。

（3）脉压　脉压＝SBP－DBP，代表血容量和每搏输出量，正常值为 30～40mmHg。

（4）平均动脉压（MAP）：是指心动周期血管内平均压力，与心排血量和体循环血管阻力有关，是反映左心室泵血、脏器组织灌注情况的良好指标之一。MAP＝（SBP＋2×DBP）/3。正常值为 60～100mmHg，受到舒张压和收缩压的双重影响。

（三）CVP 监测

CVP 是指血液流经右心房及上、下腔静脉胸段时产生的压力。主要反映静脉回心血量、体内血容量状态、右心功能或右心室充盈压力的变化。最重要的作用在于评估有效循环血量，对指导补液和补血的速度及量、防止心脏过度负荷和指导应用利尿剂等具有重要的参考意义。

1. 正常值　5～12cmH$_2$O（0.49～1.18kPa）。

2. 测量途径及方法　常用的监测置管途径有锁骨下静脉、右颈内静脉、颈外静脉、大隐静脉或股静脉等。测压方法有压力测量仪法和简易 CVP 测压法。

3. 临床意义　CVP 是反映右心功能的间接指标，主要用于各种严重创伤、休克、急性循环衰竭等危重患者的监测。小于 5cmH$_2$O（0.49kPa）表示右心房充盈不良或血容量不足；大于 15cmH$_2$O（1.47kPa）表示右心功能不全或血容量超负荷；大于 20cmH$_2$O（0.49kPa）表示存在充血性心力衰竭。

4. 注意事项

（1）穿刺时注意无菌操作。

（2）零点置于第 4 肋间右心房水平。

（3）置管期间加强观察与护理，确保导管内和测压管道系统内无凝血、空气，管道无扭曲等。每日消毒穿刺部位、更换测压管道及输液系统，以避免感染。

考点：中心静脉压监测

（4）严格遵守操作规程，避免出现气栓、血栓、气胸、血胸、神经损伤等并发症。

（5）对应用呼吸机治疗的患者，在进行 CVP 测定时应暂停使用呼吸机。

四、中枢神经系统功能监测

（一）意识状态监测

意识状态监测是神经系统功能监测中最常用、最容易观察的监测指标，可直接反映出大脑皮质及其联络系统的功能状况。通常将意识障碍分为嗜睡、昏睡、浅昏迷和深昏迷四个级别。目前临床上常用的评估意识状态的方法是格拉斯哥昏迷评分法（GCS）（表 4-4）。通过患者的睁眼反应、语言反应和运动反应进行评分，然后将三种反应的得分相加即得 GCS 总分。以此判断患者意识障碍程度和昏迷程度。满分为 15 分，最低为 3 分，分值越低，表示昏迷程度越深，病情越重，预后越差。按 GCS 指数分类，3～8 分为重度意识障碍，9～12 分为中度意识障碍，13～15 分为轻度意识障碍。

表 4-4　格拉斯哥昏迷评分量表

睁眼反应	计分	语言反应	计分	运动反应	计分
自动睁眼	4	定向正常	5	能按指令发出动作	6
呼之睁眼	3	应答错误	4	对刺激能定位	5
疼痛引起睁眼	2	言语错乱	3	对刺激能躲避	4
不睁眼	1	语言难辨	2	刺痛肢体屈曲反应	3
		不语	1	刺痛肢体过伸反应	2
				无动作	1

考点：意识状态监测

（二）颅内压监测

颅内压（ICP）是指颅内容物对颅腔壁产生的压力。持续颅内压监测是诊断颅内高压最迅速、客观、准确的方法，也是观察颅脑危重患者病情变化的一项重要指标，ICP 的改变常发生在颅内疾病出现症状之前。无创监测方法有视觉诱发电位测定、经颅多普勒超声等。有创监测方法有侧脑室内置管测压、硬膜外或硬膜下测压、脑实质内测压、腰部脑脊液压测定等，其中，脑室内置管测压最为准确。

1. 正常值　正常成人安静状态下颅内压为 10～15mmHg（1.33～2.00kPa）。

2. 异常颅内压　颅内压 15～20mmHg（2.00～2.67kPa）为轻度增高；21～40mmHg（2.68～5.33kPa）为中度增高；>40mmHg（5.33kPa）为重度增高。

3. 适应证

（1）进行性颅内压升高的患者，如脑水肿、颅脑外伤、颅内感染等。

（2）颅脑手术后颅骨骨瓣复位不当或包扎过紧导致脑水肿，或者因术后疼痛引起颅内压变化需要颅内压监测的患者。

（3）使用器械通气呼气末正压（PEEP）的患者。

4. 临床意义

（1）通过颅内压监测，有利于及早发现颅内压增高，并配合其他辅助检查诊断中枢神经系统疾病。

（2）结合颅内压监测，能及早发现颅内压升高，避免继发性脑损伤。

（3）通过颅内压监测，有助于观察各种降颅内压治疗的效果和预后评估。

考点：颅内压监测

（三）脑电图监测

脑电图（EEC）是应用脑电图记录仪，将脑部产生的自发性生物电流放大后记录获得的图形，通过脑电活动的频率、振幅、波形变化，了解大脑功能状态。其可以反映脑部本身疾病，还可以根据异常脑电图呈弥散性或局限性及节律变化等估计病变的范围和性质，对某些颅外疾病具有一定的诊断价值。

（四）脑血流图监测

大脑是机体耗氧最多的器官，一旦脑部血氧供给障碍或血流中断，脑功能就难以维持，因此脑血流监测非常重要。目前常用的监测装置主要有脑电阻、多普勒血流测定仪等。

（五）其他监测

中枢神经系统功能监测方法还有脑电地形图、脑诱发电位及 CT、MRI 等。

五、肾功能监测

在危重患者中常出现肾功能性或器质性病变，可出现尿量异常、水电解质紊乱、酸碱失衡等表现，所以肾功能监测是危重患者系统功能监测的一项重要内容，对早期发现并及时治疗肾脏方面的并发症尤为重要。

（一）尿液监测

1. 尿量　是反映机体重要脏器血液灌注状态的敏感指标之一，尿量异常是肾功能改变的最直接和最常见的指标。在临床上通常记录 1 小时及 24 小时尿量。24 小时尿量多于 2500ml 时为多尿；当每小时尿量少于 30ml 时，多为肾血流灌注不足，间接提示全身血容量不足；当 24 小时成人尿量少于 400ml，或每小时尿量少于 17ml 时称为少尿，表示有一定程度肾功能损害；当 24 小时尿量少于 100ml 时为无尿，是肾衰竭的诊断依据。

2. 尿比重　危重患者肾功能不全时最常见于肾小管受损，影响尿液浓缩。因此，测量尿比重有时比测量尿量更有意义，临床常结合 24 小时尿量和尿比重综合判断和分析患者的血容量和肾脏的浓缩功能。成年人尿比重正常值是 1.015～1.025。尿比重增高常见于各种原因引起的肾血流灌注不足、急性肾小球肾炎等；尿比重减低常见于各种原因引起的尿浓缩功能障碍。

3. 尿常规监测　主要检查尿中是否出现红细胞、白细胞、管型及蛋白等。有助于判断患者泌尿系统感染或肾损害情况。

（1）尿外观：正常尿液颜色多为透明、淡黄色或黄色。一些疾病会使尿液外观发生改变，如血尿、脓尿、胆红素、乳糜尿等。

考点：尿液监测

（2）尿生化：包括尿蛋白、尿胆红素、尿糖、尿酮体等。

（二）肾功能监测

1. 血肌酐（Scr）　肌酐是肌肉中肌酸的代谢产物，血液中肌酐有外源性和内源性两种。外源性是肉类食物在体内代谢后的产物，内源性是体内肌肉组织代谢后的产物。肌酐由肾小球滤过而排出体外，故血清肌酐浓度升高反映肾小球的滤过功能减退。

（1）正常值：53～106μmol/L。

（2）临床意义：各种类型的肾功能不全时，血肌酐明显升高。

2. 血尿素氮（BUN）　是体内蛋白质的代谢产物，经肾小球滤过后而随尿液排出体外。测定血中 BUN 的含量，可以判断肾小球的滤过功能。

（1）正常值：3.2～7.1mmol/L。

（2）临床意义：BUN 增加程度与肾功能损害程度成正比，BUN 高于正常时，提示有效肾单位的 60%～70%受到损害。

3. 内生肌酐清除率（Ccr）　为单位时间内肾脏能够排出血浆内内生肌酐的能力，是反映肾小球滤过功能的重要指标。

（1）正常值：正常成年人为 80～100ml/min。

考点：肾功能监测

（2）临床意义：Ccr 降至 50～80ml/min 为轻度肾功能损害；Ccr 降至 20～49ml/min 为中度肾功能损害；Ccr 降至 10～19ml/min 为重度肾功能损害；Ccr 低于 10ml/min 时为终末期肾病。

护考链接

患者，女，20 岁，1 周前因感冒后吃偏方鱼肝，出现颜面及双下肢水肿，尿量 800ml/d，血压 140/90mmHg，查 Scr380mmol/L，BUN120mmol/L，尿蛋白（＋＋），尿沉渣可见颗粒管型，血钾 6.5mmol/L，当前护士应重点观察的内容是（　　）

A. 有无电解质失衡　　　B. 血压的变化　　　C. 心率的变化

D. 有无恶心、呕吐　　　E. 有无剧烈头痛

答案：A

分析：血钾值较高时易出现心律失常，故应重点观察有无电解质失衡。

小　结

ICU 又称加强监护病房，是由受过专门训练的医护人员，应用先进的医疗设备和先进的诊疗、护理技术，对急危重症患者进行严密、动态监测、强化治疗与护理的场所。其具有危重患者集中、先进的监测和治疗设备集中、有救治经验的医护人员集中等特点，可分为专科 ICU、综合 ICU 和部分综合ICU。监测内容广，包括体温监测、心电监护、CVP 监测等。

自 测 题

A_1/A_2 型题

1. 病情危重，多系统功能障碍，支持治疗监护项目需累及两个以上脏器的患者，需进行（　　）
   A. 一级监护　　　　　B. 二级监护
   C. 三级监护　　　　　D. 四级监护
   E. 五级监护

2. 目前国际上统一的高血压诊断标准是（　　）
   A. BP≥120/80mmHg
   B. BP≥135/85mmHg
   C. BP≥140/90mmHg
   D. BP≥145/95mmHg
   E. BP≥160/100mmHg

3. 患者，男，46岁。发生车祸，头部受伤，唤之睁眼，回答问题错误，能够躲避刺痛，其格拉斯哥昏迷评分为（　　）
   A. 5分　　　　　　　B. 8分
   C. 11分　　　　　　D. 12分
   E. 15分

4. 反映肾小球滤过功能最可靠的指标是（　　）
   A. 血肌酐　　　　　B. 内生肌酐
   C. 尿肌酐　　　　　D. 内生肌酐清除率
   E. 血尿酸

5. ICU病房空气中细菌菌落数应控制在（　　）
   A. ＜200cfu/m³　　　B. ＜100cfu/m³
   C. ＜50cfu/m³　　　 D. ＞200cfu/m³
   E. ＞250cfu/m³

6. ICU病房手或物体表面细菌菌落数应控制在（　　）
   A. ＜25cfu/m³　　　 B. ＜20cfu/m³
   C. ＜15cfu/m³　　　 D. ＜10cfu/m³

   E. ＜5cfu/m³

7. ICU病床间距应不少于（　　）
   A. 3米　　　　　　　B. 2.5米
   C. 2米　　　　　　　D. 1.5米
   E. 1米

8. 测量CVP时，零点应置于（　　）
   A. 第1肋间水平　　　B. 第2肋间水平
   C. 第3肋间水平　　　D. 第4肋间水平
   E. 第5肋间水平

9. 中心静脉压的正常值为（　　）
   A. 1～6cmH₂O　　　 B. 5～12cmH₂O
   C. 12～17cmH₂O　　 D. 17～22cmH₂O
   E. 22～27cmH₂O

10. 正常 SaO₂ 为（　　）
   A. 76%～100%　　　 B. 81%～100%
   C. 86%～100%　　　 D. 91%～100%
   E. 96%～100%

A_3 型题

（11、12题共用题干）

患者，男，48岁。1周前尿量减少，为600～700ml/d，双眼睑水肿、食欲减退来院就诊。查体：T 36.7℃，P 80次/分，R 18次/分，BP 170/100mmHg。实验室检查：Scr 726μmol/L，BUN 26.4mmol/L，血钾6.4mmol/L，RBC 23.5×10¹²/L，Hb 70g/L。初步诊断为肾衰竭收住入院。

11. 引起该患者血压升高的最主要原因是（　　）
   A. 水钠潴留　　　　B. 精神应激
   C. 使用药物　　　　D. 肾素活性增高
   E. 年龄因素

12. 该患者应避免食用的食物是（　　）
   A. 苹果　　　　　　B. 鸡蛋
   C. 西红柿　　　　　D. 土豆
   E. 西瓜

（孙新华）

第5章 心搏骤停与心肺脑复苏

心搏骤停是指各种原因所致的心脏突然停止搏动，有效泵血功能消失，造成全身循环中断、呼吸停止和意识丧失，引起全身严重缺血、缺氧。

第1节 心搏骤停

案例 5-1

　　患者，男，42岁，车祸。头部严重创伤，下肢出血。家人急送入医院，查体发现：呼之不应、瞳孔散大固定、动脉无搏动、无自主呼吸。血压 40/20mmHg，医护人员立即徒手心脏按压、气囊辅助呼吸，口腔负压吸引出大量血液，随后开放气道、气管插管、呼吸机辅助通气，肾上腺素 1mg，多次静脉注射。15 分钟后，患者自主窦性心律出现，逐步升至 60 次/分，自主呼吸断续出现，送入 ICU 继续给予呼吸机辅助呼吸，1 周后，呼吸正常达到脱机状态。

问题： 1. 引起该患者心搏骤停的原因可能是什么？
　　　　 2. 抢救该患者的过程中，抢救措施有哪些？

一、心搏骤停的病理生理

心搏骤停导致全身血流停止，全身各组织器官均缺血缺氧，中枢神经系统对缺血、缺氧最敏感。一般心搏骤停 3～5 秒，患者即可出现头晕、黑矇。停搏 10 秒左右可引起晕厥，随即意识丧失，或发生阿-斯综合征；由于尿道括约肌和肛门括约肌松弛，可同时出现大小便失禁。心搏骤停发生 20～30 秒时，由于脑部尚存的少量含氧血液可短暂刺激呼吸中枢呼吸引起断续或无效呼吸状态，伴颜面苍白或发绀。停搏 60 秒左右可出现瞳孔散大。停搏 4～6 分钟，脑组织即可发生不可逆的损害，数分钟后即可从临床死亡过渡到生物学死亡。

二、心搏骤停常见原因

心搏骤停的常见原因可分为以下两类。

（一）心源性因素

80% 心源性猝死是由冠心病及其并发症引起。此外，急性病毒性心肌炎和原发性心肌病、主动脉疾病及危险性心律失常也常导致心搏骤停。

（二）非心源性因素

非心源性因素有：各种原因所致呼吸停止；严重电解质与酸碱平衡失调；严重创伤；药物中毒或过敏反应；麻醉、手术意外；电击、雷击和溺水等意外伤害；诊断性操作如血管造影、心导管检查等。

考点：心搏骤停原因判断

三、心搏骤停的类型

心搏骤停根据心脏活动情况及心电图的表现可分为以下四种类型。

（一）心室颤动

心室颤动（ventricular fibrillation，VF），简称室颤，是心搏骤停最常见的类型。心室颤动的波形、振幅及频率均极不规则，无法辨认 QRS 波群、ST 段与 T 波（图 5-1）。

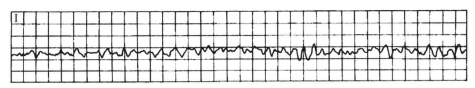

图 5-1　心室颤动

（二）无脉性室性心动过速

无脉性室性心动过速（ventricular tachycardia，VT）是心搏骤停时较常见的心律失常。心电图特征为连续出现 3 个或 3 个以上的室性期前收缩。宽大畸形的 QRS 波群，ST-T 波方向与 QRS 波群主波方向相反，频率为 150～300 次/分，但大动脉没有搏动（图 5-2）。

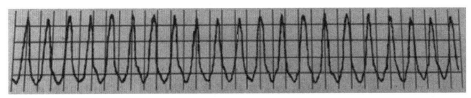

图 5-2　无脉性室性心动过速

（三）心脏停搏

心脏停搏亦称心室静止（ventricular standstill），心房、心室完全失去电活动能力。心电图显示房室均无刺激波，呈一条直线，或偶见 P 波（图 5-3）。

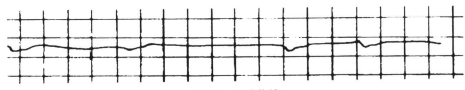

图 5-3　心脏停搏

（四）心电-机械分离

心电-机械分离亦称无脉性电活动（pulseless electrical activity），是指心肌虽有生物电活动，但无有效的机械活动，断续出现间断而弱的"收缩"。心电图上有间断出现的、宽而畸形、振幅较低的 QRS 波群（图 5-4）。

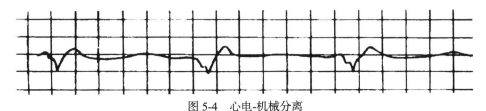

图 5-4　心电-机械分离

以上四种类型心搏骤停的心脏活动和心电图表现各异，但血流动力学结果却相同，即心脏不能有效收缩和排血，血液循环停止。

四、临床表现及诊断

（一）心搏骤停的临床表现

1. 清醒患者神志突然丧失或伴有短暂抽搐。
2. 听诊心音消失、血压测不出、脉搏摸不到。
3. 呼吸断续，呈叹息样，后即停止，多发生在心搏骤停后 30 秒内。
4. 面色苍白或发绀。
5. 瞳孔散大、固定，多在心搏停止后 30~60 秒出现。

（二）诊断

考点：心搏骤停的临床表现与诊断

当患者意识丧失、颈动脉搏动消失，呼吸停止、叹息样或抽泣样呼吸时，临床即诊断为心搏骤停。

第2节　心肺脑复苏

心肺脑复苏（cardiopulmonary-cerebral resuscitation，CPCR）是针对心搏骤停的急危重症患者迅速恢复循环、呼吸和脑功能所采取的一系列急救措施，即胸外按压形成暂时的人工循环并恢复自主搏动，采用人工呼吸代替自主呼吸，快速电除颤转复心室颤动，以及尽早使用血管活性药物来重新恢复自主循环的急救技术，以达到挽救生命的目的。

完整的 CPCR 包括基础生命支持、进一步生命支持和延续生命支持三部分。

心搏骤停一旦发生，如不能及时地抢救复苏，4~6 分钟后会造成患者脑和其他人体重要器官组织的不可逆的损害，因此心搏骤停后的心肺复苏（cardiopulmonary resuscitation，CPR）必须在现场立即进行，为进一步抢救直至挽回心搏骤停患者的生命而赢得最宝贵的时间。

一、基础生命支持

基础生命支持（basic life support，BLS）又称初期复苏或现场急救，是 CPCR 最重要、最基础、最核心的内容。其主要目的是向心、脑及全身重要器官供氧，延长机体耐受死亡的时间。

BLS：判断并启动急救医疗服务体系、人工循环（circulation）、开放气道（airway）和人工呼吸（breathing）。CPR 的基本程序为 C-A-B。

（一）判断并启动 EMSS

1. 综合分析判断环境　眼看、耳听、鼻闻，并综合分析的基础上判断环境是否安全，环境安全可以进入现场救人；若环境不安全，则先解除不安全因素或将患者脱离危险环境，同时根据现场条件尽可能做好自身防护。

2. 通过"轻拍重喊"判断患者反应　采取轻拍患者双肩，靠近耳边大声呼叫，观察患者有无反应判断意识。

3. 判断脉搏和呼吸　触摸颈动脉判断有无脉搏，同时通过观察口唇、鼻翼和胸腹部起伏情况判断有无呼吸或有效呼吸，在 10 秒内完成。

4. 启动 EMSS　院外应立即拨打"120"，如现场救护有 2 人，1 人复苏，1 人呼救，并向他人快速求救并获取体外自动除颤仪；院内应呼叫其他医护人员带抢救车和除颤仪。

【注意事项】

1. 判断患者意识时，应注意尽可能避免摇动患者双肩，以免加重骨折等损伤。

2．触摸颈动脉时不能用力过大，避免压迫颈动脉从而影响头部血供。禁止同时触摸双侧颈动脉，以防影响血液循环。

3．如未能触及搏动则提示心跳已停止，但同时应注意避免主观错误（检查者可能将自己手指的动脉搏动误认为患者的搏动）。

4．检查时间不应超过 10 秒。注意触摸颈动脉时，不能压迫气管，以防造成呼吸道阻塞。

5．颈动脉处有创伤或因颈肌肥厚（包括儿童），可改为触摸肱动脉或股动脉。

6．一旦发现患者没有反应，医护人员应立即就近呼救，但在实际情况中，医护人员应继续同时检查呼吸和脉搏，然后再启动 EMSS。

考点：心搏骤停的判断依据

（二）安置体位

患者仰卧于硬质平面上，头、颈部应与躯干保持在同一轴线上，将双上肢放置在身体两侧，解开衣服，暴露胸壁。如为软床，身下应放一木板。如患者的原始体位是俯卧位或侧卧位，则要使其各部分成一整体小心地转为仰卧位；尤其要注意保护颈部。操作方法：救护者跪于患者颈肩侧，一手托住其颈部，另一手扶住其肩部，使其平稳地转为仰卧位（图 5-5）。

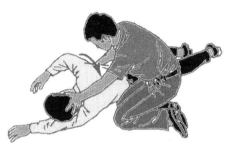

图 5-5　安置体位

（三）胸外按压

【操作要点】

1．按压部位（图 5-6）

（1）成人：胸骨中下 1/3 处或两乳头连线与胸骨交界处。

（2）儿童：胸骨正中两乳头连线水平。

（3）婴儿：胸骨正中两乳头连线处稍下方。

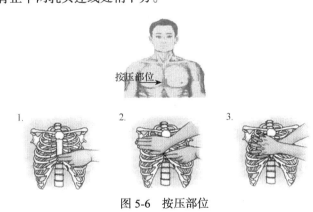

图 5-6　按压部位

2．按压方法　成人：施救者跪于（或立于）患者一侧，双手掌根重叠置于按压部位，身体前倾，腕、肘、肩于同一轴线上，与患者身体长轴垂直，以髋关节为支点用上身的重力和肩臂的力量垂直、有规律地下压胸骨，放松时掌根不可离开胸壁。1～8 岁儿童：单手掌根按压。婴儿：单手示指和中指按压或双拇指按压（图 5-7）。

3．按压深度　成人 5～6 厘米，婴幼儿为胸廓前后径的 1/3。

4．按压频率　100～120 次/分。

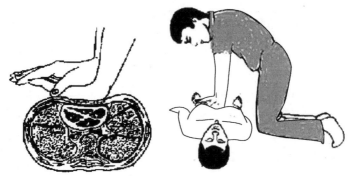

图 5-7　按压姿势和按压方法

5. 按压与放松时间比为 1：1。

考点：胸
外按压的
体位、部
位、深度、
姿势、频
率

【注意事项】

1. 操作中，若救护者相互替换，可在完成一组按压、通气后的间隙中进行，尽可能减少胸外按压的中断，不得使按压中断时间超过 10 秒。

2. 胸外按压常见并发症有肋骨断离、肋骨骨折、内脏损伤、气胸、血胸等。

3. 按压时密切观察患者病情，评价抢救效果。

4. 施救者避免在按压间歇倚靠在患者胸上，以便每次按压后胸廓都能正常回弹。

（四）开放气道

【操作要点】

检查口腔，清除异物，取出活动义齿，颈部无损伤者，采用仰头举颏法（图 5-8）、仰头抬颈法等开放气道（图 5-9）；颈部有损伤者，采用双手托颌法开放气道。

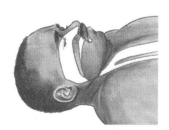
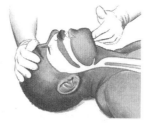
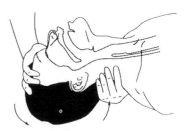

图 5-8　仰头举颏法开放气道　　　　图 5-9　仰头抬颈法开放气道

考点：开
放气道的
手法及适
用范围

【注意事项】

1. 开放气道时，手指不要按压患者的颈前部、颌下等软组织，以防压迫气道。

2. 不要使颈部过度伸展，颈部无损伤的情况下，使下颌与耳垂连线与水平面垂直。

3. 双手托颌法使用时采用双手向前推下颌骨带动舌体，带动舌体前移使气道开放。

（五）人工呼吸

【操作要点】

1. 将患者置仰卧位，头后仰，迅速松解衣领和裤带，以免阻碍呼吸动作，急救者用仰头举颏法开放患者气道，并用按压前额那只手的拇指和示指捏紧患者的鼻孔（捏在鼻翼下端），以防吹气时气体从鼻孔溢出。

2. 急救者深吸一口气，以嘴唇密封住患者的口部，用力吹气，使患者胸廓上抬（图 5-10）。

3. 一次吹气完毕，松开捏鼻的手指，同时将口唇移开，使患者被动呼气。

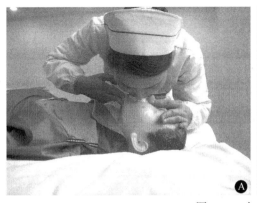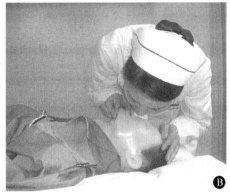

图 5-10　人工呼吸

A. 口对口人工呼吸；B. 口对鼻人工呼吸

4. 如有面罩或通气管，则可通过口对面罩或通气管吹气。前者可保护术者免受感染；后者还可较好地保持患者口咽部的气道通畅，避免舌根后坠所致的气道阻塞。

【注意事项】

1. 为防止交叉感染，救护者可取 1 块纱布单层覆盖在患者的口或鼻上。

2. 每次人工呼吸持续 1 秒以上。

3. 潮气量以能够使胸廓扩张为准，不需要做深呼吸，避免过度通气。

4. 有效通气的指征是使患者的胸部起伏并于呼气时感到有气体逸出。

5. 对于口部外伤或张口困难者，可采用口对鼻人工呼吸。婴幼儿，则对口鼻同时吹气更易实行。

6. 不论成人还是婴幼儿，单人复苏抢救时，按压与人工呼吸比例为 30：2。儿童和婴幼儿双人复苏抢救时，按压与人工呼吸比例为 15：2。抢救成人时无论是单人或双人给患者进行心肺复苏时，胸外心脏按压与人工呼吸的比例均为 30：2。抢救婴幼儿时胸外心脏按压与人工呼吸的比例：单人抢救 30：2，双人抢救 15：2。

7. 每次人工呼吸所致按压中断不能超过 10 秒。

（六）AED 除颤（根据现场情况而定）

心室颤动是心搏骤停最常见的心律失常，而终止心室颤动最有效的方法是电除颤。心室颤动常在几分钟内转为心脏停搏，早期除颤（1 分钟内）成功率为 97%，所以强调越早越好。如果在现场，及早使用 AED，将会大大提高心搏骤停抢救的成功率。

（七）心肺复苏有效指标和终止抢救的指征

1. 心肺复苏有效的指标

（1）心脏能自主、有节律和有效的跳动。

（2）大动脉搏动可扪及。

（3）血压可测到，收缩压大于 60～80mmHg。

（4）自主呼吸恢复。

（5）意识恢复。

（6）相关的体征好转，如扩大的瞳孔缩小（脑损伤者例外）、面色好转、睫毛反射恢复等。

2. 终止复苏的指征

（1）复苏成功：患者已恢复自主呼吸、心跳。

考点：心肺复苏的有效指标

（2）不可逆的心搏骤停：经心肺复苏持续 30 分钟后，检查患者仍无反应、无呼吸、无脉搏，瞳孔无回缩。医生到场确定患者已死亡。

（3）脑死亡：脑功能完全丧失，表现为深度昏迷，对各种刺激完全无反应。

二、进一步生命支持

进一步生命支持（advanced life support，ALS），又称高级心血管生命支持。通常有专业急救人员到达发病现场或在医院内进行，通过应用设备、特殊技术和药物等，进一步提供更有效的呼吸、循环支持，以恢复自主呼吸和循环或维持循环和呼吸功能。

（一）呼吸支持

1．气道控制　通过各种手段使患者的气道保持通畅，为机械呼吸创造条件。可以采用以下几种方法。

（1）通气管：口咽通气管和鼻咽通气管。应用通气管可以使后坠的舌根离开咽后壁，从而解除气道梗阻（图 5-11）。

（2）气管插管：保持气道通畅，防止误吸，便于清除气道分泌物，而且还可以与简易呼吸器、麻醉机、呼吸机连接，从而进行机械通气（图 5-12）。

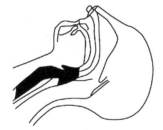
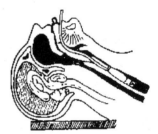

图 5-11　放置鼻咽通气管　　　　图 5-12　放置气管插管

（3）气管造口术：对于复苏后仍然长期昏迷的患者，需要长期的呼吸支持（图 5-13）。

（4）环甲膜穿刺术：遇到插管困难而有严重窒息的患者，可用 16 号粗针头刺入环甲膜，再接上 T 形管输氧。还可为气管插管或气管造口赢取宝贵的时间（图 5-14）。

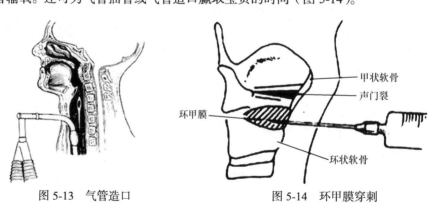

图 5-13　气管造口　　　　　　图 5-14　环甲膜穿刺

2．机械呼吸　在建立通畅的呼吸道后应立即给患者进行机械呼吸，常用简易呼吸器法、呼吸机等。

（1）简易呼吸器：左手拇指和示指固定面罩，并紧压使患者口鼻与面罩紧合，其余三指放在患者下颌角处，向前上托起下颌，保持气道通畅。用右手均匀挤压球囊，挤压球囊体积的 1/2～

2/3，挤压时间超过 1 秒，挤压频率为 10～12 次/分。潮气量控制在足以产生可见的胸廓起伏。

✎ 护考链接

成人一般潮气量（　　　）足以使胸廓抬起。

A. 200～300ml　　　　　B. 300～400ml　　　　　C. 400～600ml

D. 500～1000ml　　　　E. 1000～1500ml

答案：C

分析：成人一般潮气量为 8～12ml/kg，为 400～600ml 气体。

（2）呼吸机：根据患者的情况调节潮气量、呼吸频率、吸呼比、吸入氧浓度和流量。注意吸入气体湿化，防止痰液和气道分泌物干结。定时翻身叩背、协助排痰，预防肺部感染。

✎ 护考链接

患者，男，60 岁。心跳呼吸突然骤停后应用呼吸机辅助呼吸，设定呼吸机（　　　）给予一次送气。

A. 6 秒　　　　　B. 10 秒　　　　　C. 2 秒　　　　　D. 9 秒　　　　　E. 12 秒

答案：A

分析：置入高级气道后，每 6 秒给予一次呼吸。

（二）循环支持

1. **建立静脉通路**　最好建立 2 条有效静脉通路，可以选用静脉留置针进行中心静脉穿刺，便于迅速补充血容量，使药物迅速到达全身各处发挥作用。

2. **恢复正常心律**

（1）电除颤技术又称电复律。大部分成人（80%～90%）突然的、非创伤性的心搏骤停都是由于心室颤动所致，而除颤又是心室颤动最有效的方法，故尽早除颤可显著增加患者存活的机会。

1）分类：电除颤分为同步与非同步两种。非同步除颤的绝对适应证是心室颤动。

2）能量：除颤有赖于选择恰当的能量以产生足够的经心肌的电流。单相除颤采用 360J，小儿首次除颤能量可考虑 2J/kg。双相除颤采用 120～200J，如果首次电击没有成功，则后续电击至少应使用与前次相当的能量级别或更高能量级别。

3）电极板安放的位置：有两种，标准位置称为前侧位，一个电极板放在胸骨右缘 2～3 肋间（心底部），另一电极板放于左腋前线第 5 肋间（心尖部），这种方式迅速便利，适用于紧急电击除颤，临床使用较多。另一种方法称为前后位，一个电极板放在左侧心前区，另一个电极板放在背部右肩下区（图 5-15）。

（2）心脏电起搏：由心脏起搏器节律地发出一定频率的脉冲电流，刺激心肌，使其发生节律性收缩。

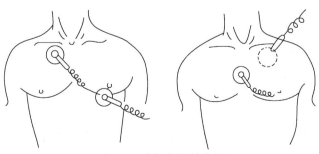

图 5-15　电极板安放位置

（三）复苏用药

1. 给药途径

（1）静脉给药：是复苏后给药的首选途径，且以上腔静脉系统给药为宜。由于锁骨下静脉或颈内静脉穿刺置管对 CPR 操作有一定影响，因此最好经肘静脉穿刺置管，使药物迅速经血液到达重要器官。

（2）气管给药：通过气管镜由支气管黏膜迅速吸收进入血液循环。

（3）心内注射给药：此给药方法存在许多缺点，如给药不能和 CPR 同时进行，操作不当可引起气胸、血胸和心包积液等。

2. 选用药物

（1）肾上腺素：该药被公认为是最有效且广泛使用的首选药物。作用机制主要是激动心肌细胞上的 β 受体，加强心肌收缩力、加快心率、增加心排血量，同时激动外周 α 受体，使周围血管收缩，从而使心脑灌注压升高。用法：1ml 静脉注射，每 3～5 分钟重复一次，若静脉通路未及时建立，可通过气管导管给予肾上腺素，剂量为 3ml。有时自主循环恢复后仍需要使用肾上腺素输注，维持血压。

（2）胺碘酮：能提高 VF/VT 对电除颤的成功率。对 CPR、电除颤和肾上腺素无反应的 VF/VT，推荐首选胺碘酮。初始剂量为 300mg，用 5%葡萄糖稀释到 20ml 静脉或骨髓腔内注射，随后可追加 150mg。继之静脉滴注维持（1mg/min，6 小时，或 0.5mg/min，18 小时）。

（3）利多卡因：能抑制心脏自律性，降低心肌应激性，提高心室致颤阈，因此是目前治疗各种心律失常的首选药。没有胺碘酮或存在胺碘酮使用禁忌时，可考虑利用利多卡因处理 VF/VT。静脉注射 100mg，若 VF/VT 持续存在，每隔 5～10 分钟追加 0.5～0.75mg/kg，第 1 小时总剂量不超过 3mg/kg。随后小剂量静脉维持（1～3mg/min）。

考点：复苏后给药的首选途径及首选药物

（4）碳酸氢钠：仅在严重性的代谢性酸中毒时才进行纠酸治疗。在 CPR 中主张少用、晚用、慢用，在动脉血 pH 和二氧化碳分压的指导下用药。

（5）硫酸镁：对电击无效的顽固性心室颤动，静脉注射硫酸镁的初始剂量为 2g，1～2 分钟注射完毕，10～15 分钟后可重复。

三、延续生命支持

延续生命支持（prolonged life support，PLS）的重点是脑保护、脑复苏和复苏后疾病的防治及监护。

（一）缺血缺氧性脑损害的病理生理基础

心跳、呼吸骤停后，血液循环随之中断，脑血供也随之完全停止。脑组织在人体器官中最容易受到缺血损害，这是由脑组织的高代谢、高氧耗和高血流量特点决定的。心跳停止 10 秒内可利用氧将耗尽，神志不清，有氧代谢的三羧酸循环停止，继而进行无氧酵解，随之储存的葡萄糖和糖原耗尽，2～4 分钟内无氧代谢也停止，4～5 分钟内 ATP 耗尽，所有需能反应均停止，"钠泵"衰竭，细胞膜丧失完整性，细胞内渗透压升高，导致细胞肿胀、损伤，使血脑屏障通透性升高，引起脑组织水肿和出血。

（二）脑复苏

为取得良好的脑复苏效果，应及早进行 CPR，并在 CPR 一开始就致力于脑功能的恢复。在循环恢复后，积极采取各种有效的脑保护措施。

1. 维持血压　维持血压于正常或稍高于正常水平，以有利于脑和全身组织灌注的恢复；同时应防止血压过高加重脑水肿，防止血压过低加重脑和其他组织缺血缺氧。

2. 控制呼吸　缺氧是导致脑水肿的重要原因，又是阻碍呼吸恢复的重要因素。因此在复苏初期应及早应用机械通气，并保持中等过度通气。降低 $PaCO_2$，使脑小动脉收缩，有利于降低颅内压。低氧血症的纠正和过度通气对脑组织缺氧性损伤的恢复是非常重要的。

3. 降温疗法　降温可以降低脑代谢、减少脑的氧耗率，是防止脑水肿、降低颅内压的重要措施。

（1）降温开始时间：循环停止后的 5 分钟内。

（2）降温方法：体表降温时应结合头部重点降温。

1）体表降温：用空调控制室温，在额、颈、腋窝和腹股沟等处放置冰袋。

2）头部降温：常用冰水槽降温法或冰帽保护大脑。

（3）降温程度：降温程度达到体温 32～34℃。

（4）降温时间：取决于脑缺氧时间及严重程度。一般需 2～3 日，严重者需 1 周以上。以患者恢复听觉为尝试复温的指标，此时停止降温措施，让体温自动缓慢上升。

4. 渗透疗法　应用甘露醇等高渗液体来减轻脑水肿，也可以用利尿剂来减少细胞内液。

5. 肾上腺皮质激素的应用　肾上腺皮质激素除能保持毛细血管及血-脑脊液屏障的完整性，减轻脑水肿和颅内高压外，还能改善循环功能、稳定溶酶体膜、防止细胞自溶和死亡。地塞米松是作用强而水钠滞留作用小的糖皮质激素制剂，为首选药物。

6. 高压氧治疗　可增加血氧含量及其弥散功能，提高脑组织氧分压，改善脑缺氧，降低颅内压。

7. 复苏用药

（1）三磷腺苷：可为脑细胞提供能量，促进钠泵功能的恢复，有利于减轻脑水肿。

（2）钙通道阻滞药：如尼莫地平、维拉帕米，对缺血再灌注的脑损伤有脑保护的作用。

（3）冬眠药物：有助于降温及防治物理降温进程中的寒战反应。

（4）脱水剂：高渗性脱水剂、利尿剂等。

（5）氧自由基清除剂：甘露醇、维生素 E、维生素 C 有清除自由基，增强脑功能的抗氧化能力，减少血栓素的产生，减轻再灌注后脑细胞的超微结构损伤的作用。

（三）转归

病情较轻、抢救及时、无并发症的患者，自主呼吸多在心跳恢复 1 小时内出现，继而瞳孔对光反射恢复，接着是咳嗽、吞咽和痛觉反射的恢复及出现四肢活动和听觉。听觉的恢复是脑皮质功能恢复的信号，意味着患者即将清醒。

不同程度的脑缺血缺氧有以下 4 种转归。

1. 完全恢复。

2. 意识恢复，但有智力、精神或肢体功能障碍。

3. 去大脑皮质综合征，即患者无意识，但保留呼吸和脑干功能，多数患者停留在植物状态。

4. 脑死亡，即脑组织的不可逆损害。脑死亡的诊断标准：①深昏迷。②无自主呼吸。③无自主运动。④脑干功能丧失，体温调节紊乱。⑤脑电图呈等电位。

第 3 节　复苏后的监测及护理

患者复苏成功后，病情尚未稳定，需继续严密监测处理和护理，如稍有疏忽或处理不当，就有心跳、呼吸再度停止而死亡的危险。

一、维持酸碱平衡

（一）呼吸性酸中毒

主要通过呼吸支持，建立有效的人工呼吸来纠正。特别是在气管内插管进行人工呼吸，可加强通气，促进换气，既保证供氧，又使二氧化碳迅速排出，即 $PaCO_2$ 降低，呼吸性酸中毒即可纠正。

（二）代谢性酸中毒

纠正方法包括呼吸支持和碱性药物（静脉滴注碳酸氢钠溶液）的应用。保护肾脏，适当应用利尿剂，保护肾脏排酸保碱功能，充分发挥肾脏代偿功能。

二、循环系统的监护

（一）心电监护

如出现室性期前收缩、室性心动过速等心律失常时，给予相应的处理。

（二）脉搏、心率和动脉压的监测

每 15 分钟测量脉搏、心率和血压 1 次直至平稳。当收缩压低于 90mmHg（12.0kPa），舒张压低于 60mmHg（8.0kPa），脉压小于 20mmHg（2.7kPa）时，可用血管活性药物。药物的浓度可根据血压回升情况及心率变化而适当调节。使用血管扩张药物时，不可突然坐起或变换体位，以防直立性低血压。测量脉搏和心率时，要注意其频率、节律和强弱变化。

（三）CVP 的测定

CVP 的测定对于了解低血压的原因、决定输液量和指导用药有一定意义。CVP 正常值为 5～12cmH$_2$O，CVP 不高或正常，补液安全。

（四）末梢循环的观察

可通过皮肤、口唇的颜色，四肢温度、湿度，指（趾）甲的颜色及静脉的充盈情况来观察。如肢体湿冷，指（趾）甲苍白发绀，末梢血管充盈不佳，即使血压仍正常，也应认为有效循环血量不足。

三、呼吸系统的监护

（一）保持呼吸道通畅

加强呼吸道管理，经常注意呼吸道湿化和清除呼吸道分泌物。

（二）肺部并发症的监护

心搏骤停后由于肺循环中断，呼吸停止、咳嗽反射停止、免疫抗感染功能低下及应用冬眠药物（抑制咳嗽反射）等因素的影响，肺部感染在所难免，是心肺脑复苏后期常见的并发症。为此需要严密观察并及早进行防治，包括定时翻身、拍背、湿化气道、排痰、应用抗生素等。

（三）应用机械通气的护理

根据患者情况，调整呼吸机参数。并定时翻身、拍背、湿化气道、排痰、应用抗生素等。

（四）气管切开的护理

注意气管导管的护理及气道湿化的护理。内套管 4～6 小时清洗消毒；外套管固定稳妥，套管下垫的纱布保持清洁。充分气道湿化，间歇向气管内滴入湿化液。套管口覆盖双层湿纱布。

四、脑缺氧的监护

复苏后应重点观察患者的神志、瞳孔和肢体活动情况。低温疗法的护理：降温时，以头部为主，不宜使体温低于30℃，避免过高或过低，否则有导致心室颤动并发症的可能。

五、预防肾衰竭及监护

留置导尿，记录每小时尿量和24小时总出入量，定时监测血尿素氮和肌酐浓度，鉴别少尿的原因。及时稳定循环、呼吸功能，纠正缺氧和酸中毒。从而预防肾衰竭的发生。观察尿液的颜色和比重，如少尿合并血尿同时存在，且尿比重大于1.010，或血尿素氮和肌酐浓度升高，则提示有肾衰竭。

六、密切观察生命体征

密切观察体温、脉搏、呼吸、血压、意识及瞳孔的变化。

七、预　防　感　染

心跳、呼吸骤停患者由于机体抵抗力低下，很容易发生感染，故应积极预防。应做到保持病房空气新鲜，经常开窗通风，按时进行空气消毒；严格无菌操作；定时翻身、拍背，预防压疮和坠积性肺炎。但是当患者处于低心输出状态时应避免翻身，以防再次发生心搏骤停；加强基础护理，定时口腔护理，注意有无霉菌感染；眼睛用凡士林纱布覆盖，防止发生角膜干燥或溃疡。

小　结

心肺复苏是每个医务工作者必须掌握的基本技能。本章中我们学习了心搏骤停的原因、心搏骤停患者的判断及心肺脑复苏术。

完整的心肺脑复苏包括 BLS、ALS、PLS。BLS 阶段主要为 C、A、B 三步骤的抢救，这些工作必须在发现患者呼吸、心搏骤停后4分钟内进行，可想而知，如果我们稍有犹豫或不熟练，患者将不再苏醒。ALS 措施包括三个方面：呼吸支持、循环支持和复苏用药，建立和维持有效的通气和血液循环。PLS 重点是脑保护、脑复苏和复苏后疾病的防治及监护。

自　测　题

A₁/A₂ 型题

1. 导致心搏骤停的最常见的原因为（　　）

A. 心肌病　　　　B. 冠心病

C. 溺水　　　　　D. 主动脉病变

E. 药物中毒

2. 脑功能恢复的较早的征象是（　　）

A. 听觉恢复　　　B. 吞咽反射

C. 咳嗽反射　　　D. 痛觉反应

E. 肢体活动

3. 心肺复苏时的给药途径目前首选（　　）

A. 静脉给药　　　B. 气管给药

C. 心内注射给药　D. 直肠给药

E. 肌内注射给药

4. 单人或双人对成人进行心肺复苏胸外心脏按压与口对口人工呼吸的比例是（　　）

A. 15∶2　　　　B. 30∶2

C. 5 : 1　　　　D. 17 : 3

E. 17 : 4

5. 在心肺复苏过程中，中断胸外按压的时间（　　）

A. 不超过 10 秒　　B. 不超过 5 秒

C. 不超过 20 秒　　D. 不超过 1 分钟

E. 不超过 30 秒

6. 心肺复苏指南中胸外按压的频率为（　　）

A. 80～100 次/分　　B. 100～120 次/分

C. 小于 120 次/分　　D. 60～80 次/分

E. 大于 80 次/分

7. 心搏骤停紧急处理原则中，下列哪项是错误的（　　）

A. 迅速开始人工呼吸

B. 开始胸外按压前需待心电图确诊

C. 立即开放静脉输液通道

D. 立即开始胸外按压

E. 准备好电击除颤

8. 心搏骤停后，最容易出现的继发性病理改变是（　　）

A. 心肌缺血性损害　　B. 肺水肿

C. 脑缺氧性损害　　D. 肝小叶中心坏死

E. 肾小管坏死

9. 患者，6 岁，在公园玩耍时不慎溺水窒息，急救的首要步骤是（　　）

A. 加压给氧

B. 挤压简易呼吸器

C. 清除呼吸道异物

D. 肌内注射呼吸兴奋剂

E. 口对口人工呼吸

A₃ 型题

（10、11 题共用题干）

某消防员在一次抢救中，自高处坠地。现场医务人员检查后立即进行胸外心脏按压和人工呼吸等抢救。

10. 选择打开气道的方法哪项合适（　　）

A. 仰面举颏法　　B. 双手托颌法

C. 仰头抬颈法　　D. 单手指下颌法

E. 以上方法均可

11. 心肺复苏进行胸外心脏按压抢救时，施救人员应当按压的深度以多少为宜（　　）

A. 2～3cm　　B. 3～4cm

C. 4～5cm　　D. 5～6cm

E. 6～7cm

（范雅莉）

第 6 章

休克的护理

我们已学过休克，对其病理、生理过程有了一定的了解，但对于休克的危险性及存在的风险，可能了解不是很多。在学习这一章之前我们先来看一个医疗案例。

案例 6-1

> 患者，男，58 岁，因干农活时不小心被农用车上物体滑落挤压胸腹部，受伤后患者自觉腹痛，为持续性钝痛，伴有胸闷，无明显憋喘，无意识丧失，无昏迷、头痛、头晕，无四肢活动障碍，无大小便失禁。入院后查体：体温 36.6℃，脉搏 125 次/分，呼吸 25 次/分，血压 124/70mmHg。急诊胸腹部 CT 提示：胸腔大量积液，患者生命体征不稳定。
>
> **问题：** 1. 此患者可处于什么情况？判断依据是什么？
>
>   2. 我们作为护理人员应采取什么样的抢救措施？

第1节 概 述

休克是由各种强烈的致病因素作用引起的机体有效循环血容量急剧减少，导致器官和组织灌注不足，致使组织缺氧、细胞代谢紊乱和器官功能受损的临床综合征。血压低是休克最常见、最重要的临床特征。迅速改善组织灌注，恢复细胞氧供，维持正常的细胞功能是治疗休克的关键。休克恶化是从组织灌注不足发展为多器官功能障碍以至衰竭的病理过程。

休克本身不是一个独立的疾病，有效循环血量减少、组织灌注不足及产生炎症介质是各类休克共同的病理生理基础。现代观点将休克视为一个序贯性事件，是一个从亚临床阶段的组织灌注不足向多器官功能障碍综合征发展的连续过程。因此，应根据休克不同阶段的特点采取相应的救护措施。 **考点：休克的概念**

一、休克的病因及分类

休克按病因分为低血容量性休克、感染性休克、过敏性休克、心源性休克和神经源性休克五类。

（一）低血容量性休克

由于血容量的骤然减少，回心血量不足，导致心排血量和动脉血压降低，外周阻力增高，引起低血容量性休克，可由失血（创伤或内脏出血）、失水（严重呕吐、腹泻、大量排尿）、失血浆（大面积烧伤、创伤、炎症）等引起。

（二）感染性休克

感染性休克由细菌、病毒、真菌、立克次体、衣原体、原虫等微生物严重感染引起，多为革兰阴性杆菌引起，其释放的内毒素引起脓毒症、腹膜炎、化脓性胆管炎等。

（三）过敏性休克

由于过敏原进入被致敏的机体内与相应抗体结合后发生Ⅰ型变态反应，血管活性物质释放，导致全身毛细血管扩张、血管通透性增加、血浆渗出到组织间隙，致使循环血量迅速减少而引发过敏性休克。常见抗原有异种蛋白（胰岛素、蛋白酶、蛋清、牛奶、海产品）、药物（抗生素类、局麻药）。

（四）心源性休克

心源性休克是由于心肌受损导致心排血量急剧减少，有效循环血量和组织灌注量下降引起的休克。常继发于急性心肌梗死、严重的心律失常、心肌炎、心肌病、风湿性心脏病、先天性心脏病等心脏疾病。

（五）神经源性休克

由于剧痛、脑脊髓损伤、麻醉意外等可导致血管紧张度的突然丧失，造成反射性周围血管扩张，大量血液淤滞于扩张的血管中，有效循环血量突然减少而引起神经源性休克。

考点：休克的分类

✎ **护考链接**

　　患者左侧胸部被匕首刺伤半小时，有胸痛，呼吸急促，口唇发绀。脉搏120次/分，血压70/40mmHg。左侧胸壁有伤口，呼吸时能听到空气出入伤口的响声。气管移向健侧。患侧叩诊呈鼓音。引起患者休克的主要原因是（　　　）

　　A. 血容量不足　　　　　　B. 纵隔摆动、回心血量减少　　　　C. 伤侧肺完全萎陷

　　D. 心脏受压　　　　　　　E. 健侧肺部分受压

　　答案：B

分析： 考查休克病因中的创伤并与气胸有机连接起来。

二、病理生理机制

休克发生后机体可发生一系列相应的病理生理变化，其主要特点如下。

（一）微循环变化

1. 休克早期微循环以收缩为主，有效循环血量减少，反射性引起交感神经-肾上腺髓质系统兴奋，使心率加快，心肌收缩力增强、小血管收缩，周围血管阻力增加，以维持血压水平。随着病情发展，微循环动静脉吻合支开放，微动脉血液直接进入微静脉（直捷通路）以增加回心血量。

2. 休克的代偿期未能有效控制时，使毛细血管前阻力显著增加，大量真毛细管网关闭，组织细胞处于严重的缺血缺氧状态，导致微循环内淤血加重，回心血量减少，血压下降，休克发展至不可逆状态。此时周围血管的阻力也降低，重要器官出现严重缺血。

3. 微循环淤血后缺氧激活凝血因子Ⅻ，启动内源性凝血系统引起弥漫性血管内凝血（DIC）。微循环障碍更加明显，形成微血栓。由于 DIC 早期时消耗了大量的凝血因子和血小板，而后继发出血。但是并非所有休克患者都会发展为DIC，一旦发生DIC，临床预后较差。

（二）体液代谢改变

1. 休克时儿茶酚胺释放能促进胰高血糖素生成，使血糖升高。此外，在肝脏灌注不良情况下，乳酸不能正常在肝内代谢，而引起酸中毒。由于蛋白质分解代谢增加，致使血中尿素、肌酐及尿酸增加。

2. 休克时因血容量和肾血流量减少使醛固酮及抗利尿激素分泌增加，以保留水分、增加血容量。

3. 休克时由于细胞缺氧，使细胞膜的钠泵功能障碍，导致细胞肿胀，甚至死亡。

4. 休克时缺氧使三磷酸腺苷生成减少，代谢性酸中毒导致组织蛋白分解为具有生物活性的多肽如缓激肽、心肌抑制因子和前列腺素等，这些物质具有强烈的扩血管作用，使微循环障碍更为显著。线粒体膜破坏使细胞的呼吸功能中断，导致细胞死亡。

（三）炎症介质释放及再灌注损伤

严重创伤、感染、休克可刺激机体过度释放炎症介质产生"瀑布效应"（炎症介质间的相互作用，导致其数量的不断增加，形成炎症介质网络体系）。

（四）重要器官的继发性损害

1. 心脏 休克中晚期，血压明显降低使冠状动脉的血流减少，心肌血供不足；低氧血症、酸中毒、高血钾、心肌抑制因子的作用均使心脏功能抑制；DIC 形成后心肌血管微血栓形成，影响心肌的营养，发生局灶性坏死和心内膜下出血，使心肌受损，心脏收缩力下降，最终发生心功能不全。

2. 肺 由于肺的微循环障碍，使肺泡表面活性物质减少，肺泡塌陷，产生肺不张。肺内分流、无效腔样通气、通气血流比例失调和弥散功能障碍导致动脉血氧分压进行性下降，出现急性呼吸衰竭，即急性呼吸窘迫综合征（ARDS）。

3. 脑 随着血压的下降，脑灌注量和血流量下降，脑供血不足，脑细胞缺血缺氧。微循环障碍又加重了缺氧程度，产生脑水肿。表现为神经系统的功能紊乱，由于烦躁不安、神志淡漠、谵妄发展至昏迷。

4. 肾脏 早期时大量儿茶酚胺使肾血管痉挛，产生功能性少尿。随着缺血时间延长，肾小管受累时出现急性肾小管坏死，导致急性肾衰竭。

5. 肝脏 休克时肝细胞缺血缺氧，使肝脏的代谢过程延缓或停顿，凝血因子合成障碍，通过肠道吸收的毒素不能在肝脏解毒。

6. 胃肠 胃肠小血管的痉挛，使黏膜细胞因缺氧而坏死，最终形成急性胃黏膜病变、急性出血性肠炎、肠麻痹、肠坏死。

7. 多器官功能障碍综合征（MODS） 休克晚期发生 MODS（参见第 7 章 "多器官功能障碍综合征患者的救护"）。

第 2 节 休克的病情评估

一、休克分期的判断

（一）临床分期

根据休克的临床表现分为休克代偿期和休克抑制期。

1. 休克代偿期 由于中枢神经系统对缺血缺氧较为敏感，患者表现为精神紧张或烦躁、面色苍白、手足湿冷、心动过速、换气过度等。血压可骤然下降（如大出血），也可略降，甚至可正常或轻度升高，脉压缩小。尿量正常或减少。此期如果处理得当，休克可以得到纠正；若处理不当，则病情发展，进入休克抑制期。

2. 休克抑制期 若有效循环血量不能及时恢复，病情继续发展，患者逐步出现休克典型的临床表现。意识逐渐转为抑制，表现为神志淡漠、反应迟钝、神志不清甚至昏迷，口唇发绀、冷汗、脉搏细速、血压下降、脉压缩小。严重时，全身皮肤黏膜明显发绀，四肢湿冷，脉搏不清、脉压测不出，无尿，代谢性酸中毒等。皮肤黏膜出现瘀斑或表现为消化道出血，提示已进展至 DIC 阶段。如出现进行性呼吸困难、严重低氧血症，可能并发急性呼吸窘迫综合征。

（二）休克判断

1. 休克程度的判定 临床上将休克分为轻度、中度、重度和极重度，根据休克的表现对休克的程度应做出正确的判断（表 6-1）。

表 6-1　休克的临床表现和程度

临床表现	轻度休克	中度休克	重度休克	极重度休克
神志	清楚，精神紧张	表情淡漠	意识模糊，神志昏迷	昏迷，呼吸浅不规则
口渴程度	口渴	非常口渴	极度口渴，但无主诉	无反应
皮肤色泽	开始苍白	苍白	显著苍白，肢端青紫	极度发绀或皮下出血
皮肤温度	正常，发凉	发冷	四肢湿冷	四肢冰冷
脉搏	<100 次/分，有力	（100～120）次/分	速而细弱，或摸不清	脉搏难以触及
血压	正常或稍低	平均动脉压下降	平均动脉压<50mmHg 或测不到	平均动脉压<40mmHg
周围循环	正常	毛细血管充盈迟缓	毛细血管充盈非常迟缓	毛细血管充盈极度迟缓
尿量	正常	尿少	尿少或无尿	无尿
失血量	<800ml	800～1600ml	>1600ml	>2000ml
休克指数（脉率/收缩压）	0.5～1.0	1.0～1.5	1.5～2.0	>2.0

考点：休克的临床表现

2. 休克病因的判断　根据患者的表现判断休克的原因（表 6-2），如患者有大量失血、血压及 Hb 进行性下降，应考虑低血容量性休克；如有急性感染、近期手术、创伤以及传染病流行病史应考虑感染性休克；如有颈静脉怒张、心音低及肝大，应考虑心源性休克；因强烈神经刺激如创伤、剧痛等，应考虑神经源性休克。

表 6-2　四种常见休克的鉴别

	低血容量性休克	感染性休克	心源性休克	神经源性休克
皮肤颜色和温度	苍白，发凉	有时红、暖	苍白，发凉	红润、温暖
外周静脉充盈度	萎陷	不定	收缩、萎缩	充盈良好
血压	↓	↓	↓	↓
脉率	↑	↑	↑ 或 ↓	正常或↓
尿量	↓	↓	↓	正常或↓
CVP	↓	↑ 或 ↓	↑	正常
PaO$_2$	初期↑，晚期↓	↓	↓	正常
PaCO$_2$	↓	↓ 或 ↑	初期↓	正常或↓
pH	↓	↓	↓	不定
血细胞比容	↑ 或 ↓	正常	正常	正常

注：↓示降低、减慢或减少；↑示升高或加快。

二、实验室及辅助检查

（一）实验室检查

1. 血常规　红细胞计数、Hb 量和血细胞比容有助于对失血性休克的诊断，以及对休克过程中血液稀释或浓缩；白细胞计数及分类则是感染性休克诊断的重要依据。

2. 尿、便常规　尿比重增高提示血液浓缩；大便常规检查及潜血试验对感染性或失血性休克的判定有一定的价值。

3. 血气分析　PCO$_2$、PO$_2$ 及 SaO$_2$ 可判断患者缺氧或肺功能状况。测定 pH、血浆缓冲碱、剩余碱等，可了解有无酸碱平衡失调。

4. 出血、凝血功能检测　血小板计数、出凝血时间、凝血酶原时间、纤维蛋白原及纤维蛋白降解产物的测定有助于判断休克的进展及 DIC 的发生。

（二）辅助检查

1. CVP 检测　CVP 是指右心房及胸腔内上、下腔静脉的压力，可反映相对血容量及右心功能。正常值为 5～12cmH$_2$O。当 CVP 低于 5cmH$_2$O 时，表示血容量不足；高于 15cmH$_2$O 时，提示心功能不全或补液过量；超过 20cmH$_2$O 时，提示充血性心力衰竭。

2. 肺毛细血管楔压（PCWP）　为反映左心室、左心房、肺静脉的压力，正常值为 6～15mmHg。若 PCWP 下降，提示血容量不足；增高则提示肺循环阻力增高，如肺水肿，此时应限制补液量。

3. 心排血量及心脏指数（CI）　有助于了解心功能状态。心排血量正常值为 4～8L/min，CI 正常值为 2.5～4.1L/（min·m²）。CI＜2.0L/（min·m²），提示心功能不全；CI＜1.3L/（min·m²）同时伴有周围循环血容量不足，提示为心源性休克。

4. 微循环检查　检眼镜检查可见小动脉痉挛和小静脉扩张，严重时出现视网膜水肿。甲皱微血管的管袢数目明显减少，排列紊乱，袢内血流状况由正常的线形持续运动变为缓慢流动，微血栓形成，血细胞聚集成小颗粒或絮状物；压迫指甲后放松时，血管充盈时间延长＞2 秒，皮肤与肛门温差增大，常＞1.5℃。

三、诊断与鉴别诊断

（一）诊断标准

根据患者的病史及临床表现，休克患者的诊断包括以下几个方面。

1. 具有休克的诱因。

2. 有意识障碍。

3. 脉搏＞100 次/分或不能触及。

4. 四肢湿冷、胸骨部分皮肤指压阳性（再充盈时间＞2 秒）；皮肤花斑、黏膜苍白或发绀；尿量＜30ml/h 或无尿。

5. 收缩压＜80mmHg。

6. 脉压＜20mmHg。

7. 原有高血压者收缩压较基础水平下降 30%以上。

凡符合 1、2、3、4 中的两项，和 5、6、7 中的一项者，即可诊断。

（二）不同类型休克的鉴别

1. 低血容量性休克　有明确的内、外出血或失血因素（如严重呕吐、腹泻、肠梗阻和各种原因的内出血等），失血量占总血容量 15%以上，有明显的脱水症状，CVP＜5cmH$_2$O。

2. 感染性休克　有感染的证据，包括急性感染、近期手术、创伤、传染病等。有感染中毒征象如寒战、发热、白细胞增高。

3. 心源性休克　有心脏疾病的临床表现。如急性心肌梗死患者有明显心绞痛，心电图有典型 ST-T 改变。心脏压塞时可出现心电图低电压、CVP＜12cmH$_2$O。

4. 过敏性休克　有明确的致敏因素，如易致敏药物（青霉素）、异种蛋白等。除表现出血压骤降外，还有过敏性皮肤表现及呼吸系统症状（如喉头水肿、支气管哮喘、呼吸困难等），病情凶险。

5. 神经源性休克　有强刺激因素，如创伤、疼痛及其他可导致机体强烈应激反应的原因。

第3节　休克的救护措施

休克是一种危急的临床综合征，一旦确诊，必须立即采取有效措施。休克的治疗原则是稳定生命指征，保持重要器官的微循环灌注和改善细胞代谢。虽然休克是由不同原因引起，但是有共同的临床表现，应针对引起休克的原因和休克不同发展阶段的生理紊乱采取下列救治措施。

一、救治原则

（一）抢救生命

应该首先处理危及患者生命的情况。如心搏骤停者立即施行心肺复苏；大血管撕裂伴活动性出血者立即包扎止血；气道梗阻、窒息者立即开放气道，有条件者可行气管插管或切开结合机械辅助通气。

（二）保持呼吸道通畅

应松解患者衣扣，头后仰，观察患者有无舌根后坠，必要时可用舌钳将舌根拉出；及时清理呼吸道分泌物，并予鼻导管或面罩吸氧，如有喉头水肿可做气管插管或气管切开，行机械辅助通气。

（三）积极处理原发病

根据引起休克的原因，采取有效方法处理原发病灶。例如，创伤造成的失血性休克，应在迅速恢复循环血量的同时实施有效的止血，必要时予以手术治疗；感染性休克患者在病原菌尚未确定前可根据临床规律和经验选择抗菌药物；心源性休克患者原则上予以强心、利尿、扩血管治疗；神经源性休克患者予以镇静镇痛；过敏性休克患者应迅速脱离致敏原的接触。

（四）补充血容量

补充血容量是纠正休克引起的组织灌注和缺氧的关键。应在连续监测动脉血压、尿量和CVP的基础上，结合患者皮肤温度、末梢循环、脉搏幅度及毛细血管充盈时间等微循环情况，判断补充血容量的效果。首选采用晶体液和人工胶体液扩容，必要时进行成分输血。晶体液最常用的是平衡盐溶液，其渗透压、电解质含量及pH等与血浆相近。晶体液的特点是扩容迅速、起效快，输注后液体还可漏到血管外而达到组织间液的作用，因此其扩容作用时间很短，仅为1小时左右。代血浆、清蛋白、血浆、全血等胶体溶液可维持扩容效果数小时。

（五）纠正酸碱失衡

休克时的酸碱失衡可能是代谢性、呼吸性或混合性的，酸碱失衡常合并电解质紊乱。纠正酸碱失衡的根本措施是恢复有效循环血量和改善组织灌注状态。常用药物有5%碳酸氢钠，作用迅速，并根据血气分析调整。碱性药物输注过多、过快时可使血钙降低，发生手足抽搐时可补充10%葡萄糖酸钙。

（六）应用血管活性药物

血管活性药物可以辅助扩容治疗，迅速改善血压状况，应在充分复苏的前提下应用血管活性物质，以维持脏器灌注。常用的血管活性药物包括血管收缩剂、血管扩张剂。常用药物：多巴胺、多巴酚丁胺、异丙肾上腺素、去甲肾上腺素、肾上腺素、间羟胺。

（七）防止并发症和重要器官功能障碍

1. 急性肾衰竭　①纠正水、电解质及酸碱平衡紊乱，保持有效肾灌注。②在补充容量的前提下使用利尿剂，呋塞米40~120mg或丁脲胺1~4mg静脉注射，无效时可重复使用。③必要时采用血液净化治疗。

2. 急性呼吸衰竭 ①保持呼吸道通畅，持续吸氧。②适当应用呼吸兴奋剂尼可刹米、洛贝林。③必要时呼吸机辅助通气。

3. 脑水肿治疗 ①降低颅内压：可合用20%甘露醇250ml或甘油果糖250ml快速静脉滴注，也可用利尿剂、糖皮质激素。②昏迷患者酌情使用呼吸兴奋剂，如尼可刹米；烦躁、抽搐者使用地西泮、苯巴比妥。③应用脑代谢活化剂：ATP、辅酶A、脑活素等。④加强支持疗法。

4. DIC治疗 ①抗血小板凝集及改善微循环：双嘧达莫、阿司匹林、低分子右旋糖酐或丹参注射液静脉滴注。②高凝血期：肝素1mg/kg加葡萄糖液静脉滴注，根据凝血酶原时间调整剂量。③补充凝血因子。④纤溶低下、栓塞者：酌情使用溶栓剂。⑤处理各类并发症。

✎ 护考链接

某创伤性休克的晚期患者，出现咯血、呕血，护士抽血化验时发现皮肤上出现瘀点和瘀斑。收缩压60mmHg，血小板$30×10^9$/L，纤维蛋白原1.0g/L，凝血酶原时间延长。此时该患者最合适的护理措施是（　　　）

　　A. 应用止血剂　　　　B. 静脉输注大量维生素　　　　C. 肝素

　　D. 肝素加抗纤溶药　　E. 肾上腺皮质激素

　　答案：D

分析：DIC早期的主要措施为抗凝。

（八）各类休克的治疗

1. 低血容量性休克 治疗的关键在于积极进行病因治疗和及早补足血容量，如大量失血应补充血浆蛋白。紧急情况下，可先快速输入右旋糖酐、生理盐水等，并及时补充相应的全血或血浆白蛋白，以增加有效循环血量，一般不主张早期应用血管活性药物。

2. 感染性休克 宜选用广谱抗生素，大剂量联合使用，可早期、大剂量使用糖皮质激素，在补足血容量的基础上，适当应用血管活性药，若一旦出现DIC，应及早给予肝素治疗。

3. 心源性休克 应强调增强心肌收缩力及增加冠状动脉血流量的治疗，适当使用洋地黄药物和血管活性药。对心律失常者，应用相应的抗心律失常药，治疗无效者，应尽快应用电复律或人工心脏起搏治疗。

4. 过敏性休克 应立即进行皮下注射0.1%肾上腺素溶液0.5～1.0ml，重症患者可用生理盐水稀释后缓慢静脉注射。迅速开放静脉通道进行扩容，静脉注射地塞米松或氢化可的松，注意补充胶体液同时给氧。根据病情选择血管活性药，以升高血压；如有喉头水肿引起严重的呼吸困难，应尽早进行气管插管或气管切开。如有心搏骤停，应采取胸外心脏按压复苏或人工起搏。

5. 神经源性休克 如果是由于剧烈疼痛引起的休克者可给予吗啡5～10mg或哌替啶50～100mg止痛镇静；情绪紧张患者应给予镇静药物如地西泮10mg。

二、护理措施

（一）急救护理

配合医生做好抢救工作，密切观察并报告病情变化，遵医嘱保证各项治疗措施及时有效地实施。立即处理危及生命的情况：保持呼吸道通畅；应立即建立一条或两条静脉通道，选择大口径的静脉针，必要时做静脉切开或深静脉插管；安置休克体位，将头和躯干抬高20°～30°，下肢抬高15°～20°，呈中凹卧位（图6-1），以增加回心血量且有利于呼吸；对于烦躁不安患者给予适当镇静止痛处理；对创伤患者应予包扎、固定、制动和止血；院外伤员给予初步治疗后尽快转入院。

考点：休克的体位

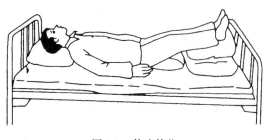

图 6-1　休克体位

（二）一般护理

1. 保持病室通风良好，温度适宜，设专人护理，减少搬运和家属探视，病室定时消毒，避免院内感染。

2. 安置患者休克体位，及时更换床单和衣物，保持皮肤干燥。定时为患者翻身拍背，防止压疮和坠积性肺炎的发生。意识障碍者容易出现坠床和各种管道脱落造成的意外伤害，必要时可给予床栏保护。

3. 维持体温正常，注意保暖。休克患者常出现体温下降，寒冷可加重休克，故应注意给患者保暖，但不可在患者体表加温（如使用热水袋取暖），因为体表加温会使末梢血管扩张，回心血量减少；也会加快新陈代谢，增加耗氧量。休克患者体温过低时，应提高室温（保持室温在20℃左右）或增加衣、被进行保暖。意识清楚的患者，可给予热饮料。对感染性休克持续高热者，可采用降温措施。

考点：维持正常体温的意义

（三）治疗配合

1. 补充血容量，恢复有效循环血量　迅速建立两条以上静脉输液通道，一条保证扩容，另一条保证各种药物按时按量滴注。如果周围静脉穿刺困难，应该立即行中心静脉穿刺插管。扩容的原则：失血补血，失水补水，丢多少补多少。输注液体时一般应先输入晶体液如等渗盐水、平衡盐溶液，然后根据病情选择适当比例的葡萄糖液、电解质液、血浆或全血。由于抢救休克患者时药物种类更换较多，故静脉输液每瓶以 250ml 为宜。注意输液速度：输液速度是根据病情的需要而调整的，一般是先快后慢，既要保证尽快补足有效血容量，又要防止输液过快而引起或加重心力衰竭（特别是原有心脏功能减退者）。

2. 保持呼吸道通畅，改善缺氧　意识不清者可予头偏向一侧或置入口咽管，以防止舌根后坠或呕吐物、气道分泌物等引起误吸。病情允许时，鼓励患者定时做深呼吸，咳嗽排痰，必要时及时吸痰。协助患者做上肢运动，促进肺脏扩张，以改善肺的通气功能。遵医嘱予以常规吸氧，一般用鼻导管或鼻塞给氧，氧气浓度 40%～50%，氧流量 6～8L/min，也可使用呼吸面罩给氧。严重呼吸困难者，协助医生行气管插管或气管切开，机械辅助呼吸。

3. 遵医嘱使用血管活性药物　药物的种类、量、浓度、速度应根据病情的变化调整，一般从低浓度、慢速度开始。开始使用血管活性药物时，血压常不稳定，需每 5～10 分钟监测一次血压，根据血压变化调整药物浓度和滴速。注意保护血管，防止药物的外渗，以免引起局部组织坏死。

4. 其他　协助医生寻找和治疗引起休克的原发病；纠正代谢紊乱，维护重要器官功能；休克时机体免疫力下降，容易继发感染，应注意预防。

（四）密切观察病情

每隔 15～30 分钟观察患者的呼吸、脉搏、血压、神志、皮肤颜色，准确记录 24 小时出入量。首先进行血流动力学监测：CVP、肺动脉楔压、心排血量、心脏指数、休克指数。其次，根据患者休克的原因采取其他监测手段（如心电监护仪）。及时发现患者的病情变化，立即通知医生，并协助医生进行抢救。

1. 意识　反映脑组织血流灌注情况。若患者意识清楚、安静，说明循环血容量已基本足够；如果患者烦躁不安或者意识模糊、昏睡、昏迷等反映患者病情危重。

2. 生命体征　是评价休克的重要体征。休克患者脉搏细速、呼吸急促，收缩压<90mmHg，脉压<20mmHg，表明休克存在；血压回升、脉压增大，表明休克好转。呼吸>30 次/分或<8 次/分表示病情危重。一般休克患者体温偏低，但是感染性休克患者常常伴有高热。

3. 皮肤黏膜的颜色和温度　反映末梢循环情况。休克患者皮肤黏膜苍白、发绀、四肢湿冷；如果皮肤干燥、红润，四肢转暖说明末梢循环恢复。

4. 尿量　是反映循环血容量的客观指标。如果尿量<25ml/h，表明血容量不足；尿量<17ml/h，表明可能发生了急性肾衰竭；尿量>30ml/h，表明休克好转。

5. 准确记录 24 小时出入量是评估和治疗休克患者的重要依据。

6. CVP 测定　CVP 插管是在无菌操作下，自颈外静脉或肘静脉插入上腔静脉，然后由三通管分别接有刻度的玻璃测压管、静脉导管、输液管。

测压时，使输液管和测压管相通，先将液体充满测压管，然后夹紧输液管而使静脉导管与玻璃测压管相通，观察测压管内液体下降到一定的水平，即可测得中心静脉的压力。测压结束，开放输液管，使输液管与静脉导管相通，进行输液。每次测压后，必须将倒流入静脉导管内的血液冲洗干净。测压管计数时，必须将玻璃管的零点与右心房中点置于同一水平面。

监测 CVP 动态变化可作为判断、观察、治疗休克的一项指标。正常值为 3.8～7.5mmHg（5～12cmH_2O），判断时应与动脉压结合起来分析（表 6-3）。

表 6-3　休克时中心静脉压与血压变化的关系及处理

CVP	血压	原因	处理原则
低	低	血容量相对不足	充分补液
低	正常	心收缩力良好，血容量不足	适当补液，注意改善心功能
高	低	心功能不全或血容量相对过多	强心、纠正酸中毒、扩张血管
高	正常	容量血管过度收缩，肺循环阻力增高	扩张血管
正常	低	心功能不全或血容量不足	补液试验

注：补液试验，在 5～10 分钟内快速输液 100～200ml。如 CVP 不升高、血压升高，提示血容量不足；如 CVP 立即上升 2.3～3.8mmHg（0.3～0.5kPa），提示心功能不全。

7. 肺动脉楔压　测定肺动脉压和肺动脉楔压，可了解肺循环、左心房和左心室舒张末期的压力，可反映肺循环阻力的情况。正常值为 0.8～2.0kPa（6～15mmHg），是估计血容量和监护输液速度、防止发生肺水肿的一个良好指标。测定方法：是用 Swan-Gans 肺动脉飘浮导管，自右肘静脉插入，通过上腔静脉后，将气囊充气，使其随血流经右心房、右心室而进入肺动脉。

8. 定时检查血、尿、便常规及电解质、肝肾功能、血气分析等以了解休克的状态和治疗效果。

（五）用药护理

遵医嘱及时、正确地应用药物抢救患者。在休克治疗中应用血管活性药、碱性药、激素等。在护理时，应重点观察血管活性药：在扩容治疗后，血压仍不回升至要求的指标，组织灌注仍无改善时，应选择血管活性药。应用血管扩张剂时应观察血压是否持续下降，应用血管收缩剂时应观察肢端血运情况与尿量减少后是否低于 20ml/h。如正确处理，患者病情好转时应表现为神志逐渐清醒、表情安静、皮肤转红、脉搏变慢而有力、呼吸平稳而规则、血压回升、尿量增多、皮肤及肢体变暖。应用碱性液纠正酸中毒时，应注意碱性液因配伍禁忌多，可先行输入，之后再给予其他药物。对于感染性休克、心源性休克和某些顽固性休克患者，一般主张早期、短程（不超过 3 日）、足量使用肾上腺皮质激素。用药后要及时记录。

考点：中心静脉压与血压监测的临床意义

（六）预防感染

病房内定期空气消毒，减少探视。避免交叉感染，严格遵守无菌操作规程。加强人工气道管理，及时吸痰，预防肺部并发症。加强留置导尿管的护理，预防泌尿系统感染。

（七）并发症的护理

1. 在休克治疗中应严密监测患者的血压、心率、心律、心音和肺部湿啰音，及时发现心力衰竭，及时用药治疗。如患者出现 CVP 高而动脉压低时，或经充分扩容、纠正酸中毒和合理应用血管活性药后，休克仍无改善时，可选择洋地黄药物治疗，或结合其他治疗措施。

2. 在休克治疗中如患者出现尿量明显减少（每小时小于 25ml 或 24 小时少于 400ml），经纠正酸中毒、扩容后仍无好转者，提示患者存在不同程度的肾衰竭，应限制液体进入量，应用血管扩张剂和利尿剂治疗，必要时可行血液透析。

3. DIC 防治　及时消除病因，迅速、充分扩容改善微循环，是预防 DIC 的关键。如为 DIC 早期，应使用安全缓和的抗凝药物，并扩容、纠正酸中毒；重症 DIC，首选肝素，成人一般剂量为 50mg，加入 5% 葡萄糖溶液 100ml 中静脉滴注，每 4～6 小时 1 次，连用 3～7 日。在应用中应每 4 小时查凝血时间一次，以便随时调整剂量。

考点：掌握休克的护理措施

（八）心理护理

积极与患者及家属沟通，适当地向患者及家属说明休克的原因，解释病情的变化和有关治疗方法，缓解患者及家属的紧张焦虑情绪，取得患者及家属的理解和配合。

小　结

休克是由多种原因所引起的以周围微循环衰竭为主要表现的一个病理生理过程，其共同的表现是皮肤苍白、四肢厥冷、出冷汗、脉搏细速、血压下降、脉压减小、尿少、意识障碍，严重者可引起死亡。护理评估时应注意收集休克的临床表现及其他原发病的表现，及时判断休克的严重程度和病因。护理患者时，做好急救护理、一般护理，及时、正确地补充血容量，严密观察病情，并迅速做出判断，协助医生进行并发症的防治和病因治疗，以挽救患者的生命。

自 测 题

一、选择题

A_1/A_2 型题

1. 以下休克不属于病因学分类的是（　　　）

A. 低血容量性　　B. 心源性

C. 过敏性　　　　D. 阻塞性

E. 神经源性

2. 各类型休克的病理生理基础是（　　　）

A. 血压下降　　　B. 血管扩张

C. 微循环障碍　　D. 酸碱失衡

E. 有效循环血量下降

3. 以下属于休克早期的临床表现是（　　　）

A. 血压降低　　　B. 面色苍白、烦躁不安

C. 脉搏细弱

D. 皮肤黏膜出现瘀斑、瘀点

E. 尿量减少

4. 中心静脉压的正常值为（　　　）

A. 4～16cmH_2O

B. 10～12cmH_2O

C. 6～15cmH_2O

D. 4～6cmH_2O

E. 5～12cmH_2O

5. 休克指数计算公式为（　　　）

A. 休克指数＝舒张压/脉率

B. 休克指数＝收缩压/脉率

C. 休克指数＝脉率/收缩压

D. 休克指数＝脉率/舒张压

E. 休克指数＝脉压/舒张压

6. 下列关于休克体位说法正确的是（　　）

A. 平卧位　　　B. 侧卧位

C. 上身和下肢都抬高 10°～30°

D. 半坐卧位　　E. 头高足低位

7. 适用于各类休克治疗的基本措施是（　　）

A. 扩充血容量　B. 治疗原发病

C. 纠正代谢性紊乱

D. 维护重要器官功能

E. 防止交叉感染

8. 关于休克的护理，下列不妥当的是（　　）

A. 中凹卧位

B. 常规吸氧

C. 观察每小时尿量

D. 用热水袋保暖

E. 每 15 分钟监测血压和脉搏一次

9. 给休克患者扩容补液时，指导补液量、速度的可靠指标是（　　）

A. 颈静脉充盈情况

B. 尿量及 CVP

C. 血压

D. 面色和肢端温度

E. 出入量

10. 过敏性休克的护理措施下列哪项是错误的（　　）

A. 立即进行皮下注射 0.1%肾上腺素溶液 0.5～1.0ml

B. 静脉推注肾上腺皮质激素

C. 根据病情选择血管活性药物

D. 如有心搏骤停,应采取胸外心脏按压复苏

E. 如有喉头水肿引起严重的呼吸困难，应尽早进行气管插管或气管切开

11. 感染性休克不妥的护理措施（　　）

A. 及时选择敏感的抗生素

B. 大剂量联合使用

C. 可早期、大剂量使用肾上腺皮质激素

D. 在补足血容量的基础上,适当应用血管活性药物

E. 可早期、小剂量使用肾上腺皮质激素

12. 低血容量性休克不妥的护理措施是（　　）

A. 及早补足血容量

B. 可先快速输入右旋糖酐

C. 可先慢速输入平衡液

D. 及时补充相应的全血

E. 及时补充血浆白蛋白

13. 下列指标最能反映休克病情好转的是（　　）

A. 血压有所恢复

B. 肢体在湿度、色泽上有所恢复

C. 精神状态好转

D. 成人尿量在 50ml/h

E. CVP 正常值为 0.49～1.18kPa（5～12cmH_2O）

A_3/A_4 型题

（14～16 题共用题干）

患者，男，30 岁，酒后驾车发生车祸，右上腹受伤，神志清楚，上腹部明显压痛，面色苍白，四肢湿冷，脉搏 130 次/分。血压 10.7/8.0kPa（80/60mmHg），尿少，口渴，过度换气。

14. 最可能的诊断是（　　）

A. 出血性休克　B. 神经源性休克

C. 高排低阻型休克

D. 疼痛性休克　E. 过敏性休克

15. 诊断的主要依据是（　　）

A. 尿少　　　B. 脉搏快

C. 低血压　　　D. 受伤病史

E. 临床综合表现

16. 下列监测措施中，不必要的是（　　）

A. 肢体温度、皮色

B. 头部 CT 检查

C. 毛细血管充盈时间

D. 精神状态

E. 血压、脉搏、尿量

二、简答题

简述休克护理的要点。

（秦玉翠）

第7章 多器官功能障碍综合征患者的救护

我们已经学习过创伤、烧伤、休克等一些常见危重症，这些疾病对人体产生的全身炎症反应可引起多器官功能障碍（multiple organ failure，MOF）甚至衰竭。多器官功能障碍综合征（multiple organ dysfunction syndrome，MODS）在临床上的发病率仍较高，尽管在临床上治疗 MODS 的方法越来越新，但仍缺乏有效的治疗方法。

> **案例 7-1**
>
> 患者，男，32 岁。有糖尿病、高血压病史，5 日前患肺炎并感染性休克，昨日出现心慌、胸闷、呼吸困难、乏力、心功能不全的表现。今日又出现食欲差、恶心、呕吐、夜尿增多等肾功能不全的症状。
>
> **问题：** 1. 该患者最可能出现了什么情况？
> 2. 应该采取哪些措施？

第1节 概　　述

多器官功能障碍综合征（MODS）是指机体在严重创伤、感染等急性疾病过程中，同时或序贯发生两个或两个以上的系统或器官的功能不全的临床综合征。若功能损害达到衰竭的程度，则会导致多器官功能衰竭或多系统器官功能衰竭（multiple system organ failure，MSOF）。近年来，随着重症监护治疗技术的发展，危重患者的治愈率明显提高，但 MODS 仍是危重患者死亡的主要原因。器官障碍程度越重，器官障碍数目越多，患者病死率越高。因此，密切观察 MODS 患者的病情变化，提供更为完善有效的护理措施是临床救治过程中不可缺少的重要组成部分。

> **知识链接**　　　　　　　　　　　**MODS 名称的演变**
>
> MODS 是指机体在同一时间或相继出现两个或两个以上器官功能的障碍。Helwing 在 1930 年提出肝肾综合征的概念，注意到疾病与器官的关联，如休克与肾衰竭。1973 年，Tilney 等发现腹主动脉瘤破裂后，90%的病例死亡，提出序贯性系统衰竭的概念。1976 年 Border、1977 年 Eiseman 提出 MSOF、MOF 的概念。1991 年美国胸科医师学会（ACCP）及危重医学会（SCCM）推荐使用 MODS，并同时提出命名全身性炎性反应综合征（SIRS）。20 世纪 90 年代，Bone 提出了代偿性抗炎反应综合征（CARS），并指出 SIRS、脓毒症、CARS 均可发展成为 MODS 或 MOF。
>
> 目前，国际和国内学术界逐渐习惯和接受 MODS 这一新的名称。一般认为，MSOF、MOF 是疾病发展的终末期，具有不可逆性；而 MODS 则着眼于脓毒血症发展的全过程，重视器官衰竭前的早期诊断和治疗。

MODS 主要出现在急性危重病中，表现为以下 4 个特点：一是原发致病因素是急性的；二是多发的、动态的器官功能障碍；三是器官功能障碍是可逆的；四是病死率高，MODS 的病死率高达 60%，4 个以上器官功能障碍几乎 100%死亡，因此仍是目前危重病医学中棘手的难题之一。

所有的 MODS 患者均应进入重症医学科进行治疗。尽管 MODS 的病因复杂，涉及的器官和系统多，治疗中面临很多问题，但 MODS 的治疗应遵循以下原则。

1. 积极控制原发病　控制原发疾病是 MODS 治疗的关键，应重视原发疾病的处理。

2.改善氧代谢和纠正组织缺氧　氧代谢障碍是 MODS 的特征之一，纠正组织缺氧是 MODS 重要的治疗目标。改善氧代谢障碍、纠正组织缺氧的主要手段包括增加全身氧输送、降低全身氧需要量、改善组织细胞利用氧的能力等。

3.代谢支持与调理　MODS 使患者处于高度应激状态，导致机体出现以高分解代谢为特征的代谢紊乱。器官及组织细胞的功能维护和组织修复有赖于细胞得到适当的营养底物，机体高分解代谢和外源性营养利用障碍，可导致或进一步加重器官功能障碍。因此，MODS 时，代谢支持和调理的目标应当是减轻营养底物不足，防止细胞代谢紊乱，减少器官功能障碍的产生，促进组织修复。

4.免疫调节治疗　免疫功能障碍、炎症反应失控是导致 MODS 的根本原因，通过免疫调节治疗、抑制全身炎症反应有可能阻断 MODS 的发展，最终可能降低 MODS 病死率。免疫调节治疗实际上就是 MODS 病因治疗的重要方向。

总之，全面深刻地认识和研究 MODS 的发病机制，采用积极合理的干预手段，必将提高 MODS 的治疗成功率。

一、病　因

（一）主要原因

1.严重感染和败血症　各种原发或继发性严重感染和败血症，如大面积烧伤感染期、急性坏死性胰腺炎、腹腔感染等是引起 MODS 的主要原因。败血症时菌群紊乱、细菌移位及局部感染性病灶使感染难以控制。据统计 70% 的 MODS 由感染引起，特别是严重感染可引起败血症。在老年人中，以肺部感染作为 MODS 的原发病因最多；青壮年患者中在腹腔脓肿或肺部侵袭性感染后 MODS 发生率高。但是某些患者发生 MODS 后，却找不到感染病灶或血细菌培养阴性，有些 MODS 患者甚至出现在感染病原菌消灭后，因此有人称之为非菌血症性败血症。

2.严重创伤、烧伤、大手术后　MODS 最早发现于大手术后，至今仍认为它是大手术后的一个重要并发症。大手术如肝叶切除、胰十二指肠切除、主动脉瘤切除术及大器官的移植手术等。严重创伤后，在有无感染的情况下均可发生 MODS。

3.各型休克　尤其是创伤性休克和感染性休克，凡导致组织灌注不良、缺血缺氧、酸中毒、休克合并 DIC 及血中某些体液因子如肿瘤坏死因子、溶酶体酶等明显增多时等均可引起 MODS。

4.其他　在抢救危重病过程中进行高浓度吸氧会破坏肺泡表面活性物质，损伤肺血管内皮细胞；对感染性休克、过敏性休克诊治不明；糖尿病高渗性非酮性昏迷被误认为脑水肿处理；在应用血液透析时引起血小板减少和出血等均可引起 MODS。

（二）常见诱因

MODS 的发病往往还存在许多诱因，常见的诱因有严重的创伤；严重器质性疾病如糖尿病、肝硬化、恶性肿瘤及营养不良等；某些医源性因素如复苏不充分或延迟复苏；持续存在感染病灶尤其是双重感染；肠道缺血性损伤，糖皮质激素应用量大、时间长；反复输库存血；长期使用抑制胃酸药物；内镜检查，导管置入；抗生素应用不当等均可诱发或加重器官功能衰竭。

考点：MODS 的常见病因

二、发病机制

MODS 发病机制复杂，涉及神经、体液、内分泌、免疫、营养代谢等诸多方面。目前认为有以下几种假说：自由基损害学说、炎性失控学说、肠道动力学说、二次打击学说等。目前比较主流的看法是由于创伤、休克、感染等因素导致的 SIRS 可能是 MODS 的主要原因。

全身炎症反应综合征（SIRS）

　　SIRS 是因感染或非感染病因作用于机体而引起的机体失控的自我持续放大和自我破坏的全身炎症反应，是机体修复和生存而出现过度应激反应的一种临床过程。1991 年，由 ACCP/SCCM 在芝加哥会议中提出，并于第二年在 *Critical Care Med* 上发表。目前认为，MODS 是 SIRS 进行性加重的结果。

　　根据 MODS 的发病机制，MODS 的诊断应具备 2 项条件，即 SIRS 和器官功能不全。

　　1. SIRS 的诊断标准　在严重创伤、感染、休克等刺激机体后，具备以下 2 项以上即可诊断为 SIRS：①体温>38℃或<36℃。②心率>90 次 / 分。③呼吸>20 次 / 分或 $PaCO_2$<32mmHg。④外周血白细胞>$12×10^9$/L 或<$4×10^9$/L，或幼稚杆状白细胞>10%。

　　2. MODS 的诊断标准　1980 年 Fry 提出 MODS 的诊断标准是目前被公认的、应用最普遍的诊断标准，但仍然存在很多问题。因此，我国于 1997 年提出了修正的 Fry-MODS 诊断标准，该标准结合国际常用的诊断标准，几乎包括了所有可能累及的器官或系统，避免了烦琐的程度评分，提高了临床实用性，见表 7-1。

表 7-1　MODS 的诊断标准

系统或器官	诊断标准
循环	收缩压低于 90mmHg，并持续 1 小时以上，或需要药物支持才能使循环稳定
呼吸	起病急，动脉血氧分压/吸入氧浓度≤200mmHg，X 线正位胸片见双侧肺浸润，肺动脉楔压≤18mmHg 或无左心房压力升高的证据
肾脏	血肌酐>177μmol/L，伴有少尿或无尿，或需要血液净化治疗
肝脏	血胆红素>34.1μmol/L，并伴有转氨酶升高，大于正常值 2 倍以上，或已出现肝性脑病
胃肠	上消化道出血，24 小时出血量超过 400ml，或胃肠蠕动消失不能耐受食物，或出现消化道坏死或穿孔
血液	血小板<$50×10^9$/L 或降低 25%，或出现 DIC
代谢	不能为机体提供所需的能量，糖耐量降低，需要用胰岛素，或出现骨骼肌萎缩、无力等表现
中枢神经	格拉斯哥昏迷评分<7 分

　　SIRS 的严重程度和 MODS 的发生及病死率密切相关。二者的病因、病理生理变化及临床表现相同，SIRS 是 MODS 的病因，MODS 是 SIRS 进展的结果，二者可以逆转。任何引起 SIRS 的疾病均可能发生 MODS。

三、MODS 分类与分型

（一）分类

　　1. 原发性 MODS　是指某种明确的损伤如严重创伤后，直接肺挫伤导致急性呼吸衰竭、大量出血补液导致凝血功能异常等直接引起器官功能障碍，即器官功能障碍由损伤本身引起，在原发性 MODS 的发病和演进过程中，SIRS 在器官功能障碍发生中所占比重较低。

　　2. 继发性 MODS　并非是损伤的直接后果，而是与 SIRS 引起的自身性破坏密切相关，异常的炎症反应继发性造成远隔器官发生功能障碍。所以，继发性 MODS 与原发损伤之间存在一定的间歇期，易合并脓毒症。在继发性 MODS 中，SIRS 是器官功能损害的基础，全身性感染和器官功能损害是 SIRS 的后继过程。SIRS-全身性感染-MODS 就构成一个连续体，继发性 MODS 是该连续体造成的严重后果。

（二）分型

根据临床特征，可以把MODS分为单相速发型、双相迟发型和反复型。

1. 单相速发型　是在感染或心、脑、肾等器官慢性疾病急性发作的诱因下，先发生单一器官功能障碍，继之在短时间内序贯发生多个器官功能障碍。

2. 双相迟发型　是在单相速发型的基础上，经过一段短暂的病情恢复和相对稳定期，在短时间内再次序贯发生多个器官功能障碍。

3. 反复型　是在双相迟发型的基础上，反复多次发生MODS。

四、临床特征与诊断

（一）临床特征

MODS的临床症状具有以下几个特征。

1. 发生功能障碍的器官大多是直接受损害器官的远隔器官。

2. 从原发损伤到发生器官功能障碍有一定的时间间隔。

3. 高排低阻的高动力状态是循环系统疾病的特征。

4. 高氧输送和氧利用障碍及内脏器官的缺血缺氧，使氧供应的矛盾更加突出。

5. 持续高代谢状态和能量利用障碍。

6. 虽然炎症失控是MODS发生的根本原因，但其炎症反应在临床上不一定能找到病原菌。

（二）临床表现及诊断依据

1. MODS的病理生理变化及临床表现见表7-2。

表7-2　各器官功能障碍病理生理变化及临床表现

受累器官或系统	主要病理生理变化	临床表现
心血管系统	心肌缺血、心肌收缩力降低、排血量减少	主要为晕厥、休克、急性肺水肿、心搏骤停。也可有心动过速、心律失常、血压下降等
呼吸系统	支气管收缩，血管收缩液体外渗，肺间质水肿、组织增生，通气血流比例失调，内皮细胞损害	呼吸急促、呼吸困难，呈喘息样呼吸，呼吸性碱中毒、代谢性酸中毒、顽固性发绀
肾	肾血管收缩，间质水肿，微血栓致肾缺血，肾小球滤过率降低	少尿或无尿、低渗尿或等渗尿、急性肾衰竭
消化系统	胃肠道缺血、黏膜上皮细胞变性坏死、溃疡形成，黏膜屏障功能破坏，细菌及内毒素侵入致肠源性毒血症或败血症，肝细胞坏死，激活凝血系统	食欲缺乏、呕吐、腹泻、便秘、呕血、黄疸、应激性溃疡、肠蠕动减弱、肠麻痹致肠梗阻、肝功能严重减退
血液系统	继发性纤溶亢进	全身出血倾向、DIC、易感染
神经系统	脑缺血、脑出血、脑水肿、颅内压升高	头痛、意识改变、体温过高或过低、呼吸抑制

2. 完整的MODS诊断依据

（1）致病因素：严重创伤、休克、感染等大量坏死组织存留或凝血机制障碍等。

（2）SIRS：免疫功能障碍、脓毒血症、血容量不足等所致的临床表现。

（3）多个器官功能障碍：两个或两个以上系统或器官功能障碍。

第2节　多器官功能障碍综合征患者的救治与护理

MODS最先受累的脏器是肺，其次是肾、肝、胃肠、心、脑等。其中，以肾功能障碍的死亡率最高，其次是肺、胃肠、肝及凝血功能障碍。若伴有严重感染，则死亡率明显增加。MODS发病的特点是继发性、顺序性和进行性。

一、救　治

MODS救治上应以去除病因、控制感染、止住触发因子、有效地抗休克、改善微循环等措施为主，同时重视营养支持，维持机体内环境平衡，增强免疫力，防止并发症，严密监测，注意脏器间相关概念，实行综合防治。

（一）救治监测要点

1. 及时了解MODS的发病原因　尤其要了解创伤、休克、感染等常见的发病因素，早期发现、早期干预，是减缓或阻断病程发展、提高抢救成功的关键。

2. 密切进行病情监测　通过先进监护设备和技术，连续、动态地对生命体征、CVP、尿量及比重、肺动脉楔压、心电图及各系统器官功能的变化进行监测，并通过综合分析为临床提供治疗依据。

3. 加强病情及各器官功能指标的观察　ICU的监护中，密切观察呼吸功能、心脏的射血功能，常规监测血流动力学的变化；通过生化及血常规的监测及时判定肝功能、肾功能、血液稀释或浓缩情况、机体炎症情况等；通过监测血小板计数、出凝血时间、凝血因子等，判定出凝血功能；通过监测患者的神经及精神状态判定中枢神经系统功能的变化。

4. 加强营养供给，维持体液平衡　由于机体处于高代谢状态，体内能量消耗很大，要根据病情，通过口服、鼻饲、静脉营养、全胃肠外营养（TPN）等途径，保障营养供给。纠正水、电解质、酸碱平衡紊乱，保持机体内环境稳定，促进各器官系统的功能恢复。

（二）救治措施

MODS发病急，病程进展快，病死率高，应采取一切措施实施救治，并控制或消除诱发因素，主要有以下措施。

1. 尽早复苏　应避免因缺血时间太长而导致不可逆性损伤，做到尽早复苏。根据病因进行液体复苏，按照"缺少什么补充什么，需要多少补充多少"的原则，维持有效循环，低血容量患者应积极静脉补充液体。在休克早期，应尽早针对病因进行处理，保护各脏器功能，减少损伤，从而防止因细菌和内毒素移位而引发的炎症失控。

2. 控制和预防感染的发生

（1）尽量减少不必要的侵入性操作：任何侵入性操作均可增加感染概率。留置的静脉导管、动脉测压管、气管插管、导尿管、胃管、各类引流管等，留置时间越长，发生感染的机会就越高。要以必须为原则选择应用，加强护理，严格遵守无菌操作原则。

（2）加强病室管理，严格无菌操作：由于危重患者长期、联合使用大量抗生素，可能产生多重耐药菌株，通过工作人员的手、医疗设备和用品都可传播病原体。因此，加强管理，严格执行操作规程，严格执行病室的消毒隔离制度，是降低感染发生的重要措施。对免疫力低下患者应实行保护性隔离。

（3）合理使用抗生素：正确采集血液、痰液、排泄物、创面及导管管端分泌物等标本做细菌培养和药物敏感试验，根据结果选择高效敏感的抗生素。选择合适的给药方式、剂量和途径。对严重感染者，抗生素宜分次静脉给药，以保持24小时稳定的血药浓度。一旦选用敏感药物，应于给药72小时后判断疗效，除非细菌培养结果证实该方案无效，一般不应短期内频繁更换抗生素，以免造成混乱。合理使用抗生素，对疾病的治疗起着重要的作用。对怀疑脓毒血症者，需立即进行血培养或其他标本培养。

（4）对症处理：对于开放性损伤，早期清创是预防感染的最关键措施。对于创面已发生感染者，只要有适应证，包括清创、脓肿切开引流、坏死组织清除等外科处理也是最直接、最根本的治疗方法。对于 MODS 患者，当感染、出血对生命已经构成威胁，又具有手术适应证时，应当机立断，在实施脏器功能支持的同时尽快手术。

3. 改善患者的免疫功能　不同原因引起的免疫功能损害是危重患者发生感染的重要内因，增强患者免疫功能是防止感染的重要措施。因此，适当使用免疫增强药，防止滥用免疫抑制药如糖皮质激素等是改善机体免疫功能的重要环节。

4. 器官功能支持

（1）循环支持：本病患者易发生急性心功能不全或急性肺水肿，应给予降低心脏前、后负荷和增强心肌收缩力的治疗，有条件者可采用机械辅助循环。

（2）呼吸支持：保持气道通畅，给予患者氧疗，必要时给予机械通气。

（3）肾支持：对于急性肾衰竭患者，要维持血压，保证肾脏灌注。

（4）肝脏支持：补充适当热量、蛋白质及能量物质，避免应用对肝有损害的药物；肝脏替代疗法。

（5）营养支持：尽可能采取肠内营养支持，减少胆汁淤积，保护胃肠黏膜屏障功能。

5. 尽早恢复胃肠道进食　胃肠道进食不仅有益于改善全身营养，而且也是保护胃肠道黏膜的重要措施。早期经胃肠道进食可减少创伤后感染的发生率，但这种效应必须在伤后 24~48 小时摄食才能取得。

（三）救治效果评价

1. 呼吸道是否通畅，通气是否得到改善，缺氧和二氧化碳潴留是否得到纠正。

2. 生命体征是否趋于稳定，体温是否正常。

3. 脏器功能障碍是否得到改善，意识、反射是否趋于正常，尿量是否恢复正常。

4. 出血是否减轻或停止，皮肤黏膜是否保持完整。

5. 活动耐力有无增加。

6. 恐惧感是否减轻或消除。

二、护 理 措 施

1. 一般护理　将患者置于 ICU 或单人病房，保持室内适当温度、湿度及清洁卫生，避免交叉感染；注意口腔、皮肤护理，勤翻身，防止口腔感染和压疮；对发热者及时采取降温措施、避免应用大量激素使体温骤降而致脱水。由于 MODS 患者处于高代谢状态，免疫功能低下，因此保证营养的摄入对改善病情是非常重要的。增加能量的总供给，需要达到普通患者的 1.5 倍，提高氮与非氮能量的摄入比，降低非氮能量中糖的比例，增加脂肪的摄入，使蛋白质、脂肪、糖的比例大致为 3：3：4。如不能经胃肠道摄入时，可采用静脉营养，有鼻饲者做好鼻饲护理，保持大便通畅。

2. 心理护理　由于病情危重，患者常有恐惧、焦虑、悲观心理。护士要有强烈的同情心和责任感，关心体贴、尊重患者，耐心向患者和家属介绍与本病相关的知识，监护室的环境，让患者了解各种操作的目的、过程和可能出现的问题，在实施各种抢救操作时应沉着冷静、技术熟练，使患者有安全感，并能更好地配合治疗和护理，帮助患者树立战胜疾病的信心，积极配合治疗，促进疾病早日康复。

3. 病情监护　由于 MODS 病情复杂，变化迅速，应了解其病因，如创伤、休克、感染等，掌握病程发展的规律，进行严密监护，及时发现和掌握各系统器官衰竭的征象和表现，有预见性地进行护理，以便迅速采取措施。

（1）体温：MODS 患者多伴有感染，当严重感染时可导致脓毒症、感染性休克，中心体温可高达 40℃以上，而皮肤温度可低于 35℃，提示病情十分危重。目前体温的监护设备有 2 个监测口，可用于中心温度和皮肤温度的监测，以计算温差。当患者处于严重休克时，温差增大，提示患者病情严重；经采取有效治疗措施后，温差减少，则提示病情好转，外周循环改善。

（2）脉搏和心率：通过测量脉搏可了解心率、心律、心排血量、动脉的可扩张性和外周阻力状态。正常情况下脉率和心率是一致的。要严密监测其快慢、强弱，以及是否规则。脉搏细速提示心力衰竭，节律不规则提示心律失常。

（3）呼吸：注意呼吸的频率、深度、节律，以及听诊呼吸音情况，是否伴有发绀、哮鸣音、啰音、"三凹征"等变化。呼吸困难患者，注意呼吸困难的性质、表现、程度。呼吸节律变化常表现有潮式呼吸、毕奥呼吸（间断呼吸），病情危重者可出现点头样呼吸和叹息样呼吸。

（4）血压：密切监测血压变化，了解心脏、血管功能、血容量等情况，以指导治疗，预防休克和其他并发症。MODS 患者采用有创的动脉置管持续监测动脉压，可以反映每一心动周期内的收缩压、舒张压和平均压。通过血压波形能初步判断心脏功能，并且通过导管可以抽取动脉血，测定血气分析和电解质变化。

（5）意识：MODS 患者可出现嗜睡、昏迷等，要注意观察其意识与精神状态、双侧瞳孔大小、形状和对光反射，以辨认是中枢性或其他原因所致的意识障碍。

（6）心电监测：是常规的监测手段，可直接反映心脏的电生理变化，对各种类型的心律失常有准确的诊断价值。

（7）肾功能：通过尿量及尿的生化检测如 BUN、Scr 来进行判定。①尿量，是反映肾功能变化最直接的指标，应记录出入量、每小时和 24 小时尿量。每小时尿量少于 30ml 时，提示肾血流灌注不足；当 24 小时尿量少于 400ml 时，提示肾有一定损害；少于 100ml 时为无尿，提示肾衰竭。需警惕非少尿性肾衰竭，尿比重降低提示为低渗尿。②BUN、Scr，是体内蛋白质代谢产物，正常情况下，血中 BUN、Scr 主要经肾小球滤过排出。当肾实质损害时，肾小球滤过功能降低，使血液中 BUN、Scr 的浓度升高。因此，测定 BUN、Scr 的浓度可以判断肾小球滤过功能。

4. 用药护理　MODS 患者往往要同时使用多种药物，要注意各种药物的不良反应和相互之间的作用及配伍禁忌。糖皮质激素使用量较大，使用时间长，可导致溃疡、出血、感染；血管活性药物应从小剂量、低浓度开始，根据血压调节滴速，防止直立性低血压，避免药物外渗导致的局部坏死；注意观察使用洋地黄类药物出现的恶心、呕吐等胃肠道反应、心电图改变等症状和体征，要避免药物中毒；脱水药、利尿药可引起电解质紊乱，尤其是低钾等。

考点：
MODS 的救治和护理

三、常见器官系统功能衰竭的护理

（一）呼吸衰竭

MODS 早期存在低氧血症，呈现急性肺损伤，以后发展为成人呼吸窘迫综合征，出现进行性低氧血症和持续二氧化碳潴留，临床表现为早期因肺间质水肿引起反射性呼吸深快，造成通气过度，出现呼吸性碱中毒，可形成无发绀性缺氧。随着病情的进展，呼吸困难加剧而有发绀，出现代谢性酸中毒、血压下降、少尿、昏迷甚至死亡。

1. 纠正低氧血症　是治疗成人呼吸窘迫综合征的关键。应迅速给予高浓度吸氧，提高 PaO$_2$，使重要脏器的功能不致受到严重缺氧的影响。为了防止氧中毒，应监测血气分析，使 PaO_2 维持在近 8kPa（60mmHg）的水平，而且要使吸入气体充分湿化，防止气道黏膜干裂受损。必要时气管插管或气管切开行机械通气。

2. 一般护理　因患者极度呼吸困难，故应采取半坐卧位，保持呼吸道通畅，定时翻身拍背，促进痰液的咳出。加强营养，给予鼻饲或胃肠外营养。密切监测生命体征及病情变化。严格记录出入液量，预防肺水肿。

3. 人工气道的护理　对于行气管插管或气管切开的患者，应注意：

（1）固定好气管插管或套管，定时检查气囊情况并测量气管插管外露长度。

（2）呼吸道湿化是人工气道不可忽视的环节，湿化的方法有气管内直接滴注、雾化加湿和蒸汽加湿。

（3）及时吸痰，保持呼吸道通畅，应掌握吸痰的技巧和时机，吸痰时严格执行无菌技术操作，调节合适的负压，选择合适的吸痰管，吸痰前后应给予高流量吸氧 6～8L/min，吸痰时间一般不超过 15 秒。

（4）机械通气的护理：若经高浓度给氧仍不能提高 PaO_2，应考虑机械呼吸，给予呼吸末正压呼吸治疗。严格遵循消毒隔离制度，防止加重感染。

（二）肾衰竭

常因肾小球缺血，血流量减少或肾微血管堵塞，造成肾排泄功能在短时间内急剧下降，导致氮质代谢产物和水、电解质紊乱，进而出现急性肾衰竭。临床表现为少尿或无尿、氮质血症、BUN 和 Scr 升高。少尿期表现为三高两低两中毒：高钾、高磷、高镁、低钠、低钙、水中毒和代谢性酸中毒。其中以高钾血症最危险，可致心搏骤停，故临床在少尿期大剂量使用呋塞米等利尿剂，使部分少尿型肾衰竭转变为非少尿型肾衰竭。近年来 MODS 患者非少尿型肾衰竭的发病率明显升高，临床上需提高对该病的认识和甄别。

1. 少尿期

（1）绝对卧床休息，做好护理记录。严密观察病情变化，有无嗜睡、肌张力低下、心律不齐、恶心、呕吐等高钾血症，有异常时立即通知医师。

（2）预防感染，做好口腔及皮肤护理，严格执行无菌操作原则，以防感染。

（3）如行腹膜透析或血液透析治疗，按其护理常规护理。

（4）严格限制液体摄入量，遵医嘱准确输入液体，以防水中毒。加强饮食护理，既要限制摄入量又要适当补充营养，原则上应是低钾、低钠、高热量、高维生素及适量的蛋白质。

2. 多尿期

（1）注意观察血钾、血钠的变化及血压的变化。

（2）嘱患者多饮水或遵医嘱及时补充液体和电解质，以防止脱水、低钾血症和低钠血症的发生。

（3）以安静卧床休息为主。供给足够热量和维生素，蛋白质可逐日加量，以保证组织的需要，给予含钾多的食物。

3. 恢复期　控制及预防感染，注意清洁及护理。给予高热量高蛋白饮食，鼓励逐渐恢复活动，防止出现肌肉萎缩等现象。

✎ **护考链接**

患者，男，下肢被汽车压伤后 4 日，尿量 24h＜100ml，伴有恶心、呕吐、嗜睡、昏迷、抽搐等症状。化验 Scr 460μmol/L，BUN 26mmol/L。

1. 根据病情该患者的护理评估为（   ）

A. 急性呼吸衰竭　　　　　　B. DIC

C. 急性肾衰竭少尿期　　　　D. 急性肾衰竭无尿期

E. 急性肾衰竭恢复期

2. 该患者的护理措施中效果最可靠的是（   ）

A. 限制入水量　　　　　　　B. 纠正电解质和酸碱平衡紊乱

C. 预防感染　　　　　　　　D. 少进蛋白饮食

E. 透析疗法

3. 护理肾衰竭少尿期患者，下列叙述哪项正确（   ）

A. 大量补液　　　　　　　　B. 摄入含钾食物

C. 禁用库存血　　　　　　　D. 及时补充钾盐

E. 加强蛋白质摄入

4. 急性肾衰竭少尿期的主要死亡原因是（   ）

A. 低血钠　　　　　　　　　B. 酸中毒

C. 心力衰竭　　　　　　　　D. 感染

E. 高钾血症

答案：1. D　2. E　3. C　4. E

分析：考查的是急性肾衰竭少尿期的护理措施及体液失衡类型。

（三）肝衰竭

在我国引起急性肝衰竭的最常见的病因是病毒性肝炎。急性肝衰竭在 MODS 中出现较早，常因循环障碍缺血缺氧、毒素及炎性介质作用等影响，造成肝损害，从而使肝代谢和解毒功能下降或障碍，是导致全身脏器功能衰竭的重要因素。

预防肝昏迷是肝功能障碍时的护理重点，护士应熟悉肝昏迷的诱因及早期表现，以便及时发现和处理。注意观察患者的意识状态、理解力、血压及黄疸变化，警惕消化道出血。做好三保（保肝、保脑、保肾），三利（利胆、利尿、利便）和三防（防出血、防电解质紊乱、防继发感染）。

（四）胃肠衰竭

胃肠是人体的细菌库，在严重创伤、休克、感染、长期静脉高营养或大量使用抗生素等影响下，胃肠发生缺血缺氧，加上炎性介质作用，易引起胃黏膜损害溃疡、出血和坏死。造成胃酸下降，肠黏膜屏障功能破坏，细菌开始大量繁殖移居入血，毒素吸收，肠管扩张，蠕动减弱或消失，易诱发肠源性菌血症、毒血症甚至败血症，进一步促使 MODS 恶化。

（五）心力衰竭

MODS 常伴有心力衰竭或心源性休克。各种原因引起的短时间内心排血量急剧减少，甚至丧失排血功能称为急性心功能不全或衰竭。由于心脏排血功能受阻，排血量减少而致有效循环血量不足引起休克。收缩压降至 80mmHg 以下，心率快，脉细弱，皮肤湿冷，脸色苍白或发绀，尿量减少，患者烦躁，反应迟钝甚至昏迷。

（六）凝血功能衰竭

MODS 时常可激活凝血系统，消耗大量凝血因子和血小板，使循环内广泛地形成微血栓，导致 DIC，组织缺血缺氧，同时激活纤维蛋白溶解系统，产生继发性纤溶，出现各器官和皮肤、黏膜的广泛出血，故 DIC 既是 MODS 的触发始动因子，又可能是 MODS 的临终前表现。

（七）脑衰竭

影响脑功能因素复杂，以脑水肿最常见。例如，缺氧、高碳酸血症、酸碱、水电解质失衡、血渗透压改变及镇静药物等作用，都可对判断脑功能受损造成影响。目前尚缺乏对脑损伤有效的监测手段，故一般采用格拉斯哥昏迷计分法，在排除影响因素、不用镇静药情况下，8 分以下者临床可诊断为急性脑衰竭。

（八）代谢功能衰竭

严重水、电解质和酸碱平衡失衡，难治性高血糖及高乳酸血症等，都使 MODS 的治疗困难重重。

小　结

MODS 是 ICU 中常见的临床综合征，它既是多种急性危重病的并发症，也是许多危重症的最终结果，死亡率极高。

目前，对 MODS 尚缺乏有效的治疗方法，因此对 MODS 进行持续的器官功能监测、预防 MODS 发生十分重要。本章学习了 MODS 病因、发病机制、临床表现、诊断及护理等知识点。监测的目的在于及时发现已有或可能出现的器官功能异常，采取有效的措施，阻断 MODS 的发生。

在护理方面，要求护士不但要具有多专科医疗护理基础知识，还要熟练掌握各种监护仪器的使用、临床监护参数的分析及临床意义，做好详细记录，做到早期发现，早期检查，早期诊断，早期治疗，统筹兼顾，防治结合。

自 测 题

A₁ 型题

1. 所谓 MODS 的叙述，下列哪个是正确的（　　）

A. 是一个独立疾病

B. 是单一脏器的功能衰竭

C. 是一个涉及多个器官的复杂的综合征

D. 是许多脏器的功能衰竭

E. 器官功能障碍是不可逆的

2. MODS 常见及主要的发病因素有（　　）

A. 严重感染和败血症

B. 严重创伤

C. 各型休克

D. 烧伤、大手术

E. 以上都是

3. 对于 MODS 的处理，根本的途径是（　　）

A. 预防　　　B. 病因治疗

C. 器官功能支持　D. 免疫调整

E. 营养支持

4. 休克引起急性肾衰竭属于（　　）

A. 肾缺血所致肾性损害

B. 肾前性病变，有效循环血量下降

C. 肾中毒所致肾损害

D. 尿路不畅所致肾后性改变

E. 肾小管坏死所致肾性改变

5. 多器官衰竭时，最常见的病因是（　　）

A. 严重心力衰竭　B. 出血坏死性胰腺炎

C. 消化道大出血　D. 创伤

E. 严重感染

6. 急性呼吸窘迫综合征时，最有效的治疗措施是（　　）

A. 持续低流量吸氧

B. PEEP

C. 激素治疗

D. 抗感染

E. 对症治疗

7. 多器官衰竭时，最先受累的器官是（　　）

A. 心　　　　B. 肺

C. 脑　　　　D. 肾

E. 肝

8. 在我国，引起急性肝衰竭的最常见的病因是（　　）

A. 病毒性肝炎　　B. 酒精中毒

C. 急性心力衰竭　D. 非甾体抗感染药　（　　）

E. 毒物中毒

9. 引起颅内压增高的最主要原因是（　　）

A. 脑水肿　　　　B. 脑脓肿

C. 脑肿瘤　　　　D. 脑脊液回流受阻

E. 脑脊液增多

A₃型题

（10、11题共用题干）　　　　　　　　　　　（　　）

　　患者，男，有糖尿病史，5日前患肺炎并感染性休克，昨日有心功能不全的表现，今日又出现了肾功能不全的征象。

10. 你考虑这位患者可能出现了什么情况（　　）

A. 糖尿病加重

B. 金黄色葡萄球菌肺炎

C. 感染性休克

D. 心功能不全（新功能Ⅳ级）

E. MODS

11. 这位患者最可能出现的心理反应是（　　）

A. 紧张　　　　　B. 恐惧

C. 焦虑　　　　　D. 厌倦

E. 无所谓

（曲瑞莲）

第8章　咬伤与蜇伤

在急救医学中，许多动物的咬伤可以引起严重的后果，救治不及时可以出现生命危险。毒蛇咬伤后可引起急性肾衰竭、心力衰竭、呼吸衰竭及内脏出血等严重并发症。犬咬伤可发生狂犬病。蜂蜇伤除有局部表现外，还可能发生窒息、过敏性休克甚至死亡。本章主要介绍以上3类动物导致的损伤及所应采取的治疗和护理措施。

第1节　毒蛇咬伤患者的救护

案例 8-1

患者，男，农民。在山上劳动时右下肢被蛇咬伤，伤口剧痛，出血多，伤口周围皮肤瘀青，有水疱，伴全身大汗，恶心、呕吐。

问题： 现场该如何进行急救处理？

一、概　　述

（一）病因

蛇咬伤是常见的生物性损伤，多发生于夏、秋两季。蛇分无毒蛇和毒蛇2类。无毒蛇头部呈椭圆形，色彩不明显，咬伤后只在局部皮肤留下两排对称锯齿状细小齿痕，轻度刺痛，无碍生命。毒蛇的头多呈三角形，色彩斑纹明显，咬伤处有一对大而深的牙痕。毒蛇咬伤后，其蛇毒可引起严重的全身中毒症状而危及生命。

（二）毒蛇类型与发病机制

毒蛇咬人时，蛇的毒液通过毒牙灌注进入人的皮下或肌肉组织内，人体吸收后迅速扩散到全身，造成机体重要脏器生理功能紊乱，重者导致死亡。通常蛇毒分为3类。

1. 神经毒素　能阻断中枢神经和神经肌肉接头的递质释放或传递，引起呼吸肌麻痹和全身肌肉瘫痪。如以神经毒为主的有金环蛇、银环蛇及海蛇等。

2. 血液毒素　有溶解组织、溶血或抗凝血作用，能破坏血管壁和红细胞膜，对心脏也有极强的毒性，可引起心律失常、循环衰竭、溶血和出血。如以血液毒为主的有竹叶青蛇、五步蛇、蝰蛇等。

3. 混合毒素　兼有神经毒素和血液毒素的病理作用。如以混合毒为主的有蝮蛇、眼镜蛇等。

蛇毒还含有透明质酸酶，能溶解细胞间质，使蛇毒从咬伤处迅速扩散并进入血液，造成全身中毒。

二、护　理　评　估

（一）健康史

了解蛇咬伤发生的地点、时间及咬伤后的处理，根据蛇的形态特点、咬伤牙痕、伤后的局部症状等，判断蛇的种类。

（二）身体状况

1. **神经毒类** 神经毒类毒蛇咬伤后，局部不痛或微痛，红肿不严重，无渗液，逐渐出现麻木感并向肢体近侧蔓延。伤后 1～6 小时出现全身中毒症状，如眩晕、嗜睡、乏力、步态不稳；重者视物模糊、言语不清、呼吸困难、全身肌肉酸痛、软瘫，继而出现昏迷、血压下降、呼吸极度费力，最后导致呼吸肌麻痹和心力衰竭，甚至死亡。

2. **血液毒类** 局部症状出现较早且较严重。伤口剧痛，肿胀明显，出血不止，皮肤青紫色，可有水疱或血疱，淋巴结炎及淋巴管炎明显。多出现出汗、恶心、呕吐、腹痛、腹泻等全身中毒症状，出血和溶血倾向明显，如伤口出血、咯血、呕血、便血和血尿等。严重时可因休克、循环衰竭或急性肾衰竭而死亡。

3. **混合毒类** 兼有上述 2 种毒素作用的特点，局部症状明显，全身症状发展较快，主要死于呼吸肌麻痹和循环衰竭。

（三）治疗要点

伤口近端环形结扎伤肢，延缓毒素吸收扩散；局部清创排毒，减少蛇毒吸收；全身用解蛇毒药中和蛇毒；对症及支持疗法，防止并发症。

三、护 理 措 施

（一）现场急救

1. **伤肢制动** 毒蛇咬伤后，应保持镇静，尽量少动，立即取坐位或卧位，伤肢保持下垂。切忌惊慌奔跑，以减少毒液吸收和扩散。

2. **环形缚扎** 迅速用绳子、布带等物品缚扎伤口近心端，松紧度以阻止静脉血回流但不影响动脉血流为原则，同时将患肢下垂。缚扎后每 20～30 分钟放松缚扎带 1～2 分钟，以防肢体缺血坏死。在得到有效治疗后，缚扎即可解除。咬伤超过 12 小时不宜缚扎。

考点：毒蛇咬伤伤口的缚扎

3. **排除毒液** 用大量清水冲洗伤口，同时用手从肢体的近心端向伤口方向反复挤压，挤出毒液，持续 20～30 分钟。也可用嘴吮吸伤口排毒，吸出的毒液随即吐掉，用清水漱口。伤口较深者须将伤口周围多处皮肤组织切开、深至皮下，再用拔罐或吸乳器抽吸，促使部分毒液排出。但血液毒类毒蛇咬伤者禁忌多处切开，以防出血不止。排毒完成后，伤口要湿敷以利毒液流出。

4. **转送患者** 在运送途中，用凉水湿敷伤口，每 20～30 分钟放松缚扎带 1～2 分钟。

✎ **护考链接**

护士为毒蛇咬伤患者施行现场急救措施，其先后次序正确的是（ ）

A. 缚扎、排毒、冲洗　　　B. 缚扎、冲洗、排毒　　　C. 冲洗、切开、排毒
D. 冲洗、缚扎、排毒　　　E. 排毒、冲洗、缚扎

答案：B

分析：护士为毒蛇咬伤患者施行现场急救措施，其先后次序为：①缚扎，以减少蛇毒吸收。②冲洗，用大量清水、肥皂水冲洗伤口及周围皮肤，以破坏蛇毒。③排毒，反复冲洗伤口，缓慢挤压伤肢，以促使毒液从伤口流出。

（二）局部护理

1. **伤口湿敷及中草药外敷** 伤口经急救初步排毒处理后，可用多层纱布浸透高渗盐水或 1∶5000 高锰酸钾溶液湿敷，有利于引流毒液和消炎退肿。纱布需保持湿润，血污较多时要及时更换敷料，伤肢保持下垂，不可抬高。肢体肿胀处可外敷中草药或蛇药片。

2. 局部阻滞疗法

（1）普鲁卡因肢体环状阻滞：用 0.25% 普鲁卡因加地塞米松 5mg，在肿胀区上方 4～5cm 处皮下做环形注射，下肢用 100～140ml，上肢用 40～60ml，有止痛、消炎、退肿和减轻过敏等作用。

（2）胰蛋白酶局部注射：取胰蛋白酶 2000～6000U 以 0.25% 普鲁卡因稀释后，在伤口周围注射，亦可在肿胀上方环形阻滞，以分解蛇毒，可使其失去毒性作用。

3. 全身护理

（1）解毒措施：内服蛇药片或其他蛇药、中草药等。如有条件可注射抗蛇毒血清。在注射前，必须做血清过敏试验。将抗蛇毒血清 1 安瓿，以等渗盐水稀释至 20～40ml 后缓慢静脉注射，小儿和成人剂量相同。如果皮试阳性可疑，可先将地塞米松 5mg 加入 25% 葡萄糖溶液 20ml 中静脉注射，经 15 分钟后再注射抗蛇毒血清。皮试强阳性者，忌用抗蛇毒血清。

（2）完善辅助检查：尽快检查凝血功能和肾功能，若发现血小板减少，凝血因子减少，凝血酶原时间延长，血肌酐增高，肌酐磷酸激酶增加，肌红蛋白尿等异常改变，及时上报医生。

（3）防治并发症：密切观察神志、血压、脉搏、呼吸和尿量变化，注意有无中毒性休克、急性肾衰竭、心力衰竭、呼吸衰竭及内脏出血等严重并发症，每日给予肾上腺皮质激素，能提高机体对蛇毒的耐受性。①若蛇咬伤后 8 小时仍未排尿，经检查并非因血容量不足引起，应考虑急性肾衰竭的可能，需及早采用甘露醇利尿。②若出现呼吸困难、发绀时，应警惕呼吸衰竭，需及时给氧，使用呼吸兴奋剂，并准备好气管插管及人工呼吸机，必要时紧急插管，行人工呼吸。③若出现呕血、便血或血尿，提示内脏出血，应使用止血剂，如出血过多应予输血。

（4）补充能量：每日给予足够热量及维生素 B、维生素 C，以增加机体抵抗力。因蛇毒对心、肾的毒性较大，不但不宜大量快速静脉输液，而且在补液过程中应注意心肺功能情况，以防补液过量而发生心力衰竭和肺水肿。

4. 健康指导

（1）野外活动时，尽量避开树林茂密的地段，尽量穿高筒鞋及戴手套，同时将裤口、袖口扎紧。

（2）露营时选择空旷、干燥的地面，晚上在营帐周围点燃火焰。

（3）一旦被蛇咬伤，伤肢应制动，置于低位，立即绑扎伤口近心端肢体，迅速排出蛇毒，局部冷敷，迅速送往医院。

第 2 节 犬咬伤患者的救护

案例 8-2

患者，男，10 岁。在玩耍时左手示指末端被犬咬伤，伤口红肿，少量出血，来医院前已经清水冲洗伤口。

问题：患者伤口该如何处理？

一、概　述

（一）病因

犬咬伤的发生率较高。若伤人的犬感染狂犬病病毒，则被咬伤者可发生狂犬病，又名恐水症，是由狂犬病病毒引起的一种以侵犯中枢神经系统为主的急性传染病。被病犬咬伤后狂犬病的平均发病率为 15%～20%。

狂犬病患者的特殊症状是（　　）

A. 怕光　　　　　　　　B. 恐声

C. 恐水　　　　　　　　D. 怕风

E. 抽搐

答案：C

分析： 狂犬病患者兴奋期的突出表现为极度恐怖、恐水、怕风、发作性咽肌痉挛、呼吸困难、排尿排便困难及多汗流涎等。本期持续 1～3 日。恐水是狂犬病的特殊症状，典型者见水、饮水、听流水声甚至仅提及饮水时，均可引起严重咽喉肌痉挛。

（二）发病机制

　　狂犬病病毒主要存在于病畜的脑组织及脊髓中，其涎腺和涎液中也含有大量病毒，并随涎液向体外排出。故带病毒的涎液可经各种伤口、抓伤、舔伤的黏膜和皮肤而进入人体导致感染；狂犬病病毒对神经组织具有强大的亲和力，在入侵伤口处停留 1～2 周若未被灭活，病毒会沿周围传入神经上行到达中枢神经系统，引发狂犬病。

二、护 理 评 估

（一）健康史

　　询问犬咬伤的时间、部位及伤后处理情况，还应询问犬是否接受过免疫注射，是否有被病犬唾液沾染皮肤黏膜破损处的病史。

（二）身体状况

　　受染者是否发病与潜伏期的长短、咬伤部位、伤后处理及机体抵抗力有关。潜伏期短者约 10 日，平均 30～60 日，个别的可长达数月或数年。咬伤越深、部位越接近头面部，其潜伏期越短、发病率越高。

　　1. 症状　发病初期，伤口周围麻木、疼痛，逐渐扩散到整个肢体，继之出现发热、烦躁、全身乏力、恐水、怕风、咽喉痉挛、进行性瘫痪，最后可出现昏迷、循环衰竭而死亡等。

　　2. 体征　有利齿造成的深而窄的伤口，出血，伤口周围组织水肿。

（三）心理-社会状况

　　犬咬伤后，部分患者出现焦虑不安和恐惧心理，担心会感染狂犬病，或对接种狂犬病疫苗有顾虑；部分患者则不以为然，抱有侥幸心理。多数狂犬病患者（除后期昏迷者外）神志清醒，恐惧不安，恐水使患者更加痛苦。

（四）治疗要点

　　犬咬伤后，应尽早处理伤口及注射狂犬疫苗。

三、护 理 措 施

（一）有效处理伤口

　　1. 清创　犬咬伤后伤口小而浅者，仅用碘酊、乙醇进行消毒后包扎即可。其余均应立即行清创术：用大量生理盐水、0.1%苯扎溴铵溶液及 3%过氧化氢溶液反复冲洗伤口，必要时稍扩大伤口，并用力挤压周围软组织，设法将沾污在伤口上犬的涎液和伤口血液冲洗干净，不予缝合，以利引流。

　　2. 用狂犬病免疫球蛋白（20U/kg）在伤口周围做浸润注射。

3. 伤口的延迟处理　若咬伤 1~2 日或更长时间，或伤口已经结痂，也必须将结痂去掉后按上述方法处理。

考点：犬咬伤后的伤口处理

（二）尽早免疫注射

1. 免疫治疗　伤后及早注射狂犬病疫苗进行主动免疫。首次注射疫苗的最佳时间是咬伤后48小时内。方法：在伤后第 3、7 日皮内注射 2 点（每点 0.1ml），第 14、28 日再分别皮内注射 1 点。抗狂犬病血清或狂犬病免疫球蛋白能中和体液中游离的狂犬病病毒，疑为不能排除狂犬病者，应尽早使用。若曾经接受过主动免疫，则咬伤后不需要被动免疫治疗，仅在伤后当日与第 3 日强化主动免疫各一次。

2. 防治感染　常规使用破伤风抗毒素注射液，预防破伤风的发生，应用抗菌药物防止伤口感染的发生。

3. 避免发生窒息，保持气道通畅

（1）病室管理：保持病室安静，避免光、声、风的刺激，防止患者痉挛发作。

（2）有序护理：由专人护理，各项护理操作按序、尽量集中进行或在应用镇静药后进行。一旦发生痉挛，立即遵医嘱使用巴比妥类镇静药等。

（3）保持呼吸道通畅：气道分泌物多时，应及时用吸引器吸出，必要时气管切开或插管。

4. 输液和营养支持

（1）静脉输液：发作期患者因不能饮水或多汗，常呈缺水状态，需静脉输液，维持体液平衡。

（2）营养支持：病情允许，可通过鼻饲或静脉途径供给机体营养和水分。

5. 预防感染

（1）加强伤口护理：早期患肢下垂，严格执行无菌操作规程，注意观察伤口及敷料有无浸湿，及时更换敷料，保持伤口清洁和引流通畅。

（2）抗感染：遵医嘱按时应用抗菌药物并观察用药效果。

（3）加强隔离防护：护理人员应穿隔离衣、戴口罩和手套，防止患者伤口内分泌物和唾液中的病毒通过皮肤细小破损处侵入而引起感染。

6. 健康指导

（1）对被允许豢养的犬，要定期进行疫苗注射。

（2）教育儿童不要养成接近、挑逗犬的习惯。

（3）犬咬伤后可先在咬伤处近端绑扎止血带。

（4）立即、就地、彻底冲洗伤口是预防狂犬病的关键。用大量清水反复、彻底冲洗伤口，并用力挤压周围软组织，设法将伤口犬的唾液和血液冲洗干净。

（5）被犬咬伤后，及时到正规医院处理创面和注射狂犬病疫苗，常规注射破伤风抗毒素。

第 3 节　蜂螫伤患者的救护

案例 8-3

患者，男，12 岁。在野外玩耍时面部被蜜蜂螫伤，伤口刺痛、红肿，出血多，伤口周围皮肤出现风团或水疱。

问题：该如何进行急救处理？

一、概　　述

蜂的种类很多，主要包括蜜蜂和黄蜂，蜂的腹部后节内有毒腺，与蜂的管状尾刺相通，蜇入人体时射出毒液，注入组织中，毒刺亦常留于皮内。根据蜂种类的不同，其毒液的成分也不完全一样。蜜蜂毒液为酸性，黄蜂毒液为碱性，比蜜蜂毒性更强。蜂毒主要成分为神经毒、蚁酸、蛋白质与组胺。黄蜂蜂毒还含有缓激肽、5-羟色胺和胆碱酯酶。人被蜂蜇伤后除引起局部症状外，还可以引起全身毒性反应、溶血、出血等表现，有特异性过敏体质者被蜂蜇伤后，可发生严重的过敏反应和 MODS。

二、护 理 评 估

（一）健康史

了解蜂蜇伤发生的时间、地点及伤后的处理，根据蜂的形态特点、伤后的局部症状等及时判断蜂的种类。

（二）身体状况

1. 局部表现　被蜂蜇伤后，受伤部位立即出现刺痛、触痛、痒感，局部红肿明显，中心有出血点或血疱疹，少数出现风团或水疱。一般情况下，局部症状可于数小时内自行消失。如伤口内遗留有蜂刺，容易引起感染。如蜇伤头、颈、胸部和上肢，症状多数较严重，可发生大面积的水肿，有剧痛。通常黄蜂蜇伤的局部症状较重。

2. 全身表现　被蜂群多处蜇伤，短时间内可出现畏寒、发热、头晕、头痛、恶心、呕吐、烦躁不安、全身震颤、痉挛或瘫痪；严重者出现昏迷、抽搐、肺水肿、休克、急性肾衰竭；对蜂毒过敏者，出现荨麻疹、气喘、呼吸困难、喉头水肿，可导致窒息和过敏性休克，如不及时抢救，可在数小时或数日内死亡。黄蜂蜇伤比蜜蜂更严重，常有溶血、血红蛋白尿，因急性心、肝、肾等器官功能衰竭而死亡。

考点：蜂蜇伤的表现

（三）治疗要点

被蜂蜇伤后，尽快拔出毒刺，挤出毒液。蜜蜂刺伤者可用稀氨水或碳酸氢钠溶液冲洗、湿敷。黄蜂刺伤者可用食醋、醋酸等冲洗。有全身反应者可口服抗组胺药物或泼尼松。疼痛剧烈时可服镇痛药。如果发生低血压则可皮下注射 1：1000 肾上腺素 0.3～0.5ml，并密切观察。

三、护 理 措 施

（一）有效处理伤口

1. 去除毒刺　尽快拔出毒刺，注意在拔出时不要挤压毒囊，以免更多的毒液进入血内，散布全身，加重病情。局部可用拔罐或吸乳器吸出毒液。

2. 清洗伤口　蜜蜂蜇伤后，可用肥皂水、5%碳酸氢钠或 3%氨水等弱碱性液体冲洗以中和酸性毒液。黄蜂蜇伤后则用 3%硼酸、1%乙酸或稀食醋等弱酸性液体冲洗以中和碱性毒液。确认伤口内已无蜂刺后，局部碘伏消毒。

考点：蜂蜇伤后伤口的处理

（二）疼痛护理

对患处冷敷，以减轻疼痛和肿胀，禁忌在伤口上直接冰敷。局部疼痛剧烈者作封闭治疗。亦可给予镇痛剂口服。

（三）对症护理

1. 症状轻者口服或肌内注射抗组胺药、10%葡萄糖酸钙静脉注射，并口服蜂药等。

2. 症状重者 1：1000 肾上腺素 0.5～1ml，皮下注射或肌内注射。可用琥珀酸氢化可的松 100mg，静脉注射或静脉滴注，1 日量用至 200～300mg；或地塞米松 20～30mg，分次静脉注射。

3. 发生血红蛋白尿者，除应用碳酸氢钠、乳酸钠溶液等碱性药物碱化尿液，并适当增大补液量以增加尿量外，还可采用 20%甘露醇等以利尿。

4. 发生少尿或无尿者，需按急性肾衰竭处理，给予糖皮质激素抵抗毒素，控制液体量，利尿，防止肾小管阻塞。若红细胞计数进行性下降，血红蛋白尿不能纠正，应尽早行血液透析治疗。

5. 发生休克的患者，除采取输液等抗休克措施外，还应选用升压药物如多巴胺等药物。

6. 对群蜂蜇伤或伤口已有化脓迹象者，应遵医嘱加用抗生素。

（四）健康指导

1. 养蜂人在取蜜时要做好个人防护，不要暴露身体。

2. 在户外穿长袖、长裤，避免穿鲜艳的衣服和拖鞋，避免使用香水等含香料的物品。

3. 不要去追捕蜜蜂、戏弄蜂巢。

4. 请专业人员去除居家附近的蜂巢。

小　结

蛇毒分为神经毒素、血液毒素和混合毒素 3 种。毒蛇咬伤后应就地救护，主要措施是伤肢制动、下垂，在距伤口近心端 5cm 缚扎，用大量清水冲洗，做多切口排毒。其他护理措施包括给予抗生素和破伤风抗毒素，伤口湿敷及中草药外敷，用普鲁卡因或胰蛋白酶局部阻滞，内服蛇药或注射抗蛇毒血清，防治急性肾衰竭、心力衰竭、呼吸衰竭及内脏出血等严重并发症。

犬咬伤可发生狂犬病，伤口应立即清创：用大量生理盐水、0.1%苯扎溴铵溶液及 3%过氧化氢溶液反复冲洗伤口，必要时稍扩大伤口，并用力挤压周围软组织，不予缝合。及早注射狂犬病疫苗。

蜂蜇伤后，局部出现刺痛、触痛、痒感，红肿明显，伤口有出血点或血疱疹，少数出现风团或水疱。被蜂群多处蜇伤，症状严重，救治不及时会出现窒息、过敏性休克甚至死亡。被蜂蜇伤后，尽快拔出毒刺，挤出毒液，用弱碱性液体或弱酸性液体冲洗以中和毒液，同时合理使用各种药物对症处理。

自测题

A₁ 型题

1. 毒蛇咬伤现场急救首先是（　　）

A. 高锰酸钾冲洗伤口
B. 伤口上方捆扎
C. 普鲁卡因局部封闭
D. 扩大伤口使毒液外流
E. 服用蛇药

2. 毒蛇咬伤的护理措施不正确的是（　　）

A. 稳定患者情绪
B. 在咬伤肢体近侧距创口 10～20cm 处，用止血带或就地取材加以缚扎

C. 转运途中应保持伤口与心脏部位持平不宜抬高肢体
D. 将肢体浸入冷水（4～7℃）3～4 小时后用冰袋
E. 用大量清水、肥皂水冲洗伤口及周围皮肤，再用 3%过氧化氢溶液、1：5000 高锰酸钾溶液反复重洗

3. 狂犬病毒感染机体后，侵犯的主要器官是（　　）

A. 唾液腺　　　　B. 血管内皮
C. 肌肉　　　　　D. 中枢神经系统

E. 肝脏

4. 狂犬病最有意义的早期症状是（　　）

A. 喉头紧缩感　　B. 恐惧

C. 愈合的伤口及其神经支配区有痒、痛、麻及蚁走等异样感觉

D. 高度兴奋　　E. 发热

5. 蜜蜂蜇伤的护理措施不正确的是（　　）

A. 尽快拔出毒刺

B. 不要挤压毒囊

C. 用3%硼酸、1%乙酸等弱酸性液体冲洗伤口

D. 对患处冷敷，以减轻疼痛和肿胀

E. 确认伤口内无蜂刺后，局部碘伏消毒

A₂型题

6. 患者，男，42岁，在树丛中割草不慎被蛇咬伤，现场急救时处理措施错误的是（　　）

A. 抬高伤肢　　B. 立即呼救

C. 就地取材，绑扎

D. 伤口排毒　　E. 切勿奔跑

7. 患儿，男，8岁。因被邻居家的宠物犬咬伤小腿就诊。接诊护士询问其在家中处理方法并检查伤口，告知其不正确的处理方法是（　　）

A. 立即包扎伤口

B. 患肢下垂

C. 立即就地用大量清水清洗伤口

D. 冲洗后用酒精消毒伤口

E. 用力挤压伤口周围软组织

A₃型题

（8~10题共用题干）

患者，女，40岁。在田间劳作时小腿被毒蛇咬伤，局部留下一对大而深的齿痕，伤口出血不止，周围皮肤迅速出现瘀斑、血疱。

8. 应优先采取下列的急救措施是（　　）

A. 首先呼救　　B. 立即奔跑到医院

C. 早期绑扎伤口近心端肢体

D. 伤口排毒　　E. 反复挤压伤口

9. 为减慢毒素吸收，伤肢应（　　）

A. 抬高　　B. 局部热敷

C. 与心脏置于同一高度

D. 局部按摩　　E. 制动并下垂

10. 为降解伤口内蛇毒，可用于伤口外周封闭的是（　　）

A. 淀粉酶　　B. 脂肪酶

C. 地塞米松　　D. 胰蛋白酶

E. 糜蛋白酶

（刘鸿业）

第 9 章

急性中毒患者的救护

大量的影视作品中总有这样的角色中毒场景：中毒者腹痛难忍，七窍流血，生命短时间内就结束了。现实生活中的中毒现象也是这样吗？在同学们身边或者医院急诊科应该能见到这样的情景：患者头痛、头晕、恶心、呕吐、乏力、疲倦，甚至休克、昏迷；患者身上带有特殊气味，身边留有药瓶；又或者口角、面颊部、皮肤留有腐蚀的痕迹。面对这样的场景，你首先会想到什么？又该怎样去紧急救治？这就是本章我们要解决的问题。

第1节 概 述

当进入人体的化学物质达到中毒剂量时导致组织和器官损害而引起的全身性疾病称为中毒。引起中毒的化学物质称毒物。根据接触毒物的毒性、剂量和时间，通常将中毒分为急性中毒和慢性中毒两类：急性中毒是由短时间内吸收大量毒物引起，发病急、症状严重、变化迅速，如不积极治疗，可危及生命；慢性中毒是由长时间少量毒物进入人体蓄积引起，起病缓慢、病程较长，缺乏特异性中毒诊断指标，容易误诊和漏诊。因此，对于怀疑慢性中毒患者要认真询问病史和查体，慢性中毒常为职业中毒。

一、中毒的发病机制

（一）病因

1. **职业中毒** 在毒物的生产、保管、运输和使用过程中，如不遵守安全防护制度就会发生中毒。

2. **生活中毒** 自服、误服、意外接触毒物、用药过量等均可引起中毒。

（二）发病机制

1. **毒物的吸收、代谢和排出** 毒物可经呼吸道、消化道、皮肤黏膜、伤口注射等途径进入人体，经血液循环分布于全身，主要在肝脏进行代谢，使大多数毒物的毒性降低，少数毒物在代谢后毒性反而增强。多数毒物由肾脏和肠道排出，少数毒物可经皮肤、汗腺及唾液腺排出，气体及易挥发性毒物以原形态经呼吸道排出，铅、汞、砷等重金属可由乳汁排出。

2. 中毒机制主要表现为以下几种形式（表 9-1）。

3. 常见毒物中毒的临床表现见表 9-2。

表 9-1 毒物的主要中毒机制及举例

中毒机制	举例
缺氧	一氧化碳、硫化氢、氰化物→阻碍氧的吸收、转运、利用→机体组织和器官缺氧（脑和心肌最敏感）
中枢神经抑制作用	有机溶剂和吸入性麻醉剂（强烈亲脂性）→易通过血-脑屏障→干扰氧和葡萄糖进入细胞→抑制脑功能
抑制酶活力	有机磷杀虫药→抑制胆碱酯酶；氰化物→抑制细胞色素氧化酶；重金属→抑制含巯基酶
干扰细胞或细胞器功能	四氯化碳→经酶催化产生三氯甲烷自由基→线粒体、内质网变性，细胞死亡
竞争受体	阿托品→阻断毒蕈碱受体
局部刺激和腐蚀	强酸、强碱→吸收组织水分、与蛋白质或脂肪结合→局部组织细胞坏死

表 9-2　常见毒物中毒的临床表现

临床表现	常见的毒物
皮肤黏膜烧伤	强酸、强碱、甲醛等
发绀	麻醉药、有机溶剂、刺激性气味、苯胺、硝基苯、亚硝酸盐等
黄疸	四氯化碳、毒蕈、鱼胆等
皮肤樱桃红	氰化物、一氧化碳
瞳孔扩大	阿托品、麻黄碱、抗组胺药等
瞳孔缩小	有机磷农药、吗啡、巴比妥类药物等
失明	甲醇、一氧化碳
流涎	有机磷、毒蕈
腹痛、呕吐、腹泻	有机磷、毒蕈、桐油、强酸、强碱
谵妄	阿托品、乙醇等
精神失常	二硫化碳、一氧化碳、四乙铅等
抽搐	氰化物、有机磷、中枢兴奋药、异烟肼等
瘫痪	一氧化碳、河鲀毒、蛇毒、箭毒等
昏迷	麻醉剂、安眠药、有机溶剂、窒息性毒物
呼吸加快	甲醇、水杨酸、马钱子、樟脑等
呼吸抑制	安眠药、吗啡等
呼气有特殊气味	乙醇有酒精味，有机磷杀虫药有蒜味，氰化物有苦杏仁味
哮喘	甲醛、氨、氯、有机磷、拟胆碱类药物
肺水肿	刺激性气体、有机磷杀虫药、氰化物
血压升高	樟脑、麻黄碱、拟肾上腺类药物
血压下降	强酸、强碱、砷类、亚硝酸盐、氰化物、中枢抑制剂、有机溶剂等
心搏骤停	洋地黄、奎尼丁（心动过缓）；阿托品、拟肾上腺素类药物（心动过速）
心律失常	窒息性毒物、河鲀毒、奎尼丁
休克	三氧化二砷、强酸、强碱、巴比妥类药物、砷、锑等
急性肾衰竭	升汞、四氧化碳、氨基糖苷类抗生素、毒蕈、苯酚、磺胺、头孢菌素
溶血性贫血	砷化氢、苯胺、硝基苯等
白细胞减少	苯、氯霉素及抗癌药等
出血	阿司匹林、氯霉素、抗癌药、肝素、双香豆素、蛇毒、华法林等

二、急性中毒的救治原则

1. 立即终止与毒物接触。
2. 尽快清除进入体内但未吸收的毒物。
3. 迅速采取措施促进已吸收的毒物排出。
4. 应用减毒药物。
5. 对症支持治疗，防治并发症。

三、急性中毒的救护措施

（一）立即终止与毒物接触

1. 吸入性中毒　尽快将患者撤离中毒现场，解开患者衣领，保持其呼吸道通畅，给予吸氧，注意保暖。

2. 接触性中毒 立即脱去患者污染的衣服，用大量清水或肥皂水反复冲洗其皮肤、毛发。水温不宜过高，以防体表血管扩张，促进毒物吸收。冲洗时间为15～30分钟。若毒物溅入眼内，应立即用清水或等渗盐水冲洗，时间不少于5分钟，然后给予抗生素眼药水或眼药膏，以防继发感染。

（二）清除尚未吸收的毒物

经口服中毒者，早期清除胃肠道内尚未吸收的毒物可使病情明显改善，越早、越彻底、越好。

1. 催吐 神志清醒且能配合者可选用此法。昏迷、惊厥、休克状态、腐蚀性毒物摄入和无呕吐反射者禁用此法。催吐法易引起误吸，目前临床上已不常规应用。

2. 洗胃 是口服中毒患者抢救成功的关键，应尽早、反复、彻底实施。洗胃一般在服药6小时内有效，6小时后如部分毒物残留胃内，仍有洗胃必要。急性中毒患者口服洗胃的原则是先出后入，先抽出胃内容物，再注入洗胃液，快进快出，出入基本保持平衡。洗胃时患者取左侧卧位，洗胃液根据不同毒物选用，以清水和生理盐水最常用。洗胃液的最佳温度应控制在35℃左右。过热可促进局部血液循环，加快毒物的吸收；温度过低可加速胃蠕动，促进毒物排入肠腔。每次注入洗胃液以200～300ml为宜，然后尽量排出，反复进行直至排出液澄清。

3. 导泻 可清除进入肠道内的毒物，减少毒物的吸收。洗胃后口服或胃管灌入泻药，严重腹泻和虚脱者不宜导泻。导泻常用聚乙二醇、硫酸镁或硫酸钠，一般不用油脂类泻药，以免促进脂溶性毒物吸收。

4. 灌肠 除腐蚀性毒物中毒外，用于口服中毒6小时以上、导泻无效及抑制肠蠕动毒物（巴比妥类、颠茄类或阿片类）中毒者。应用1%温肥皂水连续多次灌肠。

（三）促进已吸收毒物的排出

1. 利尿 排毒毒物多由肾脏排泄，加速利尿可促进毒物排出。如可口服或静脉补液来增加尿量，也可使用利尿剂（呋塞米、甘露醇）等加速毒物排出。改变尿液酸碱度可加速某些毒物排泄，如用碳酸氢钠碱化尿液，可促进弱酸性药物由尿液排出；用氯化铵、维生素C酸化尿液，可促进有机碱类由尿排出。

2. 吸氧 纠正组织缺氧状态，加速毒物排出。一氧化碳中毒时，高压氧治疗可使碳氧血红蛋白解离，加速一氧化碳排出。

3. 血液净化疗法 包括血液透析、血液灌流、血浆置换等方法，中毒12小时内进行透析效果较好。

（四）应用解毒药物

1. 特效解毒剂 仅少数毒物有特效解毒剂。常用的特效解毒剂及可对抗毒物见表9-3。

表9-3 常用的特效解毒剂

解毒药物	对抗毒物	解毒机制
依地酸二钠钙	重金属（铅、镁、锰、铜）	可与重金属形成络合物而排出体外。主要用于铅中毒
二巯丙醇	砷、汞、金、锑等重金属	与重金属结合成为可溶性化合物，由尿排出
亚甲蓝	亚硝酸盐	使高铁血红蛋白还原成正常血红蛋白
亚硝酸盐—硫代硫酸钠	氰化物	亚硝酸盐使血红蛋白氧化成高铁血红蛋白，后者与氰化物结合形成氰化高铁血红蛋白，其可解离出氰离子；硫代硫酸钠使氰离子转变为低毒硫氰酸盐，从尿中排出
碘解磷定、氯解磷定	有机磷杀虫药	恢复胆碱酯酶活力
阿托品	有机磷杀虫药	竞争性拮抗乙酰胆碱对M受体的激动作用
氟马西尼	苯二氮䓬类药物	竞争性地抑制苯二氮䓬类药物与苯二氮䓬受体的结合，扭转其中枢镇静作用

2. 一般解毒剂　多数毒物中毒无特效解毒剂，可使用一般解毒剂，常用的有以下几种。①保护剂：如牛奶、蛋清、米汤、植物油，口服后能保护消化道黏膜，用于强酸、强碱中毒。②中和剂：包括弱碱、弱酸性药物，通过中和反应降低毒物作用，用于中和吞食的强酸、强碱。③还原剂：维生素 C 能减轻铅、砷等的毒性。④氧化剂：高锰酸钾可破坏生物碱及有机物，降低阿片、硫化锌等的毒性。⑤吸附剂：活性炭可吸附毒物。⑥沉淀剂：包括浓茶、乳酸钙等，使毒物沉淀不被吸收，适用于重金属或生物碱中毒。

（五）对症、支持治疗和防治并发症

关键在于保护心、脑、肾等重要脏器，使其恢复功能。密切观察病情变化，积极治疗脑水肿、肺水肿、休克等，保证营养，防治感染和其他并发症。

第2节　急性有机磷农药中毒患者的救护

案例 9-1

　　患者，女，32 岁，因邻居见其恶心呕吐，口唇青紫，流涎，神志模糊，躺在床上打滚，同时发现床边有一只农药瓶，急送其入院。体格检查：意识模糊，脉搏、呼吸增快，血压升高。

问题：　1. 案例中有哪些信息是重要的，该如何进一步收集疾病资料？

　　　　　2. 应采取哪些急救措施？

　　　　　3. 该患者存在的护理问题有哪些？都有哪些护理诊断？

有机磷农药是一类含有机磷酸酯或硫代硫酸酯化学结构的有机化合物，简称有机磷。绝大多数有机磷为淡黄色或棕色油状液体（敌百虫为白色结晶），有蒜臭味，稍有挥发性。主要用于农业杀虫，亦可作为家庭杀虫剂，对人畜均有毒性（表 9-4）。

表 9-4　有机磷农药分类及其代表药物

分类	代表药物
剧毒类	甲拌磷（3911）、内吸磷（1059）、对硫磷（1605）、丙氟磷（DFP）、速灭磷
高毒类	甲基对硫磷、甲胺磷、氯化乐果、敌敌畏、久效磷、亚砜磷
中度毒类	乐果、乙硫磷、敌百虫、倍硫磷
低毒类	马拉硫磷、辛硫磷、碘硫磷

一、病因及中毒机制

（一）病因

1. 职业性中毒　接触史常较明显，多由于生产、运输、使用过程中不遵守操作规程或不重视个人防护，经皮肤或呼吸道途径吸收中毒。

2. 非职业性中毒　多由于误服、自服或食用近日内喷洒过农药的瓜果蔬菜所致，常以口服途径中毒为主，也可见于用杀虫药杀灭蚊虫、治疗皮肤病或内服驱虫时引起的中毒。

（二）中毒机制

有机磷农药经消化道、呼吸道或皮肤黏膜等途径进入人体，其有机磷酸酯迅速与胆碱酯酶结合形成稳定的磷酰化胆碱酯酶，从而抑制了该酶活性，使其失去分解乙酰胆碱的能力，引起组织中乙酰胆碱过量蓄积，产生胆碱能神经功能紊乱，先兴奋后抑制，出现毒蕈碱样、烟碱样和中枢神经系统症状，严重者可因呼吸衰竭而死亡（图9-1）。

二、护 理 评 估

（一）健康史

应详细询问毒物侵入时间、途径、剂量。经皮肤吸收潜伏期长，症状常在2～6小时内出现；口服中毒潜伏期短，尤其是空腹口服发病急骤，并迅速出现胃肠道症状；自呼吸道吸入亦可在几分钟内出现症状。

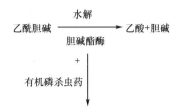
图9-1　有机磷杀虫药中毒机制

若为自杀性中毒者，往往会隐瞒服毒史，使了解病情带来一定困难。此时，需要询问陪送人员，重点了解中毒者近来情绪、生活、工作情况，以及发病现场有无空瓶、呕吐物等资料。

（二）身体状况

1. 急性中毒全身损害　急性有机磷农药中毒时，其症状和程度取决于有机磷种类、数量、机体状况与毒物的侵入途径。发病愈早病情愈重，敌敌畏中毒发病最快，乐果中毒发病较慢（有时可延至2～3天）。临床表现根据部位不同分为3类（表9-5）。

表9-5　有机磷农药中毒主要表现

	毒蕈碱样作用	烟碱样作用	中枢神经系统
侵袭部位	副交感神经节前及节后纤维（支配脏器平滑肌腺体、瞳孔括约肌）；部分交感神经节后纤维（支配汗腺及血管平滑肌）	交感神经节前纤维（包括支配肾上腺髓质交感神经）支配横纹肌运动神经末梢	中枢神经系统的突触
临床表现	头晕、头痛、多汗、流涎、食欲不振、恶心、呕吐、腹痛、腹泻、视物模糊、瞳孔缩小、呼吸困难、支气管分泌物增多，严重者出现肺水肿	肌纤维颤动，全身紧束感，肌力减退，甚至呼吸肌麻痹引起周围性呼吸衰竭，脉搏加快、血压升高、心律失常等	头晕、头痛、乏力、共济失调、烦躁不安、抽搐、意识不清、语言障碍、大小便失禁、昏迷等
胆碱酯酶活力	50%～70%	30%～50%	<30%
中毒类型	见于轻度以上中毒	见于中度以上中毒	见于重度中毒

2. 迟发型多发性神经病　个别急性中毒患者在重度中毒症状消失后2～3周发生迟发型多发性的感觉、运动型神经病变表现，主要累及肢体末端，表现为肢体末端、烧灼、疼痛及下肢无力、瘫痪、四肢肌肉萎缩等。可能是有机磷杀虫药抑制神经胆碱酯酶并使其老化所致。

3. 中间综合征　是指急性有机磷杀虫药中毒所引起的一组以肌无力为突出表现的综合征。因其发病时间在急性症状缓解后和迟发型神经病变发生前，常发生于急性中毒后1～4日，主要表现为屈颈肌、四肢近端肌肉及第Ⅲ、Ⅶ、Ⅸ、Ⅻ对脑神经所支配的部分肌肉肌力减退。若病变累及呼吸肌，常引起呼吸肌麻痹，并可进展为呼吸衰竭，引起死亡。中间型综合征的发病机制尚不完全清楚，一般认为与胆碱酯酶长期受到抑制、影响神经-肌肉接头处突触后的功能有关。

4. 局部损害　敌敌畏、敌百虫、对硫磷等可引起过敏性皮炎，出现水疱和剥脱性皮炎。杀虫药滴入眼部可引起结膜充血和瞳孔缩小。

（三）心理状况

误服误用患者，因突然发病而导致精神紧张，出现恐惧感或愤怒怨恨的心理，并为是否留有

考点：毒蕈碱样作用、烟碱样作用的临床表现

后遗症而担忧。蓄意服毒患者往往心理素质脆弱、缺乏自我调节能力，遇到各种挫折时易出现激动、愤怒或抑郁的情绪反应。从昏迷中苏醒后，对医护人员的抢救产生矛盾心理，既想解脱身心痛苦，又交织悔恨、羞耻等复杂心理，产生自卑、抑郁，并不愿亲友同事探访。个别患者悲观情绪严重，有再自杀的可能。

（四）实验室及辅助检查

考点：有机磷农药中毒程度的判断

1. 全血胆碱酯酶活力测定 是诊断有机磷农药中毒、判断中毒程度、观察疗效和估计预后的重要指标。正常人血胆碱酯酶活力值为 100%，活力值 50%～70% 为轻度中毒；活力值 30%～50% 为中度中毒；活力值 30% 以下为重度中毒（表 9-6）。

表 9-6 有机磷农药中毒症状及分级

	轻度	中度	重度
毒蕈碱样（M样）症状	有	有↑	有↑
烟碱样（N样）症状	无	有	有
胆碱酯酶活力	50%～70%	30%～50%	<30%
危重表现	无	无	伴有肺水肿、抽搐、昏迷、呼吸肌麻痹和脑水肿

2. 尿中有机磷分解产物测定 对硫磷和甲基对硫磷中毒可出现氧化分解产物硝基酚；敌百虫中毒时尿中出现三氯乙醇。

3. 血、胃内容物和大便中有机磷检测。

✎ **护考链接**

患者，女，45 岁，以有机磷农药中毒住院，表现为轻度呼吸困难、大汗，肺水肿，偶有惊厥、昏迷及呼吸肌麻痹，考虑为重度有机磷中毒。血胆碱酯酶的活性是（　　）

A. 50%～70%　　　　B. 30%～50%　　　　C. 35%～50%

D. <30%　　　　　E. <35%

答案：D

分析：血胆碱酯酶活性是有机磷中毒检查中的重要指标。正常人血胆碱酯酶活力值为 100%，活力值 50%～70% 为轻度中毒；活力值 30%～50% 为中度中毒；活力值 30% 以下为重度中毒。

四、护 理 诊 断

1. 气体交换受损 与毒物引起呼吸道分泌增多、支气管痉挛、肺水肿及呼吸肌麻痹有关。

2. 急性意识障碍 与有机磷作用于神经系统及脑水肿有关。

3. 情境性自我贬低 与学业、事业、家庭、婚姻等受到挫折而失去生活信心有关。

4. 潜在并发症：阿托品中毒。

五、护 理 目 标

1. 患者呼吸困难程度减轻或消失。

2. 患者意识障碍程度减轻或意识恢复正常。

3. 患者能说出个人经历的危机，绝望、痛苦程度减轻，重新树立生活信心。

4. 患者不出现药物不良反应、并发症。

六、护 理 措 施

（一）紧急救护

1. 迅速清除毒物

（1）清洗：皮肤黏膜接触中毒者，脱去污染的衣服，用流水及碱性溶液（敌百虫污染除外）彻底冲洗被农药污染的皮肤、指甲、毛发。忌用热水及乙醇擦洗，眼部污染者用 2%碳酸氢钠溶液或生理盐水反复冲洗。

（2）洗胃：口服中毒者，应立即彻底洗胃。洗胃时宜用粗胃管，先将胃内容物尽量抽完，再注入温清水或 2%～4%碳酸氢钠溶液反复洗胃，每次 200～300ml，直至洗出液无农药气味。敌百虫中毒者禁用碱性溶液洗胃，因其在碱性溶液中可变为毒性更大的敌敌畏。对硫磷中毒者禁用高锰酸钾溶液洗胃。洗胃应尽早进行，一般在服毒后 6 小时内洗胃效果较好，但在 6 小时以上鉴于部分毒物仍可留于胃内，多数仍有洗胃的必要。洗胃后要保留胃管 12 小时，反复冲洗，以防洗胃不彻底而引起并发症，洗胃后，可从胃管内注入 500g/L 硫酸钠 30～50ml 导泻，不宜用硫酸镁导泻（表 9-7）。

考点：洗胃的注意事项

表 9-7　常见的毒物及其对应的洗胃液

毒物	洗胃液	禁忌药物
酸性物	镁乳、蛋清水、牛奶	强酸药物
碱性物	5%乙酸、白醋、蛋清水、牛奶	强碱药物
氰化物	口服 3%过氧化氢溶液后引吐，1：5000 高锰酸钾洗胃	
敌敌畏	2%～4%碳酸氢钠、1%盐水、1：5000 高锰酸钾洗胃	
1605、1059、4049	2%～4%碳酸氢钠溶液	高锰酸钾
敌百虫	1%盐水或清水、1：5000 高锰酸钾洗胃	碱性药物
DDT、666	温开水或生理盐水洗胃、50%硫酸镁导泻	油性泻药
巴比妥类	1：5000 高锰酸钾洗胃，硫酸钠导泻	硫酸镁导泻
灭鼠药（磷化锌）	1：5000 高锰酸钾、0.1%硫酸铜洗胃	鸡蛋、牛奶及其他
	0.5%～1%硫酸铜溶液口服催吐	

（3）导泻：洗胃后常用硫酸镁 20～40g，溶入水中，一次性口服，30 分钟后可追加用药。

（4）血液净化：血液灌流或血液灌流加血液透析等方式可有效消除血液中的有机磷杀虫药。一般在中毒后 1～4 日进行，每日 1 次，每次 2～3 小时，以提高清除效果。

考点：有机磷中毒患者的急救措施

2. 特效解毒剂的应用　应用原则为早期、足量、联合、重复用药。

（1）胆碱酯酶复能剂：该类制剂能使被抑制的胆碱酯酶恢复活性，有效解除烟碱样症状。常用药物有碘解磷定、氯磷定、双复磷和双解磷等。由于胆碱酯酶复活剂不能复活已老化的胆碱酯酶，故必须尽早用药。对胆碱酯酶复活剂疗效欠佳的患者，应以抗胆碱药为主或两药合用。

（2）抗胆碱药：该类药中常用药为阿托品，能与乙酰胆碱争夺胆碱受体，阻断乙酰胆碱的作用、缓解毒蕈碱样症状和对抗呼吸中枢抑制。阿托品应早期、足量、反复给药，直到毒蕈碱样症状明显好转或患者出现"阿托品化"表现为止。此时，应减少剂量或停用阿托品。如有瞳孔扩大、神志模糊、烦躁不安、抽搐、昏迷和尿潴留等表现，提示阿托品中毒，应立即停药（表 9-8）。

表 9-8　阿托品中毒、阿托品化与有机磷中毒的主要区别

	阿托品中毒	阿托品化	有机磷中毒
神经系统	谵妄、幻觉、抽搐、昏迷或抽搐	意识开始清醒	表情淡漠、昏迷
皮肤	颜面绯红、干燥	颜面潮红、干燥	苍白、潮湿
瞳孔	极度放大时扩大	由小扩大后不再缩小	缩小、直至濒死
体温	高热39℃以上	无高热（37～38℃）	无高热
心率	心动过速	（90～100）次/分	心率慢

知识链接　　　　　　　　　　　**阿托品的药理作用与用药方法**

　　阿托品为抗乙酰胆碱药，能解除平滑肌痉挛，抑制腺体分泌，保持呼吸道通畅，清除和减轻毒蕈碱样症状。阿托品静脉注射后1分钟开始发挥作用，8分钟作用达高峰。阿托品的应用以早期、足量和维持足够的时间为原则。

　　1. 轻度中毒　阿托品1mg皮下注射或口服，每1～2小时1次。"阿托品化"后每4～6小时0.5mg皮下注射，或0.3～0.6mg口服。

　　2. 中度中毒　阿托品2～4mg静脉注射，以后每10～30分钟重复1次。"阿托品化"后改为2～4小时0.5～1mg静脉注射。

　　3. 重度中毒　阿托品5～10mg静脉注射，以后每10～30分钟重复1次。"阿托品化"后，改为1～2小时0.5～2mg静脉注射。

　　临床上很少单独使用阿托品解救有机磷杀虫药中毒，尤其是对于中、重度中毒患者，必须将阿托品与胆碱酯酶复能剂联合应用。两药合用时，要减少阿托品的用量，以避免发生阿托品中毒。

　　3. 对症治疗　有机磷中毒的主要死亡原因为呼吸衰竭。因此，应重点维持正常心肺功能，保持呼吸道通畅，正确氧疗（高流量吸氧6～8L/min）和使用机械通气。如休克、肺水肿、脑水肿等患者应及时予以对症治疗。

　　（二）病情观察

　　1. 观察生命体征、尿量和意识　发现以下情况应及时做好配合抢救工作。

　　（1）若出现胸闷、严重呼吸困难、咳粉红色泡沫样痰、双肺湿啰音、意识模糊等，提示急性肺水肿。

　　（2）若出现呼吸节律、频率和深度改变，警惕呼吸衰竭。

　　（3）若出现意识障碍、头痛、剧烈呕吐、抽搐等，考虑急性脑水肿。

　　2. 警惕中间综合征　患者清醒后又出现胸闷、心悸、气短、乏力等综合征的先兆。此时应进行全血胆碱酯酶化验、动脉血氧分压监测、记录出入量等。

　　3. 严密观察"反跳"的先兆症状　如胸闷、流涎、出汗、言语不清、吞咽困难等。

　　4. 应用阿托品的观察　应严密观察瞳孔、神志、皮肤、体温和心率变化，注意"阿托品化"与阿托品中毒的区别。

　　5. 应用胆碱酯酶复能剂的观察　注意观察药物的不良反应，如短暂的眩晕、视物模糊、复视或血压升高等。碘解磷定剂量过大可出现口苦、咽痛和恶心，注射速度过快可出现暂时性呼吸抑制；双复磷用量过大可引起室性期前收缩、心室颤动或传导阻滞。

　　（三）对症护理

　　1. 维持有效呼吸　及时有效地清除呼吸道分泌物，以保持呼吸道通畅。昏迷患者头偏向一侧，注意随时清除痰液和呕吐物，备好气管切开包和呼吸机等。必要时行气管插管或气管切开，建立人工气道。也可给予呼吸中枢兴奋药如尼可刹米，忌用吗啡、巴比妥类等抑制呼吸中枢的药物。

2. 吸氧护理　每日更换鼻导管并插入另侧鼻孔。

3. 应用阿托品的护理　①阿托品不能作为预防用药。②阿托品兴奋心脏的作用很强，中毒时可导致心室颤动，故应充分吸氧，维持正常的血氧饱和度。③大量使用低浓度阿托品输液时，可能发生溶血性黄疸。④导致"阿托品化"和阿托品中毒的剂量十分接近，应严密观察。

4. 应用胆碱酯酶复能剂的护理　①早期用药，洗胃时即可应用，首次应足量给药。②轻度中毒单用，中度以上中毒必须联合应用阿托品，但应减少阿托品剂量，以免发生中毒。③复能剂如用量过大、注射太快或未经稀释，可抑制胆碱酯酶导致呼吸抑制。应稀释后缓慢静脉推注或静脉滴注。④复能剂在碱性溶液中易水解成有剧毒的氰化物，故禁与碱性药物配伍使用。⑤碘解磷定药液刺激性强，漏于皮下时可引起剧痛及麻木感，故应确定针头在血管内方可注射给药，不可肌内注射。

5. "反跳"现象的护理　立即静脉补充阿托品，再次迅速达到阿托品化。

（四）心理护理

了解其发生中毒的具体原因，根据不同的心理反应给予耐心疏导和心理支持。如为自杀所致，护理人员应态度耐心，去除厌烦情绪，诚恳地为患者提供情感上的帮助，向患者解释厌世轻生对社会、家庭及个人带来的危害，使其认识到自身价值，鼓起生活的勇气。认真做好家属及亲友的劝说工作，为患者创造良好和谐的生活环境，协助医护人员打消再次自杀的念头，提高患者心理适应能力，使其出院后能以饱满的热情投入工作、学习和生活中。

（五）健康指导

1. 加强防毒宣教工作，对农药接触人员讲解防护知识，严格执行安全操作规程。

2. 喷洒农药应注意　①配戴个人防护用具，避免皮肤和农药接触。②施药前后禁止饮酒，操作过程中不能吸烟或进饮食。③施药时需顺风向前进，隔行喷洒，衣服被污染时应更换并清洗皮肤。④施药后凡接触农药的用具、衣物及防护品均需用清水冲洗，盛过农药的容器不能存放食品。⑤喷洒农药过程中出现头晕、胸闷、流涎、恶心、呕吐等症状时，应立即到当地医院就诊。生产有机磷农药工厂的生产设备须密闭化并经常进行检修，防止毒物、毒气泄露，定时监测工作环境毒物浓度，定期体检测定全血胆碱酯酶活力，活性在 60% 以下时不宜从事农药生产工作。

3. 出院时告知患者应在家休息 2～3 周，按时服药。不可单独外出，防止发生迟发性神经损害。

七、护 理 评 价

1. 患者的中毒症状减轻或消失，无脑水肿、肺水肿、呼吸衰竭等严重并发症发生。

2. 患者能正确认识中毒，懂得防毒，有自我防护、保健意识。

第 3 节　急性一氧化碳中毒患者的救护

案例 9-2

患者，70 岁，独居。一日在自家烧开水时，因睡着水烧开后未能及时关闭煤气。其儿子及时发现并将其送医院急救。入院时患者处于昏迷状态，体格检查：皮肤口唇呈樱桃红色、呼吸浅快、脉搏细弱、血压下降。对疼痛刺激有反应，瞳孔对光反射和角膜反射迟钝。

问题：　1. 根据收集的资料，初步确定该患者昏迷的原因是什么？

2. 需要继续收集哪些资料？请列出都有哪些护理诊断？

3. 对该患者应采取哪些护理措施？

急性一氧化碳（CO）中毒，是指人体短期内吸入过量 CO 所造成的脑及全身组织的缺氧性疾病，最终可导致脑水肿和中毒性脑病。CO 是一种无色、无味、无刺激性的窒息性气体。在生产和日常生活中由于不注意煤气管道的密闭和环境的通风，或含碳物质燃烧不完全时都会产生 CO。

知识链接　　　　　　　为什么家用煤气有气味？

　　煤气里的主要成分为 CO、甲烷或者氢气，都是无色无臭的气体。为防止一旦发生煤气泄露，人们无法快速做出反应来防止发生爆炸、火灾或中毒事故，科学家找到硫醇来担当"臭味报警"的角色。硫醇是一类奇臭难闻的物质，人们的嗅觉对此臭味非常敏感。因此，生产煤气的工厂特意在燃料气里掺进一点点这种臭得出奇的硫醇，以便闻到这种臭味时，可以及早发觉有煤气，赶快采取措施。

一、病因及中毒机制

（一）病因

1. 工业性接触　工业生产煤气、炼铁、炼焦、烧窑、矿井作业、矿山爆破及化工部门因设备障碍或违反操作规程，均可产生大量 CO 气体，吸入后产生急性中毒。

2. 生活接触　家庭使用的煤炉排烟不良、煤气灶、燃气热水器漏气，再加上门窗紧闭，就可引起 CO 中毒，也可见于失火现场或利用煤气自杀。

（二）中毒机制

CO 经呼吸道进入血液后，主要与血红蛋白（Hb）结合成稳定的碳氧血红蛋白（COHb）。由于 CO 与 Hb 的亲和力比氧与 Hb 的亲和力大 200 倍，而 COHb 的解离度却比氧合血红蛋白慢 3600 倍，故 CO 一经吸入，会与 Hb 结合形成不易解离的 COHb，血液中的 Hb 就失去携氧能力，造成低氧血症，引起组织缺氧。CO 浓度过高时，还可与细胞色素氧化酶的铁结合，直接抑制组织细胞内呼吸，阻碍其对氧的作用，造成细胞内窒息，是 CO 中毒的重要机制。CO 中毒时，体内对缺氧最敏感的器官——脑和心脏最易遭受损害。脑内小血管迅速麻痹扩张，脑内三磷酸腺苷（ATP）在无氧情况下迅速耗尽，钠泵运转不灵，钠离子蓄积于细胞内而诱发脑水肿。缺氧使脑内酸性代谢产物蓄积，血管通透性增加而产生细胞间质水肿，血管内皮细胞发生肿胀而造成脑血管循环障碍，可造成血栓形成、缺血性坏死及广泛的脱髓鞘病变。严重中毒者出现脑水肿、肺水肿、心肌损害，并可因缺氧窒息造成死亡。

二、临床表现

1. 轻度中毒　表现为头痛、头晕、耳鸣、眼花、四肢无力、恶心、呕吐、心悸及感觉迟钝、表情淡漠、嗜睡、意识模糊等症状。如能及时脱离有毒环境，吸入新鲜空气，症状可较快消失。

2. 中度中毒　除以上症状加重外，常出现浅昏迷，瞳孔对光反应和角膜反射迟钝，腱反射迟钝，呼吸和脉搏增快、皮肤多汗、颜面潮红、口唇呈樱桃红色。经积极治疗后很快清醒，数日可康复，一般无明显并发症及后遗症。

考点：CO中毒口唇呈樱桃红色

3. 重度中毒　患者迅速陷入深昏迷，各种反射消失、呼吸困难、脉搏微弱、血压下降、四肢厥冷、大小便失禁。常并发脑水肿、肺水肿、中枢性高热、肺炎、心肌损害及心律失常，部分患者背部和肢体受压处出现水疱和红肿，最后可因呼吸循环衰竭而死亡。抢救后存活者常留有去大脑皮质状态、震颤麻痹、瘫痪等神经系统后遗症（表 9-9）。

表 9-9 CO 中毒程度分类及临床表现

考点：CO
中毒分度

中毒程度分类	临床表现
轻度中毒	有头痛、眩晕、乏力、恶心、呕吐、眼花、心悸、耳鸣等症状，吸入新鲜空气后症状能迅速缓解
中度中毒	上述症状加重，并出现呼吸及脉搏增快、烦躁不安、步态不稳、颜面潮红、口唇呈樱桃红色、嗜睡、瞳孔对光反应迟钝等浅昏迷的表现。经积极抢救，吸氧后意识可恢复，一般不留后遗症
重度中毒	患者呈现深昏迷，常并发脑水肿、肺水肿、心肌损害、心律失常、惊厥、皮肤、黏膜苍白或青紫、胸肩部和四肢可出现水疱和红肿。严重者呼吸、循环衰竭而死亡。经抢救后往往留有后遗症，如迟发性脑病（去大脑皮质综合征）及神经精神并发症等

护考链接

患者，男，58 岁，因煤气中毒 1 日入院。深昏迷，休克，尿少，血 COHb 60%，血压 80/50mmHg。其病情属于（ ）

A. 重度中毒　　　　　B. 中度中毒　　　　　C. 轻度中毒
D. 慢性中毒　　　　　E. 极度中毒
答案：A
分析：COHb 测定反应中毒程度。

三、护理评估

（一）健康史
询问患者有无参与相关工作生产、生产环境是否存在安全隐患，或在生活过程中是否接触过 CO，以及既往健康情况。
急性 CO 中毒的轻重，除与吸入 CO 的浓度及时间成正比外，还与人体的健康状况及对 CO 的敏感性有关系。如妊娠、嗜酒、贫血、营养不良、慢性心血管疾病及劳动强度过大等因素，均可加重 CO 中毒的程度。

（二）身体状况
1. 症状　询问患者或家属其主要表现是什么，什么时候开始，症状有无进展或者减轻，有无头晕或者心悸。
2. 体格检查　主要观察患者：①神志：有无感觉迟钝、表情淡漠、嗜睡、意识模糊。②脉搏：了解患者的脉搏频率。③生理反射：瞳孔对光反应和角膜反射迟钝，腱反射迟钝。④皮肤和黏膜：观察患者有无颜面潮红、口唇呈樱桃红色。

（三）心理状态
CO 中毒常在不经意间发生，短期内病情迅速严重，患者及家属毫无思想准备，往往因应对能力低下而表现为慌乱、措手不及。患者及家属往往对缺乏安全措施感到懊悔，对病情的变化表现出焦虑不安，迫切希望医务人员不惜一切代价抢救患者。重度中毒患者度过危险期后，因迟发型脑病而出现悲观失望、自卑厌世的心理。

（四）实验室及辅助检查
1. 血液 COHb 测定　轻度中毒时为 10%～20%，中度中毒时为 30%～40%，重度中毒时在 50% 以上。
2. 心电图检查　重度中毒患者可因心肌缺氧性损害出现 ST 段及 T 波改变、心律失常。
3. 脑电图检查　中、重度中毒患者可见低幅慢波增多，与缺氧性脑损害进展相平行。

4. 头部 CT 检查　可见脑部有病理性密度减低区。

四、护理诊断

1. 气体交换受损　与 Hb 变性失去携氧能力有关。
2. 急性意识障碍　与脑细胞严重缺氧、脑水肿颅内压增高有关。
3. 皮肤完整性受损　与肢体受压及皮肤缺氧性损害有关。
4. 焦虑　与突然发病、症状危重、担心预后有关。
5. 潜在并发症：脑水肿。

五、护理目标

1. 患者呼吸平稳，缺氧状态纠正，重要脏器未发生严重损害。
2. 患者意识清醒，颅内压恢复正常。
3. 患者皮肤破损处得到有效的处理，未发生感染和组织坏死。
4. 患者病情明显好转，情绪稳定。

六、护理措施

（一）及时纠正脑组织缺氧，促进细胞代谢

1. 立即将患者转移至通风良好处，取平卧位，松解衣服，呼吸新鲜空气，促进 CO 排出，但需注意保暖。

考点：CO 中毒如何纠正缺氧及设定吸氧流量

2. 评估患者 CO 中毒程度，纠正缺氧。轻、中度患者可采用面罩或鼻导管高流量吸氧（5～10L/min）；严重中毒患者应尽快采用高压氧舱治疗（图 9-2）。清醒后可给予间歇吸氧。氧疗过程中注意随时清除口鼻腔及气道分泌物、呕吐物，保持呼吸道通畅，以提高氧疗效果，头偏向一侧，防止发生窒息。

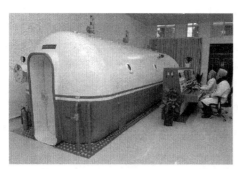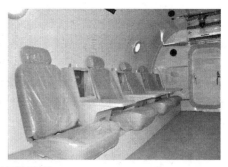

图 9-2　高压氧舱治疗

高压氧舱治疗是指让患者在高于一个大气压的氧舱里吸入纯氧，能增加血液中物理溶解氧，提高总体氧含量，达到治疗缺氧性疾病的目的，是药物和其他任何手段不能取代的。高压氧舱治疗的应用范围很广，目前最常用的就是 CO 中毒的治疗。

3. 观察呼吸的频率、节律、幅度，若发现患者呼吸不规则，浅表呼吸或呼吸困难，应立即报告医师并做好气管插管、气管切开及使用呼吸机辅助呼吸的准备工作。呼吸停止时，应及早进行人工呼吸，或用自动人工呼吸器维持呼吸。危重患者可考虑换血疗法。

4. 配合治疗　遵医嘱给予促进脑细胞功能恢复的药物。如 ATP、细胞色素 c、辅酶 A、大

剂量维生素 C、葡萄糖等。

（二）降低颅内压，消除脑水肿

1. 严重 CO 中毒后 24～48 小时为脑水肿发展的高峰并可持续数日。因此，患者应绝对卧床休息，保持病室安静清洁，床头宜抬高 15°～30°。

2. 严密观察患者有无喷射性呕吐、头痛等脑水肿征象，每小时测生命体征一次，并记录，监测并记录 24 小时液体出入量。观察患者的神志、意识、瞳孔的变化，一旦发现瞳孔不等大、呼吸不规则、抽搐等可能为脑疝的早期表现，及时报告医师，协助抢救。

3. 高热者采用物理降温，头部戴冰帽，体表放置冰袋，使体温保持在 32℃左右，头部置冰袋可增加脑组织对缺氧的耐受性并降低颅内压。

4. 配合治疗　严重中毒后，脑水肿可在 24～48 小时发展到高峰。遵医嘱给予 200g/L 甘露醇快速静脉滴注，待 2～3 日后颅内压增高现象好转，可减量。也可注射利尿剂脱水。地塞米松和肾上腺糖皮质激素、ATP 等也有助于缓解脑水肿。如有频繁抽搐，可用镇静剂如安定、水合氯醛等控制，以免耗氧过多而加重脑水肿。在进行脱水疗法期间应注意水和电解质平衡，适当补充钾盐。

（三）保持皮肤黏膜完整性

1. 对皮肤出现水疱和水肿的患者，应及时评估受损的部位、范围和程度，向患者家属做好解释工作，该处皮肤应避免搔抓，并将肢体抬高，内衣要柔软、宽大等。

2. 皮肤局部水疱可用无菌注射器将水疱内液体抽出，消毒后用无菌敷料包扎，定期换药，严格执行无菌操作，防止感染。

3. 昏迷患者应定时翻身，四肢皮肤易磨损或受压的部位要铺以棉垫或气垫，以预防压疮。意识障碍患者忌用热水袋取暖，以防皮肤烫伤。

（四）预防并发症

1. 对昏迷患者宜取平卧位，头偏向一侧，以防误吸呕吐物引起吸入性肺炎。注意保暖，预防继发感染。注意鼻饲营养。患者如出现呼吸困难加重，咳多量白色或粉红色泡沫样痰，两肺布满干、湿啰音，考虑中毒性肺水肿，应立即高压给氧并协助医师进行抢救。

2. 有心肌损害或心律失常患者应给予心电监护，发现有严重心律失常征兆者及时报告医师给予紧急处理。

3. 严重中毒患者清醒后仍应继续高压氧治疗，并绝对卧床休息，密切监护 2～3 周，直至脑电图恢复正常，积极预防迟发性脑病。

（五）心理护理

对意识清醒者，应做好心理护理，表现出高度的同情心，安慰患者安心治疗，增强康复信心，积极配合治疗和功能锻炼。

（六）健康指导

1. 急性 CO 中毒的预防最重要，应大力加强中毒防护措施的宣传，介绍 CO 中毒的基本知识和防护措施。

2. 寒冷季节室内使用煤炉、煤气灶或煤气热水器要安装烟囱或排气扇，并定期开窗通风，保持空气流通。装有煤气管道的房间不能作卧室。切勿将煤气热水器安装在浴室内。

3. 凡有可能接触 CO 的人一旦出现头晕、头痛症状，应立即离开所在环境，吸入新鲜空气，严重者须及时就医治疗。

4. 出院时留有后遗症，应鼓励患者继续治疗，如有智力丧失或低下时，应嘱其家属细心照料。加强对患者进行语言训练和肢体功能锻炼。

七、护理评价

1. 患者缺氧、脑水肿、昏迷及皮肤病变的症状减轻或恢复；无肺炎、肺水肿、心肌损害和迟发型脑病的发生。

2. 患者是否了解 CO 中毒的致病因素，能否自行采取相应的预防措施。

第4节　急性镇静催眠药中毒患者的救护

镇静催眠药是中枢神经系统抑制药，具有镇静、催眠作用，过多剂量可麻醉全身，包括延脑中枢，长期滥用可引起耐药性和依赖性而导致慢性中毒。因自杀或误服大剂量镇静催眠药引起的中毒称为急性镇静催眠药中毒。

巴比妥类药物为应用较广泛的催眠药物，按其作用时间可将其分为长效、中效、短效三大类。一般口服 2～5 倍催眠剂量的巴比妥类药物即可发生轻度中毒。一次用药为催眠剂量的 5～9 倍以上可引起中度中毒；15～20 倍时引起重度中毒，有生命危险。

知识链接　　　　　　　　　　　**镇静催眠药**

镇静催眠药对整个大脑皮质有弥漫性抑制作用，大剂量应用可引起意识障碍。中枢神经系统受到广泛抑制，皮质下中枢（间脑、中脑、脑桥）由上向下、脊髓由下向上逐渐受到抑制，患者意识丧失，反射消失；延髓中枢受抑制后可出现呼吸抑制和血压下降。

1950 年以前常用的镇静催眠药是巴比妥类，20 世纪 50 年代以后开始使用非巴比妥类药，但后者缺点也不少。1960 年开始使用抗焦虑药物苯二氮䓬类，目前此类药物取代了大部分其他镇静催眠药。镇静催眠药可分为以下几类（表 9-10）。

表 9-10　常用镇静催眠药分类

药物类别	药物名称
苯二氮䓬类	地西泮、氟西泮、氯氮䓬、阿普唑仑、三唑仑
巴比妥类	巴比妥、苯巴比妥、戊巴比妥、司可巴比妥
非巴比妥、非苯二氮䓬类	水合氯醛、甲喹酮、甲丙氨酯、格鲁米特
吩噻嗪类	氯丙嗪、硫利达嗪、奋乃静、氟奋乃静

一、中毒机制

1. **中枢神经系统毒性作用**　巴比妥类药物抑制丙酮氧化系统，从而降低神经细胞的兴奋性，阻断脑干网状结构上行激活系统的传导，抑制大脑皮质及下丘脑，使反射功能消失。

2. **呼吸系统毒性作用**　巴比妥类药物是影响呼吸运动及呼吸节律的抑制剂。大剂量可直接抑制延脑呼吸中枢，导致呼吸衰竭。

3. **心血管系统的毒性作用**　急性高血浓度巴比妥类药物中毒，对心肌及血管有直接抑制作用，使心肌收缩力减低，心排血量减少。药物抑制血管运动中枢，导致容量血管扩张、有效血容量减少，回心血量进一步降低，使血压下降，导致休克、心电图异常等。

4. **低温**　巴比妥类药物直接抑制体温调节中枢，使体温降低。

5. 胃肠道的毒性作用　巴比妥类药物中毒后胃肠道张力及运动降低。患者昏迷及肠鸣音消失可认为是严重中毒。

二、临 床 表 现

（一）症状

1. 轻度中毒　嗜睡或昏睡，推动可以叫醒。反应迟钝，言语不清，判断力及定向力障碍。

2. 中度中毒　意识模糊或进入浅昏迷状态，强烈刺激虽然能唤醒，但不能言语，无呼吸、循环障碍。

3. 重度中毒　深昏迷，出现呼吸、循环衰竭。严重者可出现休克、少尿、皮肤水疱。

（二）镇静催眠药中毒分级

镇静催眠药中毒分级见表 9-11。

表 9-11　镇静催眠药中毒分级

中毒程度	意识状态	临床表现
轻度中毒	嗜睡	判断力和定向力障碍，头痛、头晕、乏力，步态不稳，动作不协调，言语不清，眼球震颤，视物模糊。各种反射存在，生命体征正常
中度中毒	浅昏迷	呼吸浅而慢，血压正常，腱反射消失，角膜反射与咽反射仍存在
重度中毒	深昏迷	早期可有四肢肌张力增强，腱反射亢进，病理反射阳性。后期全身肌肉弛缓，各种反射消失。呼吸浅慢、不规则，或呈潮式呼吸，可发生肺水肿。脉细弱，心律不齐，血压下降，严重者可出现休克、尿少、体温下降。可因呼吸衰竭、休克或长期昏迷并发肺部感染而死亡

（三）查体

昏迷早期四肢强直，腱反射亢进，锥体束征阳性；后期则全身反应迟缓。各种反射消失，瞳孔缩小、对光反射消失。

三、护 理 评 估

（一）健康史

应详细了解是否有应用中毒量安眠镇静药史，问明药名、剂量及服用的时间和是否经常服用该药。若为自杀中毒者，往往会隐瞒服毒史，需询问陪送人员，重点收集近来情绪、生活、工作情况，以及发病现场有无空瓶、呕吐物等资料。并询问既往健康状况及性格特点，应注意与脑血管意外、CO 中毒鉴别，尽快排除其他疾病所致的昏迷。

（二）身体状况

①苯二氮草类中毒：主要表现为嗜睡、头昏、言语含糊不清、意识模糊、共济失调。②巴比妥类中毒：轻度呈嗜睡，注意力不集中，记忆力减退，共济失调，眼球震颤等；重度者出现昏迷，呼吸浅而慢直至呼吸停止，血压下降甚至休克，体温降低等。

（三）心理状况

误服者多为年幼的小孩，因发病突然而恐惧、哭闹，家长产生紧张、恐惧感或愤怒怨恨的心理，并为是否留有后遗症而担心。蓄意服毒者对医护人员的抢救产生矛盾心理，既想解脱身心痛苦，又交织悔恨、羞耻等复杂情绪，并不愿亲友同事探访。

（四）辅助检查

1. 血液、尿液、胃液中药物浓度测定　对诊断有参考意义。血清苯二氮草类浓度测定对诊断帮助不大，因活性代谢产物半衰期及个人药物排出速度不同。

2. 血液生化检查 血糖、BUN、Scr、电解质等。

3. 动脉血气分析。

四、护理诊断

1. 清理呼吸道无效 与药物对呼吸中枢抑制、咳嗽反射减弱或消失有关。

2. 急性意识障碍 与镇静催眠药对中枢神经系统的抑制有关。

3. 情境性自我贬低 与学业、事业、家庭、婚姻等受到挫折而失去生活信心有关。

4. 潜在并发症：呼吸衰竭、休克、感染、肺水肿、脑水肿、急性肾衰竭。

五、护理目标

1. 患者呼吸平稳，能有效排痰，呼吸道通畅。

2. 意识障碍程度减轻或意识恢复。

3. 患者能说出个人经历的危机，绝望、痛苦程度减轻，能鼓起生活的勇气。

4. 患者不出现并发症。

六、护理措施

（一）防止中毒药物的进一步吸收

1. 洗胃 口服中毒者早期用 1：5000 高锰酸钾溶液或清水或淡盐水洗胃，服药量大者，超过 6 小时仍需洗胃。

2. 活性炭及泻剂的应用 首先活性炭剂量为 50～100g，用 2 倍水制成悬浮液口服或胃管内注入。应用活性炭治疗同时要给予盐类泻剂，防止便秘，有利于药物的排除，常用硫酸钠 250mg/kg，一般不用硫酸镁，因镁离子在体内可增加对中枢神经的抑制作用。

✎ **护考链接**

巴比妥类药物中毒时，使用的解毒药是（　　）

  A. 纳洛酮　　　　　　B. 高压氧　　　　　　C. 阿托品

  D. 亚甲蓝　　　　　　E. 碘解磷定

  答案：A

分析：纳洛酮是阿片受体拮抗剂，对麻醉镇痛药引起的呼吸抑制有特异的拮抗作用，用于各种镇静、催眠药如地西泮等中毒，对急性乙醇中毒有催醒作用。

（二）加速已吸收药物的清除

遵医嘱强力利尿，碱化尿液，腹膜透析，血液透析、血液灌流。

（三）加强观察、记录，预防并发症

1. 密切观察病情，注意呼吸、血压、体温、脉搏的变化，及早发现休克征兆。

2. 准确记录病情变化、出入量，防止酸碱紊乱及水、电解质失衡。

3. 患者低温时，应注意保暖。

4. 躁动患者要防坠床和外伤。

5. 清醒者鼓励咳嗽，并拍打背部，以促进有效排痰，昏迷痰多者给予电动吸痰。

（四）配合治疗

纠正致死性症状，急性巴比妥类药物中毒主要并发症和致死原因是呼吸和循环衰竭。重点在于维持有效的气体交换及血容量。必要时给予气管插管、正压辅助呼吸。尽快纠正低氧血症和酸中毒，有利于心血管功能的恢复，快速建立静脉通道，碱化尿液，维持尿量在 250ml/h 以上。

（五）心理护理

对意识清醒者做好心理护理，表现出高度同情心，做好解释工作，安慰和鼓励患者积极配合治疗，增强康复信心。了解患者近期生活中的压力，给予必要的支持与帮助，使其树立生活的勇气与信心。

（六）健康指导

对于误服和滥用者，应进行药物保管和使用知识的教育；对于蓄意服毒者，讲解毒药对脑功能及神经系统的影响，使其走出自杀的阴影。

七、护 理 评 价

1. 患者的中毒症状减轻或消失；无脑水肿、呼吸衰竭、急性肾衰竭等严重并发症发生。
2. 患者能正确认识镇静催眠药的作用，具备自我保健知识。

第5节　强酸强碱中毒患者的救护

案例 9-3

患者，4 岁，误服装在饮料瓶子里面的硫酸入急诊室。出现口腔黏膜、咽部及食管灼痛及溃烂，剧烈地腹痛，呕吐，呕吐物带血。

问题： 1. 对该患者应首先进行什么急救处理？
2. 应注意可能出现哪些后遗症？
3. 列出该患者的护理诊断都有哪些？

强酸主要指硫酸、硝酸和盐酸，都具有强烈的刺激和腐蚀作用。强碱包括氢氧化钠、氢氧化钾、氧化钠、氧化钾。

知识链接

具有腐蚀性的酸碱：①强酸：硫酸、硝酸和盐酸。②强碱：氢氧化钠、氢氧化钾、氧化钠、氧化钾。③腐蚀性较弱的有机酸：乙酸、草酸、蚁酸。④腐蚀性较弱的碱：碳酸钠、碳酸钾、氢氧化钙、氧化钙。

一、病因及中毒机制

中毒多为直接溅洒于皮肤、黏膜、眼所致的刺激与强腐蚀、灼伤，误服也可中毒。强酸类毒物及其气体可经皮肤、消化道、呼吸道进入人体内，经血液循环分布到身体各器官组织，造成中毒损害，尤以肝、肾损害明显。酸在体内除中和解毒外，可由肾排出，其主要毒害作用是使蛋白质凝固，造成凝固性坏死。在酸进入的局部可发生充血、水肿、坏死和溃疡。肝、肾常有脂肪变性和坏死。强碱类毒物接触皮肤或进入消化道，可与组织蛋白结合形成可溶性、胶样脂肪变性和坏死。

二、临 床 表 现

1. **皮肤损伤** 皮肤接触强酸类毒物后即发生灼伤、腐蚀、溃疡和坏死。不同的酸引起的损害不一，如硫酸引起的皮肤溃疡界线清楚，周围微红，溃疡较深，溃疡面上覆以灰白色或棕黑色痂皮，局部疼痛难忍。接触 50%～60% 硝酸后局部呈黄褐色，并有结痂，经 1～2 周后脱落。皮肤黏膜受强碱类毒物损伤后，发生充血、水肿、糜烂，局部先为白色，后变为红色和棕色，并形成溃疡。严重碱灼伤可引起体液丢失并引发休克。

2. 眼部损伤　眼部接触强酸类烟雾或蒸汽后，可发生眼睑水肿、结膜炎症和水肿，角膜混浊甚至穿孔，严重可发生全眼炎症甚至失明。眼部接触强碱类毒物后，可发生严重角膜炎和角膜溃疡。

3. 消化道损伤　口服强酸类毒物后，口腔黏膜糜烂、局部形成不同色泽痂皮。患者口、咽、食管、胃均有剧烈灼痛，反复恶心、呕吐，呕吐物中含有血液和黏膜碎片。食管和胃黏膜呈腐蚀性炎症，组织收缩变脆，可在 1～2 周内发生穿孔。大量强酸吸收入血后，可发生酸中毒和肝、肾损害。病程后期可出现食管、幽门和肠狭窄性梗阻。口服强碱后，可发生口腔、咽喉和胃的严重灼伤，常有强烈的灼痛、绞痛，反复呕吐，呕吐物中有血性液体，常有腹泻和便血。严重者发生急性肾衰竭。

4. 呼吸道损伤　强酸烟雾吸入后，患者发生呛咳、胸闷、呼吸加快。鼻腔和咽喉黏膜严重充血、水肿，有浆液性分泌物。如短期内吸入高浓度烟雾，可引起肺水肿和喉头痉挛，可迅速因呼吸困难而窒息死亡。氢氧化铵可释放出氨，吸入氨后可引起呼吸道刺激症状，可咳出大量痰和坏死组织，并可发生肺水肿。少数病例可因反射性声门痉挛而呼吸骤停。

知 识 链 接　　　　　　　　　小儿强酸强碱中毒怎么办?

　　日常生活中，有些家长常将强酸（硫酸、盐酸、硝酸、草酸）或强碱（氢氧化钠、氢氧化钾）拿回家里，随便乱放。好奇而不懂事的小儿以为好吃而误服，造成中毒。小儿误服强酸应立即灌服肥皂水、石灰水、牛乳或蛋清，以中和强酸和保护消化道少受损伤。误服强碱应灌服淡醋、橘子汁、牛乳或蛋清，以中和强碱和保护消化道黏膜。要绝对禁食，以免食管穿破或胃穿孔。要速送患儿至医院观察和治疗。

三、护 理 评 估

1. 健康史　询问患者及家属有无强酸强碱类毒物接触史或误服史。也可根据现场残留空瓶、皮肤、口腔灼伤、腐蚀、溃疡情况初步判断。

2. 身体状况　服强酸或强碱后，患者立刻感到疼痛难忍，口唇有烧伤痕迹，口腔、食管、胃出现水肿，有时呕吐或大便带血，声音嘶哑和吞咽困难。重者发生食管、胃穿孔、休克等。强酸被吸收入血后，发生酸中毒，出现气急、呼吸困难、惊厥、昏迷等。强碱被吸收后，发生碱中毒，出现头痛、头晕、手足抽搐等。

3. 心理状况　患者多因症状严重，并严重影响外观，常常自卑、悔恨、无地自容，不愿与人交流，甚至拒绝治疗。自杀未遂者常常会再度自杀。

四、护 理 诊 断

1. 疼痛　与皮肤、黏膜受强酸强碱腐蚀有关。
2. 自我形象紊乱　与皮肤组织完整性受损有关。
3. 体液平衡失调　与不能进食、电解质紊乱有关。
4. 绝望　与腐蚀食管致狭窄不能进食有关。

5．有感染的危险　与皮肤损害暴露有关。

6．有窒息的危险　与吸入浓酸烟雾有关。

五、护 理 目 标

1．患者疼痛缓解。

2．皮肤、组织损伤降低。

3．不出现电解质紊乱。

4．不发生感染。

5．患者情绪稳定。

六、护 理 措 施

（一）一般救治与护理

1．皮肤及眼部烧伤　应立即用大量清水冲洗 15～30 分钟。若因强酸所致者冲洗后再用 3%～5%碳酸氢钠冲洗以中和与湿敷；若因强碱所致的为Ⅰ度、Ⅱ度灼伤，冲洗后用 2%乙酸湿敷。眼部接触者立即用清水或生理盐水反复冲洗。

2．消化道烧伤　①强酸中毒者应立即口服牛奶、蛋清、豆浆、食用植物油等，每次 200ml。亦可口服弱碱溶液，如镁乳、氢氧化铝凝胶，严禁催吐或洗胃，以免消化道穿孔，严禁口服碳酸氢钠，以免产生二氧化碳而导致消化道穿孔。②强碱中毒者，不可催吐及用导管洗胃，应立即内服食醋、3%～5%乙酸、5%稀盐酸、橘汁或柠檬汁中和。碳酸盐中毒时用清水稀释，忌用强酸类，以免导致胃肠内充气引起穿孔，然后给予牛奶、生蛋清水或植物油保护胃黏膜。

3．吸入性中毒　应立即把患者撤离现场，转移到空气新鲜的场所吸氧，必要时行气管切开。

4．防治肺水肿　及早应用肾上腺糖皮质激素，可预防性给予口服泼尼松，已发生肺水肿者，给予氢化可的松加入葡萄糖溶液中静脉滴注。并应适当控制输液量，给予吸氧和利尿等措施。

5．补液　纠正电解质紊乱，防止休克。

6．止痛　可皮下注射吗啡或肌内注射哌替啶止痛。

7．防治继发性感染　遵医嘱应用抗生素。

（二）病情观察

严密观察患者体温、脉搏、呼吸、血压、尿量及意识变化；密切观察患者痰液、呕吐物、大便情况。重点观察局部体征变化，如眼烧伤者眼部烧伤情况及其变化；呼吸道烧伤者，有无呼吸困难、喉头水肿；消化道烧伤者有无纵隔炎、腹膜炎的表现。

（三）心理护理

做好说服及解释工作，消除患者紧张、恐惧心理，稳定患者情绪，重新建立生活信心。

（四）健康指导

1．从事接触强酸、强碱类毒物的工作人员应注意劳动保护，工作时穿防护服，戴防护眼罩、口罩、手套。皮肤接触后立即用清水冲洗。

2．对误服者，教育其生活中要小心、谨慎，装过强酸、强碱类毒物的瓶子不能用于装水和食品。

七、护 理 评 价

1．患者的中毒症状减轻，无严重并发症发生。

2．患者能正确认识强酸强碱的毒性作用，有自我保护意识。

第6节　急性酒精中毒患者的救护

案例 9-4

　　患者，48岁，患有高血压3年，嗜烟酒20余年。因参加宴席饮高度白酒约300ml，呕吐胃内容物4~5次，昏迷半小时急诊入院。入院查体：T 37.8℃，P 116次/分，R 26次/分，BP 162/94mmHg，呈昏睡状态，颈软无抵抗，瞳孔等大等圆，对光反射存在，口角无歪斜，肢体无偏瘫，巴氏征阴性。

问题： 1. 对该患者应采取哪些护理措施？
　　　　 2. 初步确定该患者昏迷的原因是什么？
　　　　 3. 请为该患者列出护理诊断。

　　急性酒精中毒，俗称酒醉，系由一次饮入过量的酒精或含酒精类饮料引起的中枢神经系统由兴奋转为抑制的状态。酒精中毒是一种常见的疾病，主要与饮酒过量有关，可以损伤机体的多种脏器，在神经系统中可出现神经、精神症状和神经系统的损害，严重的中毒可引起死亡。

一、病因及中毒机制

　　酒精自消化道吸收后，随血液循环进入各内脏和组织，尤其是作用于中枢神经系统。先致大脑皮质兴奋，继之皮质下中枢和小脑活动受累，最后使延髓血管运动中枢和呼吸中枢受抑制，出现一系列精神及神经系统表现。酒精还能使周围小血管扩张，容易散发机体的热量。由于酒精吸收量及个体耐受不同，中毒程度差异很大，通常引起中毒症状的酒精饮用量为75~80g，而致死量则为250~500g。

知识链接

乙醇（酒精）的体内代谢

　　经过消化道黏膜吸收后，很快进入肝脏。通过肝脏的乙醇脱氢酶转化为乙醛，然后又在乙醛脱氢酶作用下转化为乙酸，乙酸再进一步分解为无毒的二氧化碳和水排出体外。有的人一喝酒就脸红，主要是因为体内含有丰富的乙醇脱氢酶，能迅速把乙醇氧化为乙醛，而乙醛有扩张血管的作用。但乙醛脱氢酶的含量却不多，乙醛就只能先积累在体内靠细胞色素 P450 酶一点一点氧化排出体外。过量饮酒时，体内的乙醛来不及转变就会出现醉酒或酒精中毒。

二、临床表现

　　1. 兴奋期　血中乙醇浓度达到 11mmol/L，酒精中毒早期，大脑皮质处于兴奋状态，表现为兴奋、易冲动、言语过多、缺乏抑制、行为异常，同时伴有头晕、面色潮红、眼结膜及皮肤充血，少数呈现苍白。

　　2. 共济失调期　血中乙醇浓度达到 33mmol/L，兴奋状态消失后，即出现动作失调、步态不稳、言语含糊或语无伦次、恶心、呕吐、心率加快。

考点：急性酒精中毒临床分期

　　3. 昏迷期　如果酒精量继续增加，血中乙醇浓度达到 54mmol/L，患者即转入昏睡状态，呼吸深而慢，口唇微绀，瞳孔散大或正常，脉搏细弱，心率加快，体温偏低，重者转为昏迷，昏迷10小时以上者预后差。多因延髓呼吸与血管运动中枢衰竭而死亡。

患者，男，28 岁，参加同事聚会饮酒后被送入医院。表现为呼吸有鼾音，伴有呕吐，心率快，为 132 次/分，血压 80/50mmHg，血乙醇浓度超过 87mmol/L。目前患者处于（   ）

A. 深昏迷   B. 浅昏迷   C. 嗜睡   D. 兴奋期   E. 共济失调期

答案：A

分析：酒精中毒的临床表现，判断分期是重点考核的内容。

三、护理评估

（一）健康史

询问患者有无长期慢性饮酒史，有无药物、酒精过敏，近期是否有心情不畅、情绪郁闷等家庭、社会、心理问题，患者近期是否出现突然大量饮酒的习惯。长期慢性的饮酒有可能造成肝脏严重损害，询问健康史时需要特别关注此种情况。

（二）身体状况

1. 症状　询问患者或者家属饮酒时间、表现、症状有无变化，观察患者是否出现头晕、恶心、言语过多、步态不稳等情况。

2. 体征　主要观察患者①神志：有无兴奋、意识模糊、昏睡或昏迷。②脉搏：了解患者的脉搏频率、强弱变化。③体温：有无体温偏低。④皮肤和黏膜：观察患者有无颜面潮红、眼结膜充血。

（三）心理状态

过量饮酒的患者常因心理原因自控能力变差，借酒消愁甚至出现自杀倾向。因此，护士应尽量避免一切对患者的激惹因素。患者清醒后，应与家属共同协助，进行健康指导，尽量减少患者的工作和生活压力，予以心理支持，树立生活信心。

（四）辅助检查

1. 血清乙醇浓度　急性中毒时呼气中乙醇浓度与血清乙醇浓度相当。

2. 血清电解质浓度　急慢性酒精中毒时可见低血钾、低血镁和低血钙。

3. 血清葡萄糖浓度　急性酒精中毒时可见低血糖症。

4. 肝功能检查　慢性肝病时可见肝功能异常。

5. 心电图检查　可见心律失常如心肌损害。

中华人民共和国《车辆驾驶人员血液、呼气酒精含量阈值与检验》中规定，车辆驾驶人员血液中酒精含量≥20mg/100ml 而<80mg/100ml 的驾驶行为是饮酒后驾车，≥80mg/100ml 的驾驶行为是醉酒后驾车。

四、护理诊断

1. 急性意识障碍、昏迷　与神经系统受抑制有关。

2. 有窒息的危险　与呕吐物吸入呼吸道有关。

3. 有并发心脑血管意外危险　与饮酒影响脂类、维生素代谢紊乱有关。

4. 知识缺乏：缺乏酒精中毒相关知识。

五、护 理 目 标

1. 患者意识障碍减轻至清醒。
2. 无并发症及意外伤害发生。

六、护 理 措 施

（一）减少酒精吸收、保持呼吸道通畅

入院确诊后立即予以催吐，必要时用 1% 碳酸氢钠洗胃。其间要预防吸入性肺炎发生，对烦躁不安或过度兴奋者，可用小剂量安定，避免用吗啡、氯丙嗪、苯巴比妥类镇静药。严重中毒时可用腹膜透析或血液透析，促使酒精排出。保持呼吸道通畅，头偏向一侧，防止气道阻塞，给予适时的雾化吸入、气道吸引、翻身叩背。密切监测血气指标，保持患者的正常呼吸。

（二）安全护理

1. 有专人陪护，并做好陪护人员和患者的宣教，防止患者出现摔伤、碰伤及走失的危险。
2. 当患者出现幻觉或精神错乱、行为失常时，应注意做好相应的保护措施，防止出现护理意外。
3. 当出现震颤、癫痫持续状态时，应密切观察患者的意识、瞳孔、面色、呼吸、血压、脉搏变化，详细记录发作的情况，如抽搐部位、顺序、性质及有无大、小便失禁、呕吐、外伤等。

（三）心理支持

1. 急性中毒患者应了解中毒的原因，如果因患者的家庭、生活、婚姻而导致心情郁闷时，应做好劝解工作，鼓励患者诉说内心的痛苦与矛盾。
2. 减轻患者与家属的恐惧心理，可以与患者进行沟通，讲解有关中毒知识。

（四）保证营养的供给

1. 可给予足够的营养，如高蛋白、高维生素饮食，尤其应补充大量 B 族维生素类食品，并给予营养神经-肌肉的药物。
2. 注意水、电解质平衡，尤其对震颤及抽搐患者，应准确记录出入量、热量，防止出现电解质紊乱而引起酸中毒。
3. 当患者出现恶心、呕吐、无力甚至昏迷、意识障碍时，应注意补充输液量，必要时给予鼻饲保证营养的供给。

考点：醉酒患者镇静药选用及注意事项

（五）配合治疗

1. 急性中毒轻者不需要特殊治疗，只需卧床休息，防止受凉，数小时后可自行恢复。严重者常有酸中毒、低血糖、低血压，给予 50% 葡萄糖溶液 100ml 静脉滴注，胰岛素 8～12U 皮下注射，维生素 B_1 100mg 肌内注射，以加速乙醇氧化。饮食上可给予高蛋白、高维生素饮食。
2. 患者在兴奋期应慎用镇静药物。如果躁狂必须应用时可用地西泮 10mg 肌内注射，但应密切监测呼吸情况，昏迷患者慎用。

七、护 理 评 价

1. 患者中毒症状减轻，无严重并发症发生。
2. 患者了解酒精对身体的危害，并能控制饮量，做到自我保健。

第 7 节　食物中毒患者的救护

一、概　述

食物中毒指食用了被有毒有害物质污染的食品或者食用了含有毒有害物质的食品后出现的急性、亚急性疾病。其中以细菌性食物中毒最多见。

细菌性食物中毒是指人们摄入含有细菌或细菌毒素的食品而引起的食物中毒。常呈暴发或集体发病，有共同的传染源，即被细菌或其毒素污染的食物，夏秋季多发。常见病因如下。

1. 沙门菌属　该菌是细菌性食物中毒最常见的病原菌之一。主要存在于家畜、家禽及鼠类体内。该菌对外界抵抗力较强，在水、乳类及肉类食品中，能生存几个月。适当的温度（22～30℃）下，能在食物中大量繁殖，加热 60℃、15 分钟即能杀死。沙门菌进入人体肠道后主要引起胃肠道反应。部分患者有畏寒、发热等中毒症状。

2. 嗜盐菌（副溶血性弧菌）　该菌是多形态杆菌，革兰染色阴性，在含盐的培养基上，生长繁殖良好，故本菌广泛存在于海产品及盐腌制的肉类、蛋类和咸菜中。对热和酸极敏感，加热 56℃，5 分钟即被杀死，在普通食醋中 5 分钟死亡。中毒后主要病变在胃黏膜、空肠及回肠，表现为急性胃肠炎。

3. 金黄色葡萄球菌（简称金葡菌）　该菌为革兰染色阳性球菌，常存在于正常人的皮肤、鼻腔、咽喉部和皮肤患者的感染化脓病灶中，此菌主要污染淀粉类食物、乳制品、蛋类和肉类。食物中毒主要由血浆凝固酶阳性的金葡菌所产生的肠毒素引起。该毒素对热的抵抗力极强，加热煮沸 30 分钟仍保持其毒性。

4. 大肠埃希菌及副大肠埃希菌　该菌为革兰染色阴性杆菌，在正常人肠道内均有存在。一般情况下不致病，但在进食大量本类细菌及毒素污染的食物时，可以致病。

5. 肉毒杆菌　该菌为革兰染色阳性杆菌，属厌氧菌。广泛存在于自然界，如土壤、家畜粪便、蔬菜中。肉毒杆菌污染火腿、腊肠、罐头或瓶装食品后，在缺氧条件下，大量繁殖，并产生外毒素。此种毒素是毒力极强的嗜神经毒素。不耐热，煮沸 10 分钟即可破坏。人食入外毒素污染的食物后引起中毒。毒素经消化道吸收后，选择性地作用于运动神经与副交感神经，抑制神经传导介质的释放，引起肌肉瘫痪。

二、护 理 评 估

（一）健康史

有饮食不洁史，常呈暴发或集体发病，有共同的传染源，夏秋季多发。

（二）身体状况

潜伏期短，多在进食被污染的食物后数小时发病。中毒患者一般具有相似的胃肠道表现，常出现恶心、呕吐、腹痛、腹泻等症状。各种不同类型细菌引起的中毒有其特殊性。

1. 沙门菌属食物中毒　潜伏期一般为 4～24 小时。起病急，畏寒、发热伴呕吐、腹痛、腹泻等，大便呈水样便，量多，深黄色或绿色，有恶臭。严重者有脱水征及中毒症状。小儿重症患者可出现昏迷、惊厥等。病程一般为 3～5 日。

2. 嗜盐菌食物中毒　潜伏期一般为 6～20 小时。有严重的上腹部绞痛和腹泻，多为水样便，典型者为洗肉水样便，可有脱水表现，病程一般为 3～5 日。

3. 金黄色葡萄球菌食物中毒　潜伏期短，通常为 2～5 小时。恶心、呕吐最为剧烈，呕吐物可含胆汁、黏液或血液。水样腹泻可导致虚脱。体温大多正常或偏高，多于 1～2 日内恢复。

4. 致病性大肠埃希菌食物中毒　潜伏期通常为 4～6 小时。起病急，以腹痛腹泻为主要症状，重症者有发热。

5. 肉毒杆菌食物中毒　潜伏期为 6～36 小时。以神经系统症状为主，如吞咽肌瘫痪、言语及呼吸困难等。体温一般不高，胃肠道症状轻。一般于数日内恢复，病重者可因呼吸中枢麻痹而死亡。

考点：肉毒杆菌食物中毒患者的典型表现

（三）辅助检查

对可疑食物、患者呕吐物及粪便做细菌培养，可获得相同的病原体，即可确诊。疑为葡萄球菌食物中毒及肉毒杆菌食物中毒可做动物实验。

三、治疗原则

积极补液、遵医嘱应用抗生素、对症处理及支持治疗。

四、护理措施

（一）一般护理

1. 卧床休息，按消化道隔离（肉毒杆菌及金黄色葡萄球菌食物中毒例外）。呕吐停止后给予易消化的流质或半流质饮食。

2. 严密观察病情变化，及时测量体温、脉搏、呼吸、血压并记录，观察吞咽及呼吸情况、有无肌肉瘫痪、有无抗毒血清反应等，缺氧者给予氧气吸入。

3. 补液和应用抗生素　沙门菌属食物中毒可用氯霉素；嗜盐杆菌食物中毒可用氯霉素或四环素等；葡萄球菌食物中毒，以补液疗法和对症支持疗法为主。

4. 肉毒杆菌食物中毒应早期洗胃，24 小时内注射多价抗毒素血清，并积极对症治疗。

5. 注意给患者保暖，做好口腔护理，防止肺部并发症。

（二）对症处理

1. 呕吐严重者，补充适量电解质溶液，同时可皮下注射阿托品，以缓解症状。呕吐后协助患者清水漱口，并记录呕吐物的量、颜色及性质，留取标本送检。

2. 腹泻可酌情使用颠茄制剂，记录大便性质、量及颜色，并留取标本送检。

3. 脱水、休克及酸中毒者鼓励患者多饮水，同时按先快后慢、先多后少、先盐后糖、见尿补钾的输液原则补液。同时注意补充碱性药物碳酸氢钠溶液。

（三）健康指导

1. 加强饮食卫生宣教，不吃病死的牲畜或家禽。防止生、热食物交叉污染。肉类、海产品等要充分煮熟。

2. 对屠宰场、食品加工和饮食行业进行卫生监督。

3. 做好食堂卫生，对炊事人员进行卫生宣教，并定期进行体检。

第8节　急性百草枯中毒患者的救护

一、概　述

百草枯是目前应用的高效除草剂之一，也称对草快、克芜踪。百草枯属中等毒物，在酸性环境下性质稳定，在碱性环境下易分解，接触土壤后能迅速失活，可经胃肠道、呼吸道和皮肤吸收，进入人体后迅速分布到全身各器官组织，以肺、骨骼浓度最高。对人的损害一般认为是：①百草枯作用于细胞氧化-还原过程，导致细胞膜脂质氧化；②晚期为肺间质纤维化。对皮肤黏膜有刺激性和腐蚀性。人类百草枯中毒后死亡率高，国外报道为 65%，国内报道可达 95%。

二、护理评估

（一）健康史

在我国以口服中毒为主，且常表现为多器官功能损伤或衰竭，肺、肝和肾是最常见的受累脏器。

（二）身体状况

1. 呼吸系统　肺损伤是最严重和最常见的病变。小剂量中毒者早期可无呼吸系统症状或仅有咳嗽、咳痰、呼吸困难、发绀、胸闷、胸痛，双肺可闻及干、湿啰音；大剂量中毒者可在 24～48 小时出现呼吸困难、发绀、肺出血、肺水肿，常在 1～3 日因急性呼吸窘迫综合征死亡。部分患者急性中毒控制后 1～2 周内可发生肺间质进行性纤维化，再次出现进行性呼吸困难，最终导致呼吸衰竭甚至死亡。

2. 消化系统　口服中毒者有口腔、咽喉部烧灼感，舌、咽、食管及胃黏膜糜烂、溃疡出血、吞咽困难、恶心、呕吐、腹痛、腹泻甚至呕血、便血和胃肠穿孔。部分患者于中毒后 2～3 日出现肝区疼痛、肝大、黄疸、肝功能异常等中毒性肝病表现。

3. 局部刺激反应　①皮肤接触部位发生接触性皮炎、皮肤灼伤，表现为暗红斑、水疱、溃疡等。②经呼吸道吸入后，产生鼻咽喉刺激症状并出现鼻出血等。③眼接触药物则引起结膜、角膜灼伤，并形成溃疡。④高浓度百草枯污染指甲，指甲可出现褪色、断裂甚至脱落。

4. 泌尿系统　中毒后 2～3 日可出现尿急、尿频、尿痛和尿常规异常，Scr 和 BUN 升高，严重者发生急性肾衰竭。

5. 中枢神经系统　出现幻觉、头痛、头晕、抽搐、昏迷等。

此外可有发热、纵隔及皮下气肿、贫血、心肌损害等。

（三）辅助检查

血清百草枯检查有助于判断病情的严重程度和预后，采血时间必须是患者摄入百草枯 4 小时后，标本用塑料试管保存，不能用玻璃试管。如血中百草枯浓度＞30mg/L，则预后极差。如尿液检测不出，可过 2 小时后再次监测。

（四）病情判断

1. 轻型　摄入百草枯量＜20mg/kg，无临床症状或仅有口腔黏膜糜烂、溃疡，可出现呕吐、腹泻。

2. 中型到重型　摄入百草枯量＞20mg/kg，部分患者可存活，但多数患者 2～3 周内死于肺衰竭。服药后立即呕吐，数小时内出现腹痛、腹泻、口和喉部溃疡。1～4 日出现肾衰竭、肝功能损害、低血压和心动过速，1～2 周出现咳嗽、咯血、胸腔积液，随着肺纤维化出现肺功能恶化。

3. 暴发型　摄入百草枯量＞40mg/kg，1～4 日死于多器官衰竭。口服后立即呕吐，数小时到数日内出现腹泻、腹痛、肝肾衰竭、口腔喉部溃疡、胰腺炎、中毒性心肌炎、昏迷、抽搐甚至死亡。

三、护理措施

急性百草枯中毒目前尚无特效解毒剂，治疗以减少毒物吸收、促进体内毒物清除和对症支持治疗为主。

1. **现场急救**　一经发现，即给予催吐并口服白陶土悬液，或就地用泥浆水 100～200ml 口服。

2. **减少毒物吸收**　尽快脱去污染的衣物，用肥皂水彻底清洗被污染的皮肤、毛发。眼部被污染时立即用流动清水持续冲洗 15 分钟以上。用白陶土洗胃后，口服药用炭或 15% 的漂白土等吸附剂以减少毒物的吸收，继之用 20% 甘露醇加等量水稀释或用 33% 硫酸镁溶液 100ml 口服导泻。由于百草枯有腐蚀性，洗胃时应避免动作过大导致食管或胃穿孔。

3. **促进毒物排泄**　除常规输液、应用利尿药外，最后在患者服毒后 6～12 小时进行血液灌流或血液透析，血液灌流对毒物的清除率是血液透析的 5～7 倍。

4. **防止肺损伤和肺纤维化**　尽早按医嘱给予自由基清除剂如维生素 C 或维生素 E、还原型谷胱甘肽、茶多酚等。早期应用大剂量肾上腺糖皮质激素可延缓肺纤维化的发生，降低百草枯中毒的死亡率。中到重度中毒患者可使用环磷酰胺。高浓度氧气吸入，会加重肺损伤，故仅在氧分压<40mmHg 或出现 ARDS 时才使用浓度大于 21% 的氧气吸入，或使用呼气末正压通气给氧。肺损伤早期给予正压机械通气联合使用激素对百草枯中毒引起的难治性低氧血症患者具有重要意义。

5. **对症与支持治疗**　加强对口腔溃疡、炎症的护理，可应用冰硼散、珍珠粉等喷洒于口腔创面，促进愈合，减少感染机会。除早期有消化道穿孔的患者外均应给予流质饮食，并给予质子泵抑制剂等保护消化道黏膜，防止食管粘连、缩窄。应用质子泵抑制剂保护消化道黏膜，保护肝、肾、心脏功能，防止肺水肿，积极控制感染。出现肾衰竭、肝功能受损，提示预后极差。应积极给予相应的治疗措施。

各种类型急性中毒的处理如图 9-3 所示。

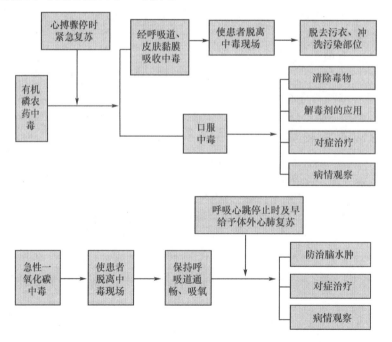

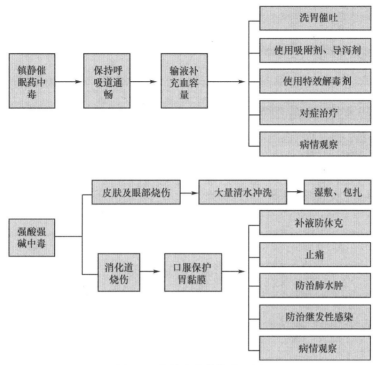

图 9-3　急性中毒救护流程图

小　结

有机磷农药中毒多见于农村地区，常因管理、使用不当，误用或者自杀造成。及时消除毒药非常关键，其中应注意的问题就是洗胃液的选用。注意保持呼吸道通畅，合理规范使用阿托品，准确掌握阿托品化及中毒表现。

镇静安眠药中毒症状由轻到重可表现为神志模糊、嗜睡、感觉迟钝、语言不清、判断力下降，严重时呼吸、循环功能衰竭而危及生命。纳洛酮可以逆转巴比妥类药物所致的中枢神经系统和呼吸系统的抑制，可为首选。

急性 CO 中毒是冬季北方多发的一种急症，主要是生活中使用取暖不合理所致，其特征性的临床表现是口唇呈樱桃红色。纠正脑组织缺氧的速度对预后起决定性的作用。

强酸经呼吸道、皮肤或消化道进入人体，引起局部烧伤及全身中毒，急救时应用富含蛋白质的液体对抗酸；强碱所致消化道烧伤应立即口服食醋、柠檬汁、1%乙酸等。

急性酒精中毒对中枢神经系统产生先兴奋后抑制的作用，临床表现分兴奋期、共济失调期和昏睡期，急救时应密切监测呼吸情况，注意其有发生窒息及心脑血管的危险。护理人员应对饮酒者进行身心健康教育。

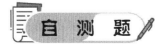

A_1/A_2 型题

1. 有机磷中毒所致急性肺水肿，抢救首选
（　　）

A. 呋塞米
B. 毛花苷丙
C. 阿托品
D. 碘解磷定
E. 吗啡

2. 急性有机磷农药中毒最主要的死因是（　　）

A. 中毒性休克　　B. 急性肾衰竭

C. 呼吸衰竭　　D. 中毒性心肌炎

E. 脑水肿

3. 重度有机磷农药中毒的表现，下列组合正确的是（　　）

A. 瞳孔明显缩小、大汗、流涎、视物模糊、肌无力

B. 瞳孔明显缩小、大汗、流涎、神志模糊、心动过速

C. 瞳孔明显缩小、大汗、流涎、神志不清、发绀

D. 瞳孔明显缩小、大汗、流涎、神志模糊、血压升高

E. 以上都不正确

4. 不明原因的急性中毒，洗胃液首选（　　）

A. 热水　　B. 1:5000 高锰酸钾

C. 清水或生理盐水　D. 2%碳酸氢钠溶液

E. 米汤

5. 下列口服中毒忌做常规洗胃的是（　　）

A. 重金属　　B. 生物碱

C. 安眠药　　D. 强酸强碱

E. 有机磷农药

6. 经皮肤黏膜沾染毒物者，首先应（　　）

A. 立即通知医生　　B. 建立静脉通路

C. 高流量给氧

D. 脱去污衣，冷水冲洗

E. 应用解毒剂与拮抗剂

7. 食物中毒最常见的病原菌为（　　）

A. 大肠埃希菌　　B. 金黄色葡萄球菌

C. 沙门菌属　　D. 副溶血性弧菌

E. 蜡样芽孢

8. 在食物中毒中，下列中毒呕吐最为剧烈的是（　　）

A. 沙门菌食物中毒

B. 变形杆菌食物中毒

C. 金黄色葡萄球菌食物中毒

D. 大肠埃希菌食物中毒

E. 肉毒中毒

9. 细菌性食物中毒的常见病原菌，不包括（　　）

A. 金黄色葡萄球菌　B. 乙型溶血性链球菌

C. 变形杆菌　　D. 韦氏杆菌

E. 大肠埃希菌

10. 患者，女，30 岁。由亲属送诊，亲属诉半小时前发现其不省人事，倒卧家中床上，时有呕吐。查体：双侧瞳孔明显缩小，皮肤多汗，流涎，呼吸有大蒜味。患者以上症状最有可能属于（　　）

A. 催眠药中毒　　B. 食物中毒

C. 一氧化碳中毒　D. 有机磷中毒

E. 脑出血

11. 急性有机磷中毒的患者，医嘱给予阿托品静脉注射，在给药后患者最可能出现（　　）

A. 口干　　B. 血压下降

C. 心率减慢　　D. 出汗增多

E. 呼吸加快

12. 患者，女，60 岁。确诊为"有机磷农药中毒"，已给予洗胃等抢救处理，遵医嘱给予阿托品药物治疗。当患者出现以下哪种情况时应予以停药（　　）

A. 颜面潮红　　B. 皮肤干燥、口干

C. 体温 37.2℃　　D. 心率 110 次/分

E. 烦躁不安、抽搐

13. 不能用于敌百虫中毒的洗胃液是（　　）

A. 牛奶　　B. 生理盐水

C. 1:5000 高锰酸钾溶液

D. 2%硫酸氢钠溶液

E. 矿泉水

14. 有机磷农药中毒死亡的高峰时间是（　　）

A. 第 8 日　　B. 第 9 日

C. 24 小时及第 2～7 日

D. 第 10 日　　E. 第 14 日

15. 有机磷中毒引起昏迷时，最佳的解毒治疗方法是（　　）

A. 阿托品

B. 碘解磷定或氯磷定

C. 碘解磷定＋阿托品

D. 纳洛酮

E. 尼可刹米（可拉明）

16. CO 中毒的主要机制是（ ）

A. CO 破坏 Hb 结构

B. CO 破坏红细胞膜

C. CO 引起血液固性发生改变

D. CO 对脑细胞造成不可逆损伤

E. CO 与 Hb 结合形成不能携带氧气的 COHb

17. 患者，男，30 岁。在室内点燃木炭取暖时，发生昏迷，急诊入院。诊断为急性 CO 中毒。护士向患者家属解释其发病机制为（ ）

A. 脑细胞中毒　　B. 血氧含量下降

C. Hb 不能携氧　　D. 大脑受抑制

E. 呼吸中枢受抑制

18. 患者，男，40 岁。饮酒史 20 年，昨晚因同学聚会饮白酒 40ml，现陷入昏迷，心率 130 次/分。血压 80/50mmHg，呼吸慢而有鼾声。处于严重急性酒精中毒状态，血液透析指征是（ ）

A. ＞108mmol/L（50mg）

B. ＜108mmol/L（50mg/dl）

C. ＞87mmol/L（40mg/L）

D. ＜54mmol/L（250mg/dl）

E. ＜87mmol/L（400mg/L）

19. 关于酒精中毒的实验室检查项目中，不正确的项目是（ ）

A. 低血钾　　　　B. 低血镁

C. 低血钙　　　　D. 高血糖

E. 酸中毒

20. 抢救巴比妥中毒引起的呼吸衰竭首要措施为（ ）

A. 洗胃　　　　　B. 利尿药物

C. 激素　　　　　D. 保持呼吸道通畅

E. 机械通气

21. 巴比妥中毒导致休克的原因是（ ）

A. 心肌损害　　　B. 代谢性酸中毒

C. 血浆渗出致血流量减少

D. 剧烈吐泻导致血容量减少

E. 毒物抑制血管舒缩中枢

22. 阿托品能解除有机磷农药中毒的症状，但不包括（ ）

A. 多汗、流涎　　B. 肌纤维颤动

C. 发绀　　　　　D. 恶心、呕吐

E. 肺部湿啰音

23. 敌敌畏中毒的临床表现特点是（ ）

A. 瞳孔正常，肺水肿

B. 瞳孔缩小，肺水肿

C. 瞳孔放大，肺不张

D. 血压正常，流涎

E. 四肢抽搐

24. 有机磷农药中毒后出现毒蕈碱样症状的原因是（ ）

A. 烟碱样作用　　B. 迷走神经抑制

C. 交感神经兴奋　D. 副交感神经受抑

E. 毒蕈碱样作用

25. 确诊 CO 中毒最主要的依据是（ ）

A. 空气中 CO 的浓度

B. 与 CO 接触的时间

C. 血液中 COHb 的含量

D. 昏迷的程度

E. 缺氧的程度

26. 诊断有机磷杀虫药中毒最重要的指标为（ ）

A. 确切的毒物接触史

B. 呕吐物有大蒜味

C. 毒蕈碱样和烟碱样症状

D. 血胆碱酯酶活性降低

E. 瞳孔缩小

27. 下列哪种毒物口服中毒后，不宜洗胃的是（ ）

A. 有机磷杀虫药　B. 镇静催眠药

C. 灭鼠药　　　　D. 毒品

E. 强酸、强碱

28. 急性中毒已发生昏迷的患者，下列哪项不宜采用（ ）

A. 氧疗　　　　　B. 催吐

C. 洗胃 D. 导泻

E. 解毒剂

29. 在食物中毒中，下列中毒呕吐最为剧烈的是（ ）

A. 沙门菌食物中毒

B. 变形杆菌食物中毒

C. 金黄色葡萄球菌食物中毒

D. 大肠埃希菌食物中毒

E. 肉毒中毒

30. 细菌性食物中毒的常见病原菌，不包括（ ）

A. 金黄色葡萄球菌

B. 乙型溶血性链球菌

C. 变形杆菌

D. 韦氏杆菌

E. 大肠埃希菌

31. 下列关于对百草枯中毒患者现场急救的描述，错误的是（ ）

A. 立即给予催吐并口服白陶土悬液

B. 尽快脱去污染的衣物，用肥皂水彻底清洗

C. 用33%硫酸镁溶液100ml口服导泻

D. 服毒后12~24小时进行血液灌流或血液透析

E. 早期应用大剂量肾上腺糖皮质激素

32. 患者，女，误服敌百虫50ml，抢救禁用（ ）

A. 大量盐水催吐

B. 2%碳酸氢钠溶液反复洗胃

C. 服毒6小时以上者仍应洗胃

D. 洗胃后由胃管灌入液状石蜡导泻

E. 肥皂水灌肠

33. 某患者，昏迷不醒，呼吸中有刺鼻的大蒜味，瞳孔缩小，多汗，可能为（ ）

A. 苯巴比妥类药物中毒

B. 吗啡中毒

C. 阿托品中毒

D. 有机磷农药中毒

E. 颅内出血

34. 某中年女性患者，中午服敌百虫农药半杯，晚7时被家人发现，随即送来就诊。查

体：躁动不合作、流涎、出汗、心率64次/分、呼吸28次/分、瞳孔1.5mm，不宜采用（ ）

A. 催吐

B. 1：5000高锰酸钾溶液洗胃

C. 吸氧

D. 灌入50%硫酸镁溶液导泻

E. 按医嘱立即注射阿托品

35. 某患者服敌敌畏，被家人送往医院，立即给予碘解磷定阿托品等治疗。评估阿托品化的指标不包括（ ）

A. 瞳孔较前散大 B. 皮肤干燥

C. 颜面潮红 D. 肺部啰音减少

E. 心率减慢

36. 患者，女，35岁。误服敌敌畏50ml，10小时后昏迷。关于急救措施不妥的是（ ）

A. 催吐 B. 洗胃

C. 导泻 D. 利尿

E. 吸氧

37. 某农民为果树喷洒有机磷农药后，出现中毒，昏迷。下列处理措施不正确的是（ ）

A. 迅速去除污染的衣物

B. 立即用温热水清洗皮肤

C. 应用阿托品

D. 应用碘解磷定

E. 密切观察生命体征

38. 某单位电话报告有人"煤气中毒"，医务人员赶到现场，首先要做的是（ ）

A. 向现场人员了解事情的经过

B. 将中毒者搬离现场，到通风处解开领扣

C. 保护现场，等待公安人员到场侦查

D. 测量血压、脉搏

E. 现场心肺复苏

39. 有机磷杀虫药中毒患者，在使用阿托品抢救过程中，出现烦躁不安、高热、抽搐、心动过速、瞳孔散大，应考虑（ ）

A. 阿托品中毒

B. 阿托品量不足

C. 阿托品化

D. 有机磷杀虫药中毒症状加重

E. 加大阿托品的用量

40. 患者，男，40 岁，被人发现昏倒在地，可闻及煤气味，发现者考虑患者呼吸微弱，于是就地人工呼吸，医生到场后说抢救者的做法错误的是（　　）

A. 未及时撤离现场

B. 未及时供氧

C. 未及时用兴奋剂

D. 未及时输液

E. 未及时注射激素

41. 患者，男，49 岁，因 CO 中毒 1 日入院。查体：深昏迷，呼吸尚规则，余无异常。为加快 CO 的排出，宜采用的最佳治疗是（　　）

A. 高浓度间断给氧

B. 持续低流量给氧

C. 呼吸中枢兴奋剂

D. 高压氧治疗

E. 使用呼吸机

A_3/A_4 型题

（42、43 题共用题干）

患者，女，24 岁，因误服有机磷杀虫药对硫磷急诊入院，测定血胆碱酯酶活力为 60%

42. 对该患者急诊洗胃，洗胃液忌用（　　）

A. 生理盐水　　　B. 清水

C. 2%碳酸氢钠溶液

D. 高锰酸钾溶液　E. 以上都有

43. 对该患者用氯磷定治疗的目的是（　　）

A. 恢复胆碱酯酶活力

B. 对抗毒蕈碱样症状

C. 减少毒物活性

D. 减少毒物吸收

E. 竞争性拮抗乙酰胆碱对 M 受体的激动作用

（44～46 题共用题干）

患者，男，30 岁。因婚姻不幸服毒，现昏迷不醒，被送入院。其家属不知毒物具体情况，观察患者双侧瞳孔缩小。

44. 根据患者瞳孔变化情况，可初步判断引起患者中毒的毒物可能是（　　）

A. 酸性物中毒

B. 碱性物中毒

C. 巴比妥类中毒

D. 有机磷、吗啡类中毒

E. 酒精中毒

45. 洗胃时胃管应插入的长度是（　　）

A. 30～40cm　　B. 35～45cm

C. 40～50cm　　D. 45～55cm

E. 50～60cm

46. 根据题干中的情况，护士正确的处理方法是（　　）

A. 请家属立即查清毒物名称后洗胃

B. 抽出胃内容物送检，再用温水洗胃

C. 用生理盐水清洁灌肠，减少毒物吸收

D. 鼻饲牛奶或蛋清水，以保护胃黏膜

E. 禁忌洗胃，待清醒后用催吐法排出毒物

（47、48 题共用题干）

患者，男，40 岁。1 小时前被发现晕倒在洗澡间，家里为煤气淋浴器，现送医院急诊。查体：深昏迷状态，口唇樱桃红色，肌张力增高，诊断为 CO 中毒。

47. 根据患者临床表现，估计血中 COHb 浓度为（　　）

A. ＜10%　　　　B. 10%～20%

C. 20%～30%　　D. 30%～50%

E. ＞50%

48. 若 1 个月后患者发生急性 CO 中毒迟发性脑病，其临床表现不可能是（　　）

A. 痴呆、木僵　　B. 偏瘫

C. 震颤麻痹综合征　D. 继发性癫痫

E. 发热

（战明侨）

第10章　理化因素损伤患者的救护

炎炎夏日，是中暑最易发生的时节，很多人都选择游泳以消除炎热。也正因如此，溺水频频出现，加之急救知识的缺乏，经常导致悲剧的发生。在我国，溺水是0~14岁年龄组儿童的第一位死因。淹溺、触电、中暑、冻僵和高原病是常见的理化因素损伤，严重时可危及生命，这需要医护人员准确、熟练地实施紧急救护，以抢救生命。在本章，我们主要学习这方面的知识。

第1节　淹　　溺

案例10-1

患者，女，30岁，2小时前被人自水塘中救出。被救出后头痛、剧烈咳嗽、胸痛、呼吸困难。查体：皮肤发绀、球结膜充血、口鼻充斥泡沫、淤污，烦躁不安、抽搐，呼吸短促，单肺闻及干、湿啰音。

问题： 1. 对患者，医护人员应做哪些急救处理？
2. 医护人员对患者还应进一步做哪些检查？

人淹没于水或其他液体中，由于液体充塞呼吸道及肺泡或反射性引起喉痉挛发生窒息和缺氧，并处于临床死亡状态称为淹溺（drowning）。从水中救出后暂时性窒息，尚有大动脉搏动者称为近乎淹溺（near drowning）。淹溺后室息合并心博骤停者称为溺死（drown）。

知识链接　　　　　　　　**与洪涝灾害争夺生命**

我国是世界上洪涝灾害较严重的国家之一。洪涝灾害可在较短时间内使大片田舍被淹，来不及躲避者可被洪水卷走而溺水死亡，尤其是老人和儿童更容易受害。

一、病因及发病机制

（一）病因

无自救能力，或误入不熟悉地形的河流和池塘，是发生淹溺的常见原因。另外，在水中体力不支、肌肉抽搐或者心脑血管疾病或投水自杀均可致淹溺。

（二）发病机制

根据发生机制，淹溺可分两类：干性淹溺和湿性淹溺。干性淹溺是指人入水后，因受强烈刺激如惊慌、恐惧、骤然寒冷等，引起喉痉挛导致窒息，呼吸道和肺泡很少或无水吸入，约占淹溺者的10%。湿性淹溺是指人入水后，喉部肌肉松弛，吸入大量水分充塞呼吸道和肺泡发生窒息，患者数秒后神志丧失，继之发生呼吸停止和心室颤动，约占淹溺者的90%。

根据发生水域不同，淹溺又可分为淡水淹溺和海水淹溺。

1. **淡水淹溺**　淡水包括江、河、湖泊、池、井水等，一般属低渗液体，大量水经肺毛细血管可迅速进入血液循环，血液被稀释，几分钟后血液总量可增加1倍；另外，水可损伤气管、支气管和肺泡壁的上皮细胞，使细胞表面活性物质减少而出现肺泡塌陷，从而进一步阻碍气体交换。

2. **海水淹溺**　海水含约3.5%的氯化钠和大量钙盐和镁盐，系高渗性液体。海水进入肺泡后，大量血浆蛋白及水分由血管内向肺泡腔和肺间质渗出而引起急性肺水肿。另外，高渗液体对呼吸道和肺泡有化学性刺激和损伤作用（表 10-1）。

表 10-1　淡水淹溺与海水淹溺的对比

项目	淡水淹溺	海水淹溺
血液总量	高血容量	低血容量
血液形态	稀释显著	浓缩显著
损害	大量	少量
血浆电解质变化	低钠、低氯、低蛋白血症	高钠、高氯、高镁血症
心室颤动	常见	主要致死原因
主要致死原因	急性肺水肿、急性脑水肿、急性肾功能	急性肺水肿、心律失常、心力衰竭、中枢神经衰竭、心力衰竭及周围神经抑制

考点：淡水淹溺血容量表现

二、临床表现

淹溺患者表现为神志丧失、呼吸停止及大动脉搏动消失，处于临床死亡状态。近乎淹溺患者的临床表现个体差异较大，与溺水持续时间长短、吸入水量多少、吸入水的性质及器官损害范围有关。

1. 症状　近乎淹溺者可有头痛或视觉障碍、剧烈咳嗽、胸痛、呼吸困难、咳粉红色泡沫样痰。海水淹溺者口渴感明显，最初数小时可有寒战、发热。

2. 体征　皮肤发绀、颜面肿胀、球结膜充血、口鼻充满泡沫和泥污。常出现精神状态改变、烦躁不安、抽搐、昏睡、昏迷和肌张力增加。呼吸表浅、急促或停止。肺部可闻及干湿性啰音。偶有哮鸣音，心律失常，心音微弱或消失。腹部膨隆，四肢厥冷。

三、护理评估

（一）淹溺史

对淹溺者必须向陪护人员询问时间、地点、水源性质，以利急救。注意查询头部有无硬物碰撞痕迹，以便及时诊治颅脑外伤。

（二）身体状况

1. 症状　观察淹溺患者有无头痛或视觉障碍、呼吸困难、咳嗽、胸痛，有无神志丧失、呼吸停止及大动脉搏动消失。

2. 体征　有无皮肤发绀、颜面肿胀及烦躁不安、昏睡、昏迷、精神状态改变和肌张力增加。有无肺部干湿啰音、哮鸣音；有无心律失常，心音微弱或消失。

（三）辅助检查

1. 实验室检查　血液常规检查示白细胞总数和中性粒细胞增多，红细胞和血红蛋白因血液浓缩或稀释情况不同而变化不同。海水淹溺者血钠、血氯增高，血钾变化不明显，血中尿素增高。淡水淹溺者血钾增高，血钠、血氯下降。

2. 影像学检查　胸部 X 线检查常显示斑片状浸润，有时出现典型肺水肿征象。约有 20% 的病例胸片无异常发现。

四、护理措施

救护原则为迅速将患者救离出水，立即恢复有效通气，实施心肺复苏，根据病情对症处理。

（一）现场救护

1. **迅速将淹溺者救出水面**　救护者应镇静，尽可能脱去衣裤，尤其要脱去鞋靴，迅速游到淹溺者附近。抢救者在淹溺者后面，一手托着他的头或颈，将面部托出水面，或抓住腋窝仰游，将淹溺者救上岸。

知识链接　　　　　　　　**游泳中抽筋怎么办?**

　　抽筋，就是肌肉强直性的收缩，往往因过度疲劳、游泳过久或突然受冷水刺激造成。①手掌抽筋：用另一手掌将抽筋手掌用力压向背侧并做震颤动作。②手臂抽筋：将手握成拳头并尽量屈肘，然后再用力伸开，如此反复数次。③小腿或脚趾抽筋：用抽筋小腿对侧的手握住抽筋腿的脚趾用力向上拉，同时用同侧的手掌压在抽筋小腿的膝盖上，帮助小腿伸直。④大腿抽筋：伸开抽筋的大腿与身体成直角并弯曲膝关节，然后用两手抱着小腿，用力使它贴在大腿上并做震颤动作，随即向前伸直。

---

2. **保持呼吸道通畅**　立即清除口、鼻中的污泥、杂草，有义齿者取出义齿，并将舌拉出，对牙关紧闭者，可先捏住两侧颊肌然后再用力将口启开，松解领口和紧裹的内衣、胸罩和腰带，确保呼吸道通畅。

3. **倒水处理**　如尚有呼吸、心跳，但呼吸道阻塞明显者，可选用下列方法迅速倒出淹溺者呼吸道和胃内的积水。

（1）膝顶法：急救者取半蹲位，一腿跪地，另一腿屈膝，将淹溺者腹部横置于救护者屈膝的大腿上，使头部下垂，并用手按压其背部，使呼吸道及消化道内的水倒出（图10-1A）。

（2）肩顶法：急救者抱住淹溺者的双腿，将其腹部放在急救者的肩部，使淹溺者头胸下垂，急救者快步奔跑，使积水倒出（图10-1B）。

（3）抱腹法：急救者从溺水者背后双手抱住其腰腹部，使淹溺者背部在上，头胸部下垂，摇晃淹溺者，以利倒水（图10-1C）。

知识链接　　　　　　　　**引流注意**

　　体位引流不必过分强调，根据理论研究和实际经验，溺水者约85%吸入水量不多，一般在20ml/kg以下，淡水吸入后吸收极为迅速，体位引流常无收获，反而浪费时间。海水溺水后由于血浆等渗入肺泡内，根本无法引出。因此，只有在不耽误人工呼吸的前提下或胃高度膨胀时才进行适当的体位引流。

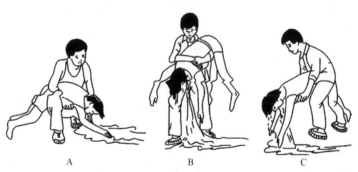

图 10-1　淹溺倒水方法

A. 膝顶法；B. 肩顶法；C. 抱腹法

4. **心肺复苏**　如心跳、呼吸停止者，应迅速进行心肺复苏。因气体进入肺内阻力较大，故口对口人工呼吸时吹气量要大。

5. 现场急救后，如呼吸、心跳恢复，应立即转送至医院继续救治。

（二）医院内救护

1. 迅速将患者安置于抢救室内，换下湿衣裤，注意保暖。

2. 维持呼吸功能 给予高流量吸氧，对行人工呼吸无效者应行气管插管并予以正压给氧，同时将 40%～50% 的乙醇置于湿化瓶内，可促进塌陷的肺泡复张、改善气体交换、纠正缺氧和迅速改善肺水肿。必要时给予气管切开，机械辅助呼吸。静脉注射呼吸兴奋剂，如尼可刹米等。

3. 维持循环功能 患者心跳恢复后，常有血压不稳定或低血压状态，应注意监测血容量变化。掌握输液的量和速度，有条件者行 CVP 监测，结合 CVP、动脉压和尿量，来分析和指导输液治疗。

4. 对症处理

（1）纠正低血容量：对淡水淹溺而血液稀释者，静脉滴注 3% 氯化钠溶液 500ml，必要时可重复一次。对海水淹溺者，可予 5% 葡萄糖溶液或低分子右旋糖酐。

（2）防治脑水肿：使用大剂量肾上腺皮质激素和脱水剂防治脑水肿。

（3）防治肺部感染：由于淹溺时易发生肺部感染，应给予抗生素预防或治疗。对污染水域淹溺者，除进行常规抢救外，应尽早实施经支气管镜下灌洗。

（4）防治急性肾衰竭。

（5）纠正水、电解质和酸碱失衡。

（三）护理要点

1. 密切观察病情变化

（1）严密观察患者的神志，呼吸频率、深度，判断呼吸困难程度。观察有无咳痰，痰的颜色、性质，听诊肺部啰音及心率、心律情况，测量血压、脉搏。

（2）注意监测尿的颜色、量、性质，准确记录尿量。

2. 输液护理 对淡水淹溺者应严格控制输液速度，从小剂量、低速度开始，避免因短时间内大量液体输入而加重血液稀释程度。对海水淹溺者出现血液浓缩症状时应及时保证 5% 葡萄糖溶液和血浆液体的输入，切忌输入生理盐水。

考点：海水淹溺补液要求

✎ **护考链接**

治疗海水淹溺者不能输入的药物是（　　）

A. 5% 葡萄糖　　　　B. 血浆液体　　　　C. 生理盐水

D. 地塞米松　　　　E. 抗生素

答案：C

分析：考核淹溺患者的输液治疗，海水淹溺切忌输入生理盐水。

---

3. 复温护理 对于淹溺者，水温越低，人体的代谢需要越小，存活机会越大。某些淹溺者在冷水中心搏骤停 30 分钟后仍可复苏。但是低温亦是淹溺者死亡的常见原因，在冷水中超过 1 小时复苏很难成功，特别是海水淹溺者。因此，及时复温对患者的预后非常重要。患者心跳呼吸恢复以后，应脱去湿冷的衣物，以干爽的毛毯包裹全身予以复温。其他复温方法尚有热水浴法、温热林格液灌肠法等。注意复温时速度不能过快，使患者体温恢复到 30～32℃，并尽快送至医院，在医院内进行复温。

4. 做好心理护理 消除患者焦虑与恐惧心理，对于自杀淹溺的患者应尊重患者的隐私权，注意引导其正确对待人生、事业及他人。做好其家属的思想工作，以协助护理人员使患者消除自杀念头。

第2节　触　电

　　患者，男，25岁，因雷雨时误触电线而昏倒在地，后入院抢救。体检：全身衣着湿透，皮肤青紫，四肢厥冷，呼吸心跳停止，瞳孔散大，对光反射消失。右大腿内侧见 2cm×3cm 的烧灼面。ECG 示心室颤动波。立即施行人工呼吸，胸外心脏按压，氧气吸入，行电击除颤后恢复窦性心律，并出现自主呼吸。进入医院 ICU 治疗 7 日后痊愈出院。

问题： 1. 电击伤对人体最严重的损伤是什么？
　　　　 2. 医护人员对触电者如何进行复苏？

　　触电是指一定量的电流或电能量（静电）通过人体，引起组织不同程度损伤或器官功能障碍甚至死亡的状态。

一、病因及发病机制

（一）病因

　　触电常见的原因是人体直接接触电源，或在高压电和超高压电场中电流、静电电荷经介质电击人体。触电常发生于违反用电操作规程者，风暴、地震、火灾使电线断裂也可使人体意外触电，雷击常见于农村旷野。

　　电流对人体的伤害包括电流本身及电流转换为电能后的热和光效应两个方面的作用。电流击伤对人的致命作用：一是引起心室颤动，导致心搏骤停，此常为低电压触电死亡原因；二是对延髓呼吸中枢的损害，引起呼吸中枢抑制、麻痹，导致呼吸停止，此常为高压触电死亡原因。电流转换为热和光效应则多见于高压电流对人的损害，造成人体的电烧伤，轻者仅烧伤局部皮肤和浅层肌肉，重者则可烧伤肌肉深层，甚至骨髓。

考点：触电致死的主要原因

（二）发病机制

电流对机体的伤害和引起的病理改变极为复杂，但其主要的发病机制是组织缺氧。

1. 触电方式

（1）单相触电：也称单线触电。人体接触一根电线，电流通过人体，经皮肤与地面接触后由大地返回，形成电流环形通路。此种触电是日常生活、生命中最常见的电击方式。

（2）二相触电：人体不同的两处部位同时接触同一电路上的两根电线，电流从电位高的一根，经人体传导流向电位低的一根，形成环形通路而触电。

（3）间接接触触电：主要是跨步电压触电，跨步电压差也可引起电损伤。当电线断裂落地，以落地点为中心的 20 米以内地区形成很多同心圆，各圆周的电压不同。电压由中心点向外周逐渐降低。如有人走近 10 米以内的区域，两脚迈开 0.8 米，两脚之间即形成电压差，称为跨步电压，电流从电压高的一只脚进入，从电压低的一只脚流出，引起肌肉痉挛，使人触电。如果人跌倒，电流可流经心脏，会造成更大损伤。

2. 影响触电损伤严重程度的因素

（1）电流类型：电流分交流电和直流电两种，人体对两种电流的耐受程度各异。低频交流电对人体的危害比高频大，高频电流对人体的危害相对要小，当电流频率超过 20 000Hz 时，损害明显减轻。通常情况下，对人体而言，交流电较直流电危险。但当电压过高时，直流电更危险，因其可导致肌肉强直性收缩，引起心搏骤停，致死率高。

（2）电流强度：一般来说，1～2mA 的电流可以引起刺痛感；15～20mA 的电流可以使肌肉出现强直性收缩，但可摆脱电源；20～25mA 的电流可使手的屈肌发生收缩，不能摆脱电源而造成手烧伤，呼吸肌收缩产生呼吸困难；50mA 以上的电流，如通过心脏，可引起心室颤动或心搏骤停，另外还可以引起呼吸肌痉挛而致呼吸停止；100mA 以上的电流通过脑部，可造成意识丧失。因此，电流强度是决定人体组织损伤程度的因素之一。

（3）电压高低：皮肤干燥时，24V 以下为安全电压。电压越高，产生电流就越大，对人体的损害也越重。直流电压在 380V 以下极少引起伤亡事故；而交流电在 65V 以上即会造成触电危险。

（4）电阻大小：电阻越小，通过的电流越大，组织损害越严重。身体不同组织所含的水分和电解质含量不同，电阻大小也不同。电阻依次增多的组织为神经、血管、肌肉、内脏、皮肤、肌腱、脂肪和骨骼。

（5）电流通过途径：触电时，电流通过人体的途径不同，对组织器官的损害危险程度也就不同。电流从上肢或头顶进入体内，经心脏由下肢流出，可引起心室颤动甚至心搏骤停。如电流从一脚进入，通过腹部由另一脚流出，则危害性较小。凡电流流经心脏、脑干或脊髓者，均可导致严重后果。

（6）电流接触时间：电流对人体的损害程度与接触电流的时间成正比。电流通过人体时间越长，机体受损越严重。

二、临 床 表 现

轻者仅有瞬间感觉异常，重者可致死亡。

1. 全身表现　头痛、头晕、心悸等。高压触电，特别是雷击时，常出现意识丧失，心搏、呼吸骤停，如复苏不及时可致死亡。幸存者可有定向力丧失和癫痫发作。部分病例有心肌和心脏传导系统损害，心电图出现心房颤动、心肌梗死和非特异性 ST 段降低。组织损伤区或体表烧伤处丢失大量液体时可出现低血容量性休克。肾脏直接损伤、坏死肌肉组织产生肌球蛋白尿、溶血后血红蛋白损伤肾小管，可发生急性肾衰竭，脱水和血容量不足亦加速急性肾衰竭的发生。

2. 局部表现　低压电引起的损伤伤口较小，一般不损伤内脏。高压电引起的损伤常见于电流进出部位，烧伤部位组织炭化或坏死成洞，组织解剖结构清楚。电击周围部位，烧伤较轻。如有衣服点燃，可出现与触电部位无关的大面积烧伤。高压电流损伤时常发生前臂腔隙综合征，因肌肉组织损伤、水肿和坏死，使肌肉筋膜下组织压力增加，出现神经血管受压体征，表现为脉搏减弱，感觉及痛觉消失，常需行筋膜切开术。由于触电后大肌群强直性收缩，可发生脊椎压缩性骨折或肩关节脱位。

3. 并发症　可有短期精神异常、心律失常、肢体瘫痪、继发性出血或血供障碍、局部组织坏死继发感染、高钾血症、酸中毒、急性肾衰竭、周围神经病、永久性失明或耳聋、内脏破裂或穿孔等。

三、护 理 评 估

1. 触电史　向触电者或陪同就诊人员详细了解触电经过，包括时间、地点、电源情况等，以指导抢救。

2. 临床表现　观察轻症者有无惊吓、心悸、面色苍白、头晕、乏力，电击部位有无皮肤的电灼伤、焦化或炭化。重者是否出现昏迷、强直性肌肉收缩、休克、心律失常、心跳及呼吸极微弱呈假死状态或心搏骤停、呼吸停止、发绀。

3. 辅助检查　早期可有肌酸磷酸激酶（CPK）、同工酶（CK-MB）、LDH、谷氨酸草酰乙酸转氨酶（GOT）的活性增高。尿中查见 Hb 或肌红蛋白。

四、护 理 措 施

救护原则为迅速脱离电源，分秒必争地实施有效心肺复苏或心电监护。

（一）现场救护

1. 迅速脱离电源　立刻切断电源，或用不导电的物体拨离电源。救护者切不可直接用手推拉患者，以保证自身安全。根据触电现场情况，采用最安全、最迅速的办法，使触电者脱离电源。具体方法：关闭电闸，挑开电线，切断电线，拉开触电者等。

（1）脱离低压电源的方法：脱离低压电源的方法可用"拉""切""挑""拽"和"垫"五字来概括如下。

1）"拉"：指就近拉开电源开关，拔出插销或瓷插保险。此时应注意拉线开关和板把开关是单极的，只能断开一根导线，有时由于安装不符合规程要求，把开关安装在零线上，这时虽然断开了开关，人身触及的导线可能仍然带电，这就不能认为已切断电源。

2）"切"：指用带有绝缘柄的利器切断电源线。当电源开关、插座或瓷插保险距离触电现场较远时，可用带有绝缘手柄的电工钳或有干燥木柄的斧头、铁锹等利器将电源线切断。切断时应防止带电导线断落触及周围的人体。多芯绞合线应分相切断，以防短路伤人。

3）"挑"：如果导线搭落在触电者身上或压在身下，可用干燥的木棒、竹竿等挑开导线或用干燥的绝缘绳套拉导线或触电者，使之脱离电源。

4）"拽"：救护人可戴上手套或在手上包缠干燥的衣服、围巾、帽子等绝缘物品拖拽触电者，使之脱离电源。如果触电者的衣裤是干燥的，又没有紧缠在身上，救护人可直接用触电者的衣裤将其拉脱电源。救护人亦可站在干燥的木板、木桌椅或橡胶垫等绝缘物品上，用一只手把触电者拉脱电源。但要注意拖拽时切勿触及触电者的身体。

5）"垫"：如果触电者由于痉挛手指紧握导线或导线缠绕在身上，救护人可先用干燥的木板塞进触电者身下使其与地绝缘来隔断电源，然后再采取其他办法把电源切断。

（2）脱离高压电源的方法：由于装置的电压等级高，一般绝缘物品不能保证救护人的安全，而且高压电源开关距离现场较远，不便拉闸。因此，使触电者脱离高压电源的方法与脱离低压电源的方法有所不同，通常的做法如下。

1）立即电话通知有关供电部门拉闸停电。

2）如电源开关离触电现场不甚远，则可戴上绝缘手套，穿上绝缘靴，拉开高压断路器，或用绝缘棒拉开高压跌落保险以切断电源。

3）如果触电者触及断落在地上的带电高压导线，且尚未确认线路无电之前，救护人不可进入断线落地点8～10米的范围内，以防止跨步电压触电。进入该范围的救护人员应穿上绝缘靴或临时双脚并拢跳跃地接近触电者。触电者脱离带电导线后应迅速将其带至8～10米以外并立即开始触电急救。

2. 轻型触电者　就地观察及休息1～2小时，以减轻心脏负荷，促进恢复。

考点：触电者现场救护措施

3. 重型触电者　对心搏骤停或呼吸停止者立即进行心肺复苏，以减少并发症和后遗症，并迅速转送医院，途中不中断抢救。

（二）医院内救护

1. 维持有效呼吸　重症患者尽早做气管插管，给予呼吸机正压吸氧。注意清除气道内分泌物。

2. 心电监护和纠正心律失常　在触电过程中，由于电压、电流频率的直接影响和组织损伤后产生的高钾血症及缺氧等因素，均可引起心肌损害和发生心律失常。故应进行心电监护，及时发现心律失常，最严重的心律失常是心室颤动。常用的除颤方法有电除颤和药物除颤。胸外电除颤效果确实可靠，药物除颤效果稍差。常用药物：①盐酸肾上腺素，一般采用 1～5mg 静脉注射或气管内滴入，如无效可每 5 分钟注射一次。②利多卡因，对异位心律有效，触电后发生心室颤动，如使用胸外电除颤无效，可继续做心肺复苏，并同时静脉给予利多卡因和加大电能量除颤，常有较好疗效。常用剂量：心室颤动时首次用量 1mg/kg，稀释后静脉缓慢注射，必要时 10 分钟后再注射 0.5mg/kg，总量不超过 3mg/kg。

3．创面处理　局部电烧伤的处理与烧伤处理相同。在现场应保护好电烧伤创面，防止感染。在医院应用消毒无菌液冲洗后以无菌敷料包扎。局部坏死组织如与周围健康组织分界清楚，应在伤后 3～6 日及时切除焦痂。如皮肤缺损较大，则需植皮治疗。必要时应用抗生素和破伤风抗毒素预防破伤风的发生。

4．筋膜松解术和截肢　肢体受高压电热灼伤，大块软组织灼伤引起的局部水肿和小血管内血栓形成，可使电热灼伤远端肢体发生缺血性坏死。因而需要进行筋膜松解术，减轻灼伤部位周围压力，改善肢体远端血液循环。必要时做截肢手术。

5．其他对症处理　预防感染，纠正水和电解质紊乱，防治肺水肿和急性肾衰竭。

（三）护理要点

1．严密观察病情变化　①定时监测生命体征：测量呼吸、脉搏、血压及体温。注意呼吸频率，判断有无呼吸抑制及窒息发生；注意患者神志变化，对清醒患者应给予心理安慰，消除其恐惧心理，同时注意患者出现电击后精神兴奋症状，应说服患者休息。②心律失常的监测：复苏后患者尤其应仔细检查心率和心律，每次心脏听诊应保持 5 分钟以上，判断有无心律失常。③肾功能的监测：观察尿的颜色和量的变化，对严重肾功能损害或脑水肿损害使用利尿剂和脱水剂者，应准确记录尿量。

2．合并伤的护理　注意触电者有无其他合并伤存在，因患者触电后弹离电源或自高空跌下，常伴有颅脑损伤、气胸、血胸、内脏破裂、四肢骨折、骨盆骨折等，应配合医生做好抢救。

3．加强基础护理　病情严重者注意口腔护理、皮肤护理，预防口腔炎和压疮的发生。保持患者局部伤口敷料的清洁、干燥，防止脱落。

第3节　中　暑

案例10-3

　　患者，女，39 岁。于夏日午后突感头晕、头胀、头痛、恶心，休息片刻后觉发热、面红、气急、心悸、全身乏力，但患者仍擦桌、扫地，后自觉坚持不住，便躺下睡觉。晚上 7 时左右，其女儿回家发现患者颜面潮红，呼之能醒，但反应迟钝，即送医院。体检：体温 41℃，脉率 122 次/分，呼吸 28 次/分，血压 130/80mmHg；意识模糊，查体不合作，颜面潮红，瞳孔稍大，对光反应迟钝；全身皮肤干燥无汗，颈软；两肺呼吸音粗；心率 122 次/分，律齐，无病理性杂音；神经系统检查各项反射存在，但减弱。辅助检查：血、尿、粪常规无异常，血糖 5.4mmol/L。

问题： 1．该患者可能发生了什么情况？

　　　　2．中暑患者有哪些主要表现？

　　　　3．对中暑患者应如何进行急救处理？

中暑是指在长时间高温和烈日暴晒作用下，机体体温调节障碍，水、电解质代谢紊乱及神经系统功能损害的一组临床症候群。以高热、皮肤干燥无汗及中枢神经系统症状为特征。重症中暑一般分为热痉挛、热衰竭、热射病。

一、病因及发病机制

正常人体在体温调节中枢的控制下，产热和散热处于动态平衡，维持体温在 37℃左右。当人在劳作、运动时，机体代谢加速，产热增加，人体借助于皮肤血管扩张、血流加速、汗腺分泌增加及呼吸加快等，将体内产生的热量送达体表，通过辐射、传导、对流及蒸发等方式散热，以保持体温在正常范围内。当大气温度过高（>32℃）或空气湿度过高（>60%），通风又不良时，机体内的热难以通过辐射、传导、蒸发、对流等方式散发，甚至还会从外界环境中吸收热，造成体内热量贮积从而引起中暑。

（一）中暑的原因

1. 环境温度过高　人体由外界环境获取热量，在大气温度升高（>32℃）、湿度较大（>60%）和无风的环境中，长时间工作或强体力劳动，又无充分防暑降温措施时，缺乏对高热环境适应者易发生中暑。

2. 人体产热增加　如从事重体力劳动、甲状腺功能亢进和应用某些药物（苯丙胺）等都会导致中暑疾病的发生。

3. 散热障碍　如湿度较大、过度肥胖或穿透气不良的衣服等。

4. 汗腺功能障碍　见于系统硬化病、广泛皮肤烧伤后瘢痕形成或先天性汗腺缺乏症等患者。

（二）诱发中暑的因素

1. 环境温度过高。

2. 产热增加　如重体力劳动、发热、甲状腺功能亢进症等。

3. 散热障碍　如湿度大、过度肥胖、衣服不透气等。

4. 伴有基础疾病、慢性病　如心血管疾病、下丘脑病变、糖尿病等。

5. 汗腺功能障碍　见于硬皮病、汗腺缺乏症、皮肤烧伤后瘢痕形成等。

6. 试用药物　如阿托品、苯丙胺等。

7. 其他　如酷暑季节，年老体弱者、产妇、久病卧床者，终日逗留在通风不良、温度较高的室内，均易发生中暑。

二、临床表现

（一）先兆中暑

高温环境下一定时间后，患者有全身乏力、头晕、胸闷、口渴、大汗、注意力不集中和动作不协调等症状。

（二）轻度中暑

除以上症状外，还有面色潮红、皮肤灼热、体温升高到 38℃以上，脉搏增快、呼吸急促和血压下降等脱水表现，休息后 3～4 小时可缓解。

（三）重度中暑

除上述表现后，可伴有晕厥、昏迷、痉挛或者高热，但常混合出现。

1. 热痉挛　也可为热射病的早期表现，多见于青壮年人。剧烈运动大量出汗后，氯化钠丢失，活动停止后常发生肌肉痉挛，主要累及骨骼肌。持续约数分钟后缓解，无明显体温升高。

✎ 护考链接

　　大学生在炎热的夏天进行强体力军训时大量出汗，休息时发生头晕、小腿抽筋，发生重度中暑的类型多为（　　）

　　A. 中暑痉挛　　　　　B. 中暑衰竭　　　　　C. 中暑高热
　　D. 日射病　　　　　　E. 热射病
　　答案：A
　　分析：考核重度中暑的分类。

　　2. 热衰竭　指高温引起大量汗液分泌和血管扩张引起循环容量不足所致，常发生于老年人、儿童和慢性疾病患者。表现为多汗、疲乏、无力、头晕、头痛、恶心、呕吐和肌肉痉挛，有明显脱水征：心动过速、直立性低血压或晕厥。体温轻度升高，无明显中枢神经系统损伤表现。热衰竭可以是热痉挛和热射病的中间过程，治疗不及时，可发展为热射病。

　　3. 热射病　是最严重的一种中暑，主要表现为高热（≥40℃）和皮肤无汗、神志障碍。发热前常有大汗，至高热时出汗已停止，有"皮肤干热"的特征。本病最突出的表现是神经系统症状：头痛、剧烈呕吐、烦躁不安，严重者昏迷、惊厥，可因急性肾衰竭及多器官功能衰竭而死亡。

考点：高热、无汗、意识障碍为热射病"三联征"。

三、护理评估

　　1. 致病的因素　温度过高、湿度太大、通风不良的环境下持续时间较久或剧烈运动、劳动强度过大等，是导致中暑的基本原因。年老体弱，孕产妇，或存在贫血、甲状腺功能亢进症、糖尿病、心脏病等慢性疾病患者对高温的适应能力较差，易发生中暑。睡眠不足，饮酒过量，出汗过多而未及时补充水和盐等，则为中暑的诱发因素。

　　2. 身体状况
　　（1）热衰竭：最常见，由于大量出汗，导致失水、失钠、血液浓缩、血容量不足而出现周围循环衰竭的表现，体温基本正常。

　　（2）热痉挛：多见于青少年，由于大量出汗、口渴而饮水较多，但补盐不足，使血钠氯化物降低而引起四肢肌肉的痉挛、疼痛，以腓肠肌痉挛最常见。

　　（3）热射病：常见于年老体弱或原有慢性疾病者，特征性表现为高热、无汗、意识障碍，严重者可因休克、心力衰竭、脑水肿、肝肾功能损害、DIC 等并发症而死亡。

　　（4）日射病：在烈日下较长时间暴晒头部而无防护时，引起脑组织充血和水肿，表现为剧烈头痛、头昏、眼花、耳鸣、呕吐、烦躁不安，严重者发生惊厥和昏迷。

四、护理措施

（一）现场救护
　　1. 改变环境　迅速将患者搬离高热环境，安置到通风良好的阴凉处或20～25℃房间内，解开或脱去外衣，患者取平卧位，头部抬高。

　　2. 降温　轻症患者可反复用冷水擦拭全身，直至体温低于38℃，也可冰敷，在头部、腋下、腹股沟等大血管处放置冰袋（用冰块、冰棍、冰激凌等放入塑料袋内，封严密即可），或用30%乙醇擦浴直到皮肤发红。每10～15分钟测量一次体温。体温持续在38.5℃者可口服水杨酸类解热药物，如阿司匹林、吲哚美辛等。

知识链接

中暑救治"四字诀"

1. **搬** 迅速将患者搬到阴凉、通风的地方，使其平躺，用扇子或电扇为其扇风，解开其衣领、裤带，以利患者呼吸和散热。

2. **擦** 用冷水或稀释的乙醇帮患者擦身，也可用冷水淋湿的毛巾或冰袋、冰块放在患者颈部、腋窝或大腿根部腹股沟处等大动脉血管部位，帮助患者散热。

3. **服** 感到不适时，及时服用人丹、十滴水、藿香正气水等解暑药，并多喝些淡盐水，以补充流失的体液。

4. **掐** 如果患者一直昏迷不醒，可用大拇指按压患者的人中、合谷等穴位。救醒后的患者，必须在凉爽通风处静卧休息，如果回到炎热的环境，会引发比之前更严重的后果。

3. **补充液体** 如果中暑者神志清醒，并无恶心、呕吐，可饮用含盐的清凉饮料、茶水、绿豆汤等，以起到既降温、又补充血容量的作用。

一般先兆中暑和轻度中暑的患者经现场救护后可恢复正常，但对疑为重度中暑者，应立即转送医院。

（二）医院内救护

1. **降温** 包括物理降温和药物降温。降温处理是抢救重症中暑的关键，降温速度决定患者预后。通常应在1小时内使直肠温度降至38℃左右。

（1）物理降温措施

1）环境降温：迅速将患者安置在通风的地方，使用电风扇吹风，有条件者可置于室温调节在20～25℃的空调室内。

2）体表降温：头颈、腋窝、腹股沟等大血管走行处放置冰袋。冰水或乙醇擦浴，用30%乙醇或冰水擦拭全身皮肤，边擦拭边按摩，使皮肤血管扩张、血液循环增快、皮肤散热加快而降温。冰水浸浴：将患者采用半坐卧位，浸浴在4℃冰水中，并不断按摩四肢皮肤，使血管扩张，促进散热。浸浴时每10～15分钟测试肛温一次，肛温降至38℃时，停止冰水浴。体温回升到39℃以上时，可再行浸浴。

知识链接

冰（冷）水擦拭顺序

1. 上肢擦拭顺序 自侧颈—肩—上臂外侧—手背；自侧胸—腋窝—上臂内侧—肘窝—手心。

2. 背部擦拭顺序 自颈下—臀部。

3. 下肢擦拭顺序 自髂骨—大腿外侧—足背；自腹股沟—大腿内侧—足内踝；自臀下—大腿后侧—腘窝—足跟。

3）体内降温：用4～10℃的5%葡萄糖盐水1000ml经股动脉向心性注入患者体内；或用4～10℃的10%葡萄糖盐水1000ml注入患者胃内或给患者灌肠。

（2）药物降温：必须与物理降温同时使用。重症患者可用①氯丙嗪25～50mg稀释在4℃的葡萄糖盐水500ml内，快速静脉滴注，2小时内滴注完毕，低血压患者禁用。②山莨菪碱（654-2）10～20mg稀释在5%的葡萄糖盐水500ml内，静脉滴注可改善微循环，防止DIC的发生。③人工冬眠：氯丙嗪25mg＋哌替啶50mg＋异丙嗪25mg，从茂菲氏滴管内滴入，1小时后无反应者，可重复应用一次，注意观察血压、呼吸变化。

2. 改善周围循环,预防休克的发生　对伴有周围循环衰竭的患者,可酌情输入 5%葡萄糖盐水 1500～2000ml,但速度不宜过快,以防发生心力衰竭。纠正酸中毒,可酌情静脉滴入 5%碳酸氢钠 200～250ml。

3. 急性肾衰竭的防治　中暑高热时由于大量水分自汗液排出,血液浓缩,心排血量降低,可使肾小球滤过率下降,导致肾衰竭。因此,凡疑有急性肾衰竭,应早期快速注射 20%甘露醇 250ml 及静脉注射呋塞米 20mg,保持尿量在 30ml/h 以上。

第4节　冻　僵

案例10-4

患者,男,35 岁。在暴风雪中迷路 8 小时。被救援人员发现时,呼之不应,双瞳孔直径 5mm,对光反应迟钝,全身冰冷,呼吸 10 次/分,心率 50 次/分。

问题: 1. 在现场,救援人员该如何为患者复温?

2. 冻僵患者被送到医院后,如何进一步做好救治与护理工作?

冻僵又称意外低体温(accidental hypothermia),是指寒冷环境引起体温过低而发生的以神经系统和心血管系统损害为主的全身性疾病。冻僵者体温越低,病死率越高。

一、病因及发病机制

(一)病因

冻僵多发生于在寒冷环境中逗留和工作时间过久而保暖御寒措施不足,或者陷埋于积雪或浸没于冰水等情况。此外,在 0℃以上的环境,或浸没于冰点以上的冷水中时间过长也可发病。

(二)发病机制

体温降至 32～35℃时,寒冷刺激交感神经引起体表血管收缩,心搏出量增加,同时肌张力增加、寒战,以产生热量。体温降至 28～32℃时,体温调节功能衰竭,寒战终止,代谢明显减慢。寒冷直接作用于窦房结和心肌,使心搏减慢和心律失常,可出现多脏器功能障碍或衰竭。体温<28℃时,人体热储备机制丧失,基础代谢率下降 50%,组织缺氧。体温<20℃时,细胞膜钠通道阻断,肌纤维无应激反应,出现感觉和运动神经麻痹;心搏骤停、呼吸停止、脑电活动消失。冻僵损伤血管内皮细胞,解冻后血管腔内易形成血栓和引起组织缺血性坏死。

二、病情评估

(一)临床表现

1. 轻度冻僵　人体代谢增强,表现为头痛、兴奋不安,肌肉震颤,皮肤苍白发凉,寒战,心搏和呼吸增快,血压升高,尿量增加。

2. 中度冻僵　体温继续下降,机体由兴奋转入抑制。表现为表情淡漠,嗜睡,感觉和反应迟钝,精神错乱,语言障碍,行为异常,心跳和呼吸减慢,脉搏细弱,血压下降。体温在 30℃以下时,寒战消失、神志丧失、瞳孔散大、心动过缓。

3. 重度冻僵　表现为昏迷、瞳孔对光反应消失、呼吸减慢、血压测不到、尿量减少。体温在 28℃时常发生心室颤动,体温在 24℃时出现僵死样面容,体温≤20℃时,出现瞳孔散大固定、皮肤苍白或青紫、四肢肌肉和关节僵硬,心搏、呼吸停止。

（二）辅助检查

由于血液浓缩，红细胞、血红蛋白及白细胞升高，血清转氨酶升高，出现代谢性酸中毒。肝细胞缺氧，影响葡萄糖代谢，使血糖降低和血钾增高。心电图检查示心动过缓、QRS 波增宽、T 波低平、QT 间期延长。脑电图显示平坦波形或等电位线。

三、救治与护理

（一）现场急救

复温是冻僵患者急救治疗的关键。迅速将冻僵者移至温暖、避风的环境中，脱去潮湿冻结的衣服，进行保暖。搬动时动作应轻柔，防止发生骨折或扭伤。对呼吸、心搏停止者，应立即进行心肺复苏。患者体温在 32～33℃时，用毛毯、棉被等保暖物包裹身体，于 25℃室温中逐渐自行复温。体温<31℃时，将患者浸泡于 40～44℃或稍低温度的温水中，使其缓慢复温，复温速度为 1～2℃/h，至患者寒战消失或恢复知觉、甲床潮红、肢体有温感或肛温恢复到 32℃即可停止复温。也可将 40～50℃热水袋（加布套）置于躯干、腹股沟、腋下、足底等部位加温。复温后用软毛巾擦干身体，再用厚棉被包裹，使患者保持在温暖的环境中，待其体温自然回升。有条件时给予吸氧、保护心脏功能、抗休克治疗等。

（二）院内抢救及护理

1. 保暖、复温 患者体温仍低时，除上述复温措施外，亦可采用电热毯复温或将洗胃液加热至 40～42℃进行洗胃升温，必要时也可经血液或腹腔透析复温，使内脏和血管温度能快速回升。复温后将患者卧床，包裹衣物、毛毯等保暖，并严密监测生命体征。

2. 心肺脑复苏 对心搏、呼吸停止或有心室颤动的患者应立即进行胸外心脏按压、人工呼吸或电除颤，同时采用脑保护措施，恢复大脑的高级神经功能。

3. 保持呼吸道通畅 冻僵使保护性咳嗽反射丧失，使支气管黏液增多，可导致肺不张、支气管肺炎、吸入性肺炎和复温后肺水肿。应及时清理呼吸道分泌物，必要时行气管插管或气管切开。

4. 支持治疗 低体温者通常处于脱水状态，复温后可能发生血容量减少和低血糖，应注意纠正；放置鼻胃管，防止胃内容物误吸。

5. 复温后的护理 ①冻僵患者复温后，神志清楚者，可给予热饮料及合理的营养；如不宜饮用，可静脉滴注加温至 37℃的生理盐水和 10%葡萄糖注射液，液体输注总量为 20ml/kg。输液不宜过快，穿刺部位不宜选择在冻伤部位。②保持皮肤清洁干燥，实行侵入性操作时应严格执行无菌技术。③对缺氧较重或缺氧性脑损害明显者，可进行高压氧治疗。④对冻伤肢体应稍抬高，注意保护，避免受压或擦伤。对已破溃的疮面，可先消毒周围正常皮肤，再用无菌温生理盐水清洗创面后，涂以抗菌药物加以包扎。创面要定时换药，并观察创面愈合情况。⑤为防止肌肉萎缩和关节僵硬，做好关节的被动活动，做好基础护理。

6. 严密观察 密切观察患者的意识、皮肤色泽、弹性、肢体末端的伤情，监测生命体征，每分钟一次。进行动脉血气监测，测定值应进行体温校正。放置导尿管，观察尿量，监测肾功能。

7. 心理护理 重度冻僵，既造成身体的损伤，又造成心理的创伤。患者清醒后，常出现恐惧和焦虑，护理人员应向患者及其家属做好解释工作，解除其思想顾虑，使患者积极配合治疗和护理。

8. 健康指导 冻僵的预防措施有：①普及预防冻伤知识。②增强体质，加强耐寒锻炼，寒冷作业时勤活动。③在寒冷环境中逗留和工作时间不可过久，体温不能低于 35℃，根据作业环境的温度和条件，定时到温暖环境休息、适当活动、补充热量。④所穿的衣服应该保暖，而且松紧适宜，暴露部位予以保护。⑤在寒冷环境中如果出现面色苍白、寒战、感觉疲乏、瞌睡、反应迟钝、幻觉等表现，立即脱离冷环境并就医。

第5节 高 原 病

高原病又称高山病，是指人体进入高山或高原低氧环境下适应能力不足引起的一种特发性疾病，返回平原后迅速恢复为其特点。

一、病因及发病机制

高原病主要病因是缺氧。上呼吸道感染、疲劳、寒冷、精神紧张、饥饿、妊娠等为发病诱因。

高原是指海拔 3000 米以上的地区，特点是空气稀薄、大气压低、氧分压低。人进入高原地区后，吸入空气中的氧浓度下降，导致血氧分压降低，可刺激颈动脉体和主动脉体的化学感受器，出现反射性心率加快，可增加心排血量；呼吸加深、加快，增加肺通气量；脑血管扩张、血流量增加。严重和持久的缺氧，会造成脑水肿、肺水肿和心肌损伤，骨髓增生使红细胞和血红蛋白增多，血液黏稠。

二、病情评估

（一）临床表现

1. 急性高原病 指初入高原时出现的急性缺氧反应或疾病。

（1）急性高原反应：初入海拔 3000 米以上地区，6～72 小时后大多数人都可出现高原反应症状。主要表现为头痛、头晕、胸闷、气短、心悸、食欲缺乏、恶心、呕吐、记忆力和思维能力减退，部分患者有发绀和血压升高。一般在进入高原地区后 1～2 日症状明显，以后减轻，1 周左右消失，但也有少数症状急剧加重，发展为高原肺水肿或高原脑水肿。

（2）高原肺水肿：进入高原地区 2～4 日，对高原适应不全者，劳累、寒冷、上呼吸道感染、剧烈活动可诱发高原肺水肿。有急性高原反应者若出现不断加重的头痛、干咳、呼吸困难或发绀，是本病的早期表现。严重者表现为极度呼吸困难、烦躁不安或神志恍惚、发绀、心动过速、咳白色或粉红色泡沫样痰，双肺可闻及湿啰音。眼底检查可见视盘充血，有出血斑。

（3）高原脑水肿：发病率低但较易引起死亡。患者先有严重的高原反应症状并逐渐加重，后出现显著的神经精神症状，如剧烈头痛、头晕、频繁恶心呕吐、共济失调、步态不稳、精神萎靡或烦躁、意识障碍等，部分患者可发生抽搐或脑膜刺激症状。查体可见脉率增快、呼吸不规则、瞳孔对光反应迟钝等危重体征。

2. 慢性高原病 指居住高原半年以上发病或原有急性高原病症状迁延不愈者，主要发生在久居海拔 4000 米以上高原地区的人。其可表现为以下几种类型。

（1）慢性高原反应：为急性高原反应持续 3 个月以上不消退者，表现为原有症状不断加剧，活动能力进行性降低。

（2）高原性红细胞增多症：此型最多见。患者有高原反应症状，如头痛、头晕、嗜睡、心悸、气短、记忆力减退，多有发绀。也可有鼻出血、结膜充血、面部毛细血管显露等多血面容和杵状指。由于肺循环阻力增大，加重肺动脉高压，可产生右心衰竭。

（3）高原性血压改变：高原性高血压多见于初到高原者，起病缓慢，症状与一般高血压病相似。高原性低血压多发生于久居高原者，血压低于 12/8kPa（90/60mmHg）。

（4）高原性心脏病：多见于高原出生的婴幼儿，成年人则在移居高原 6～12 个月后发病。由于长期处于高原低氧环境，肺循环阻力增加产生肺动脉高压，心肌缺氧导致右心肥大。表现为心悸、气短、胸闷、咳嗽，最终发生右心衰竭。

（二）辅助检查

1. 血常规　急性高原病患者白细胞增多，慢性高原病患者红细胞超过 7.0×10^{12}/L，Hb 超过 180g/L。

2. 动脉血气分析　高原性肺水肿者有低氧血症、低碳酸血症和呼吸性碱中毒。

3. 心电图　慢性高原病患者可显示电轴右偏、肺型 P 波、右心室肥大劳损、T 波倒置。

三、救治与护理

纠正缺氧，减少并发症是治疗的关键。

1. 紧急处理　对危重患者应就地抢救。绝对静卧休息，给予面罩给氧。肺水肿者，采取半卧位或端坐位，以减轻呼吸困难，可给予糖皮质激素、氨茶碱及抗菌药物；有心力衰竭时宜用速效强心药物及利尿药；脑水肿者，可给予地塞米松、高渗葡萄糖、呋塞米等药物。发病地点确无医疗条件时，可将患者由高原转往海拔低的地区治疗。

2. 密切观察病情　高原病发病迅速，症状重、变化快，因此，护士应严密观察病情变化，及时监测面色、体温、心率、呼吸、甲床及血氧饱和度的变化。严密观察患者有无剧烈头痛、呕吐、血压增高、脉搏减慢、颈项强直等表现，发现异常及时处理。

3. 休息　是重要的治疗措施。将患者安置在安静、舒适、通风良好的病房内，保证充足的睡眠。对轻、中度患者应限制活动，重度患者需卧床休息。

4. 吸氧　缺氧是高原病的根本原因，氧疗可减轻高原病的症状，采用鼻导管或面罩低流量（2～4L/min）吸氧，吸氧时湿化瓶内加入 50%～70%乙醇，可有效地降低肺泡内泡沫的表面张力，促使泡沫破裂消散，从而改善肺部气体交换，迅速缓解缺氧症状。吸氧时应加强口鼻护理，及时清除口鼻及气管内的分泌物，保持呼吸道通畅。

5. 补液　高原肺水肿患者输液时，必须严格控制液体的入量及滴速，滴速以 10～20 滴/分为宜。

6. 饮食护理　少食多餐，选择高维生素、高热量、高蛋白、易消化、无刺激性的清淡饮食，少吃脂肪，多饮水；注意饮食卫生，防止肠道感染。

7. 对症治疗及护理　头晕、头痛症状较重的患者，宜卧床休息，抬高头部，必要时服用止痛药；有心率增快、血压升高的患者，服用复方丹参滴丸以改善心肌供血；躁动不安者，可遵医嘱给予小剂量镇静药；对患有基础病的患者继续常规服用药物。

8. 心理护理　耐心倾听患者的诉说，指导患者放松心情，保持精神愉快；解除患者对高原缺氧的紧张、恐惧心理，树立高原病就地治疗的信心。

9. 健康指导　进入高原地区的人员应了解和适应高原环境特点，登山时按计划进行阶段性适应性锻炼；生活起居要有规律，保持睡眠充足；注意防寒和防治上呼吸道感染，戒烟酒，避免劳累；有明显肺、心、血液疾病的患者不宜进入高原地区。

🔔 小　结

本章主要介绍常见意外伤害的急救。意外伤害往往是在一定的环境条件下发生的，其特点是病因较明确，与环境相关，多有特定的临床表现，病情危急，变化迅速，需要紧急处理。

淹溺是一种严重累及多脏器的急症，现场救护应迅速清理呼吸道，实施心肺脑复苏，特别注意呼吸功能的恢复，必要时及时给予机械通气，防治感染，维持水、电解质、酸碱平衡等治疗措施。

触电伤害时有发生，结合病史及其特殊的临床表现，诊断触电并不困难。抢救过程中既要及时有效抢救伤员，又要注意抢救者的安全。依据损伤的程度，及时有效给予心肺复苏、电烧伤伤口处理、防治并发症等。

中暑是在高热环境中引起的机体产热与散热调节失衡，最容易出现在高温、高湿度的环境，以及年老体弱、儿童、产妇的人群，重度中暑表现为热痉挛、热衰竭、热射病。一旦发现，根据患者综合状况，首先应迅速移离高温环境，继而采取降温、补液、维护重要脏器功能等救治措施。

通过对本章内容的学习，能在现实生活中对可预测有害因素做好预防；对已形成的损害，能尽快地做出准确判断，并能实施有效的救护。

自 测 题

A_1/A_2 型题

1. 救治海水淹溺者，不能输入的液体是（ ）

A. 5%葡萄糖溶液 B. 血浆液体

C. 生理盐水　　 D. 地塞米松

E. 以上均是

2. 触电对人的致命作用是（ ）

A. 急性肾损伤　 B. 造成心肌缺血

C. 急性心室血流减慢

D. 诱发心动过速 E. 引起心室颤动

3. 抢救触电患者应采取的第一步措施是（ ）

A. 立即切断电源 B. 处理电灼伤

C. 吸氧　　　　 D. 人工呼吸

E. 心肺复苏

4. 轻型触电患者心脏至少连续听诊（ ）

A. 1分钟　　　 B. 3分钟

C. 4分钟　　　 D. 5分钟

E. 10分钟

5. 患者，男，38岁，炎热夏天，在外连续工作6小时，出现剧烈头痛、头晕、眼花耳鸣、呕吐、烦躁不安等症状，体温不高。下列考虑最准确的是（ ）

A. 热衰竭　　　 B. 热痉挛

C. 日射病　　　 D. 热射病

E. 中暑

6. 中暑患者的治疗，首先采取的措施是（ ）

A. 撤离高温环境

B. 立即静脉输液

C. 头部降温以保护脑细胞

D. 立即冰水浸浴

E. 用氯丙嗪静脉注射降温

7. 中暑时发生肌肉痛性痉挛，最常见的是（ ）

A. 腹直肌　　　 B. 胸大肌

C. 腓肠肌　　　 D. 肠平滑肌

E. 肛门括约肌

8. 患者，男，50岁，农民。中午在烈日下进行田间劳动，1小时后感到恶心、头晕、头痛、面色苍白、大汗淋漓、脉速、呼吸浅快意识不清，血压80/50mmHg。应考虑（ ）

A. 中毒　　　　 B. 热射病

C. 热衰竭　　　 D. 日射病

E. 热痉挛

9. 引起血液稀释的淹溺是（ ）

A. 干性淹溺　　 B. 淡水淹溺

C. 海水淹溺　　 D. 湿性淹溺

E. 淹溺

10. 中暑、淹溺和触电是三种常见的物理性损害，其共同的发病特点是外界环境中的（ ）

A. 化学因子　　 B. 生物因素

C. 物理因子　　 D. 社会因素

E. 机械作用

11. 在高温环境下劳动的工人，为预防中暑宜饮（　　）

A. 含糖饮料　　　B. 含盐饮料

C. 冷开水　　　　D. 矿泉水

E. 含维生素C饮料

12. 患者，男，42岁。炎热夏天在建筑工地连续工作4小时后出现剧烈头痛、头晕、眼花、耳鸣、呕吐、烦躁不安等症状，体温不高。应考虑为（　　）

A. 热衰竭　　　　B. 热痉挛

C. 日射病　　　　D. 热射病

E. 中暑

13. 热痉挛表现为肌肉痉挛和收缩痉挛，最易发生的部位是（　　）

A. 面肌　　　　　B. 腹直肌

C. 腓肠肌　　　　D. 咀嚼肌

E. 胸大肌

14. 患者，女，20岁。不慎落入海里，15分钟前获救，"120"医护人员发现患者剧烈咳嗽、皮肤发绀、烦躁不安、颜面肿胀、球结膜充血，双肺闻及干、湿啰音。下列措施不正确的是（　　）

A. 通畅呼吸道　　B. 给予高流量吸氧

C. 碱化血液　　　D. 脑复苏

E. 快速补充生理盐水或平衡盐溶液以稀释血液

15. 中暑患者应在最短时间内将直肠温度降至（　　）

A. 36℃　　　　　B. 36.5℃

C. 37℃　　　　　D. 37.5℃

E. 38℃

16. 热射病的典型表现是（　　）

A. 高热、意识障碍、抽搐

B. 意识障碍、高热、无汗

C. 高热、抽搐、无汗

D. 头痛、昏迷、发热

E. 头痛、晕厥、无汗

17. 某中年女性，45岁。炎热夏天，天气闷热，在外面连续工作5小时，由于大量出汗导致失水、失钠等引起的周围循环灌注不足属于（　　）

A. 热痉挛　　　　B. 日射病

C. 热衰竭　　　　D. 热辐射

E. 热射病

18. 患者，男，20岁，在非旅游区溺水被人救上岸，心跳呼吸已经停止。现场首选（　　）

A. 控水，使呼吸道通畅

B. 口对口人工呼吸

C. 胸外心脏按压

D. 报"120"后等待

E. 报"999"后等待

19. 患者，男，30岁，炎热夏天，在外高空作业4小时后出现大汗、口渴、头晕、胸闷。该患者可能发生了（　　）

A. 先兆中暑　　　B. 轻度中暑

C. 热痉挛　　　　D. 热射病

E. 日射病

20. 对烧伤深度的判断，我国所用的分类方法为（　　）

A. 四度三分法　　B. 三度五分法

C. 四度四分法　　D. 三度四分法

E. 四度五分法

（战明侨）

第11章 常用急救技术及护理

常用急救技术及护理是对急危重患者救治和监护的技术。在紧急情况时对患者实施及时、准确的救治和护理，对提高抢救成功率、降低死亡率和致残率是极其重要的。

第1节 机械通气技术及护理

案例11-1

患者，男，75岁，因反复咳嗽咳痰10年，活动后气促3年，1日前受凉后咳嗽、咳痰加重，咳黄白黏痰，量多，并有气促、气短，明显的呼吸困难，急诊入院。

问题: 对于该患者应采取哪些急救措施进行协助患者呼吸?

一、概　述

（一）概念

机械通气是在患者自然通气和（或）氧合功能出现障碍时，运用器械（主要是呼吸机）使患者恢复有效通气并改善氧合的方法。

（二）功能

1. 维持适当的肺泡通气量。

2. 改善气体交换效能。

3. 降低呼吸做功。

（三）方法

1. 简易呼吸器　具有结构简单，操作迅速方便，易于携带，可随意调节，不需用电动装置，通气效果好等优点。简易呼吸器主要由弹性呼吸囊、呼吸活瓣、面罩或气管插管接口和氧气接口等组成。

2. 人工呼吸机。

知识链接　　　　　　　　　**人工呼吸及分类**

人工呼吸及分类：①按使用类型分类，分为控制性机械通气和辅助性机械通气。②按使用途径分类，分为胸内或气道内加压型和胸外型。③按吸、呼气相切换方式分类，分为定压型、定容型、定时型和多功能型。④按通气频率高低分类，分为高频通气型（高频正压通气型、高频喷射通气型、高频振荡通气型）、常频通气型。⑤按是否有同步装置分类，分为同步机械通气型、非同步机械通气型。⑥按应用对象分类，分为婴儿型、小儿型、成人型。

二、适应证及禁忌证

（一）适应证

1. 阻塞性通气功能障碍　COPD急性加重、哮喘急性发作等。

2. 限制性通气功能障碍　神经肌肉疾病、间质性肺疾病、胸廓畸形等。

3. 肺实质病变　ARDS、肺炎、心源性肺水肿。

4. 外科疾病及手术后呼吸支持　如严重创伤、体外循环术后、大出血引发的呼吸功能不全等。

5. 其他　如心肺复苏术后的呼吸支持、麻醉和术中的呼吸支持等。

（二）禁忌证

1. 低血容量性休克患者在血容量未补足以前。

2. 严重肺大疱和未经引流的气胸。

3. 肺组织无功能。

4. 大咯血气道未通畅前。

5. 支气管胸膜瘘。

三、操作方法

（一）物品准备

简易呼吸器或呼吸机，氧气装置，吸痰器，电源。

（二）操作方法

1. 使用前检查简易呼吸器或呼吸机的性能，使其处于完好和消毒状态。

2. 携用物至床旁，向患者解释使用机械通气的目的，以便合作。

3. 清除患者呼吸道分泌物，解开衣领、腰带，保持呼吸道通畅。

4. 使用简易呼吸器时，将患者处于仰卧状态，抬高下颌，用面罩紧扣患者口鼻，勿漏气，固定好面罩，然后挤压弹性呼吸囊；使新鲜空气或氧气经呼吸阀进入患者肺部；放松弹性呼吸囊，肺部气体从呼吸阀排出，而弹性呼吸囊又自行恢复原状。弹性呼吸囊的容量为 1000ml，挤压呼吸囊的频率为 16～20 次/分。若患者有自主呼吸，挤压频率应与患者同步（图 11-1）。

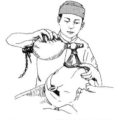

图 11-1　简易呼吸器

5. 使用呼吸机时，核对患者使用呼吸机的型号，确定呼吸机的性能完好，调节呼吸机各项预定参数，连接消毒好的呼吸机管道，开机，采用面罩、气管切开或气管插管等方法使呼吸机与患者呼吸道紧密相连，观察呼吸机运转情况及通气效果，若患者两侧胸廓运动对称，呼吸音一致，呼吸机与患者呼吸频率同步，表明呼吸机运转正常；如果通气量适宜，吸气时能看到患者胸廓起伏，肺部呼吸音清晰，患者生命体征平稳，血气分析及电解质检查稳定。同时记录呼吸机参数、使用时间、使用效果及患者的反应。

知识链接

呼吸机各种参数的选择

项目	数值
呼吸频率（R）	成人 16～20 次/分；儿童 20～40 次/分
潮气量（Vt）	成人 5～12ml/kg
	儿童 5～6ml/kg
呼吸比值（I∶E）	1∶（2～2.5）
每分通气量（MV）	成人 90～100ml/kg
	儿童 100～120ml/kg
气道压力	成人 12～20cmH$_2$O
	儿童 8～15cmH$_2$O
吸入氧浓度	30%～40%（＜60%）

四、护　　理

1. 使用呼吸机的患者应由专人看护，随时观察及记录生命体征、血氧饱和度。

2. 巡查　每半小时巡查一次，巡查时应注意：呼吸机螺纹管是否有积水、外换管是否有漏气脱落、患者是否有积痰，并根据不同情况进行相关处理。如果出现螺纹管积水，应及时倾倒；管道脱落的，应立即更换及连接；有积痰要立即吸出；储水槽内水应与水位线齐平，如在水位线下应加入无菌蒸馏水至水位线（不可高于水位线），这样才能保证呼吸机正常功能的发挥；低气道压报警时，应该检查呼吸机管道的连接。

3. 消毒　呼吸机接头每日消毒一次。病室每日用 1%～2% 过氧乙酸消毒或紫外线灯照射 1～2 次。呼吸机外部管道、雾化装置等每 2～3 日更换消毒一次。

4. 吸痰　对使用机械通气的患者，应随时注意是否有痰液淤积，如出现以下任何一种情况应给予吸痰：患者咳嗽出现 ARDS；听诊胸部有痰鸣音；呼吸机高气道压报警时；当氧饱和度氧分压突然降低时。

5. 雾化　使用呼吸机的患者每日要雾化 2～3 次。按医嘱配制雾化液，倒入呼吸机雾化槽内，把呼吸模式改为辅/控（A/C）模式，按雾化键，看见白色气雾。

6. 防治并发症　如发现以下情况：呼吸机相关性肺炎、气胸及皮下气肿、低氧血症、肺萎陷等，及时报告医生，及时处理。

五、注 意 事 项

1. 固定好各接口处部分连接，防止脱出、移位。

2. 严密监测患者呼吸、循环指标，注意呼吸改善的指征。

3. 保持患者呼吸道通畅，及时清理呼吸道分泌物。

4. 严格无菌操作，预防感染。

5. 注意观察呼吸机运行状况，一旦报警及时查明原因，排除故障。

第 2 节　气管插管术

气管插管术是解决呼吸障碍和进行人工呼吸的一种快捷而又十分有效的方法。气管插管术是指将特制的气管导管，通过口腔或鼻腔插入患者气管内，是一种气管内麻醉和抢救危重患者的技术，它有利于保持上呼吸道通畅，减少气道阻力，及时清除呼吸道的分泌物，保证有效的通气，为人工加压给氧、气管内给药等提供条件。此外，气管或支气管内插管是实施麻醉的一项安全措施。

一、适应证及禁忌证

（一）适应证

1. 呼吸功能不全需行人工加压给氧和辅助呼吸者。

2. 呼吸、心搏骤停行心脑肺复苏者。

3. 呼吸道分泌物不能自行咳出者。

4. 各种全麻或静脉复合麻醉者。

5. 颌面部、颈部等大手术者，呼吸道难以保持通畅者。

6. 婴幼儿气管切开前需行气管定位者。

（二）禁忌证

1. 主动脉瘤压迫气管。

2. 咽部脓肿、急性喉炎、喉头水肿、喉头黏膜下血肿。

3. 喉部烧伤、肿瘤、异物存留者。

4. 下呼吸道分泌物潴留难以从插管内清除者。

5. 颈椎骨折、脱位者。

二、物品准备

喉镜、气管导管、管芯、牙垫、喷雾器、10ml 注射器、血管钳或镊子、吸痰器、吸痰管、氧气接管、氧气、胶布等，还需准备好呼吸器、简易呼吸器等用物。

三、操作方法

（一）经口明视插管

经口明视插管是临床最常用的一种方法。

1. 体位　患者仰卧位，肩部垫高，头尽量后仰，颈上抬，使口—咽—气管呈直线。

2. 开口　操作者站立于患者头侧，用右手拇指、示指使口张开。

3. 暴露会厌、声门　待口完全张开时，操作者左手持喉镜自右口角放入口腔，将舌推向左方，徐徐向前推进，显露腭垂（悬雍垂），再略向前深入，使弯形喉镜窥视片前端进入舌根与会厌角内，然后依靠左臂力量将喉镜向上、向前提起，增加舌骨会厌韧带的张力即可显露声门（图 11-2）。

4. 插管　当声门暴露清楚后，右手执导管后端，使其前端自右口角进入口腔，使气管导管开口接近声门，以旋转的力量轻轻将导管旋入声门，过声门 1cm 后应将管芯拔出，以免损伤气管，再将导管继续送入气管内 3～5cm（图 11-3）。

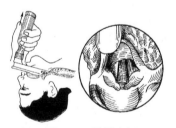

图 11-2　暴露声门

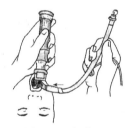

图 11-3　插管

5. 确定插管部位　安置牙垫，拔出喉镜。患者若有自主呼吸，观察导管外端有无气体进出，或连接麻醉机后，观察麻醉机呼吸囊随患者呼吸有无张缩；如果患者呼吸已经停止，经导管或麻醉机呼吸囊自导管外端吹入气体，观察患者胸廓是否有起伏运动，并用听诊器听诊双肺呼吸音是否对称，若呼吸音两侧不对称，可能是导管插入过深进入一侧支气管所致，此时，可将导管稍稍拔出，直至两侧呼吸音对称。

6. 固定　证实导管位置准确无误后，用胶布于口腔外将牙垫与气管内导管连为一体，并固定于上下唇皮肤上。

7. 充气　用注射器向气管导管前端的套囊内注入适量的空气（一般 3～5ml），以气囊恰好能封闭气道不漏气为准，以免在使用呼吸机向肺内送气时漏气或呕吐物、分泌物反流入气管内。

8. 吸痰　用吸痰管吸取气管导管内的分泌物，进一步了解呼吸道通畅情况。

（二）经鼻腔明视插管术

当患者张口困难，口腔损伤或口腔插管妨碍手术进行时，常用这种方法。插管前仔细检查患者鼻腔有没有鼻中隔偏斜、鼻息肉的异常现象。

1. 选一较大鼻孔以1%丁卡因作鼻腔内表面麻醉，并滴入3%麻黄素，可使鼻腔黏膜麻醉和血管收缩，减少患者痛苦，增加鼻腔容积，并可减少出血。

2. 选用较口腔插管微细的气管导管，头端涂抹凡士林，向插管的鼻孔内滴入少量液状石蜡。

3. 患者仰卧，头向后仰，操作者站立于患者的头部，右手持导管与面部垂直方向插入鼻孔，沿下鼻道经鼻底部出鼻后孔，至咽喉腔。

4. 导管进入口咽部后开始用喉镜显露声门，同时右手将导管继续向声门方向推进，当导管达会厌上方时，可利用插管钳经口腔夹住导管的前端，将导管送入声门（图11-4）。

5. 成功后将导管用胶布固定在患者的鼻面部。

（三）经鼻盲探插管术

适用于张口困难、喉镜无法全部置入口腔的患者。

1. 插管时必须保留自主呼吸，可根据呼出气流的强弱来判断导管前进的方向。

2. 以1%丁卡因作鼻腔内表面麻醉，并滴入3%麻黄素使鼻腔黏膜的血管收缩，以增加鼻腔容积，并可减少出血。

3. 选用合适管径的气管导管，以右手持管插入鼻腔。在插管过程中边前进边侧耳听呼出气流的强弱，同时左手调整患者头部位置，以寻找呼出气流最强的位置。

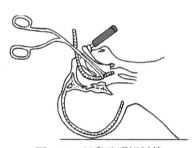

图11-4　经鼻腔明视插管

4. 在声门张开时将导管迅速推进，导管进入声门时可感到推进阻力减小、呼出气流明显，有时患者有咳嗽反射，接麻醉机可见呼吸囊随患者呼吸而伸缩，表明导管插入气管内。

5. 如导管推进后呼出气流消失，为插入食管的表现。应将导管退至鼻咽部，将头部稍仰使导管尖端向上翘起，可对准声门利于插入。

6. 插管成功后将导管用胶布固定在患者的鼻面部。

知识链接　　　　　　　　　　**气管导管选择**

多选用带气囊的硅胶管（或一次性气管导管），其长度、粗细应根据患者具体情况选择。经口明视插管术成年男性一般选用36~40号，女性一般选用32~36号；鼻腔插管相应小2~3号，且不带套囊；小儿按下列公式选择：1~7岁，号数＝年龄＋19；8~10岁，号数＝年龄＋18；11~14岁，号数＝年龄＋16。

案例11-2

患者，女，76岁，因腹胀腹痛3日入院。诊断：①急性重症胰腺炎；②急性肾衰竭；③Ⅰ型呼吸衰竭；④胆囊结石；⑤高血压。因呼吸衰竭行气管插管后入ICU。

问题：针对该患者行气管插管术后，应该如何护理？

四、护　理

1．根据患者的年龄、性别、身材大小、插管的途径选择导管。

2．如患者呼吸困难或呼吸停止，插管前应先行人工呼吸、吸氧，以免因插管而增加患者的缺氧时间。

3．随时观察导管是否通畅，如发现导管不够通畅，或患者痛苦难忍时，应及时报告医生换管。

4．插管后，应定时翻身、叩背、吸痰，遵医嘱雾化及抗感染治疗，以保持呼吸道通畅。

考点：每次吸痰时间

5．吸痰时严格无菌操作，使用一次性吸痰管，吸痰顺序为气管内→口腔→鼻腔，不能使用同一根吸痰管反复插入呼吸道。每次时间不能超过 15 秒。吸痰时注意痰的颜色、量、性质及气味，发现异常及时报告医生，并给予相应的处理。

6．导管留置时间不能过长（小于 72 小时），如果插入时间较长，应给予气管切开。

7．随时观察导管固定情况，如发现导管固定不稳，应及时给予加固，更换体位时，避免气管导管过度牵拉、扭曲并防止脱出。

8．每班定时测定插管深度及气囊压力并记录且交班，保持气管插管下端在气管分叉上 1～2cm，过深可引起左侧肺不张，过浅会引起声带损伤；每班监测气囊压力，每隔 4～6 小时放气 5 分钟，放气前先吸净口腔及咽部的分泌物，气囊注气后压力应小于毛细血管灌注压。

9．监测血氧饱和度、心率、血压及血生化指标。

10．防止或减轻肺部感染，加强口腔护理，保持鼻腔、口腔清洁。

五、注 意 事 项

1．所有用物均应经过消毒才能使用，插管前严格检查插管用物是否齐全，特别注意喉镜灯是否明亮。

2．插管操作应轻柔、敏捷、熟练、准确，勿使缺氧时间过长，以免引起反射性心搏呼吸骤停。

3．使用喉镜时注意勿损伤门齿。导管套囊充气不可过多，以免压迫气管黏膜和使导管管腔缩小。

4．插管后氧气不可直接吹向气管导管，吸入气体必须湿化，防止气管内分泌物黏稠结痂，影响呼吸道通畅。

第3节　气管切开术

气管切开术是切开颈段气管，放入气管套管，以解除喉源性呼吸困难、呼吸功能失常或下呼吸道分泌物潴留所致呼吸困难的一种急救技术。气管切开术是临床中抢救急危重患者最有效的急救方法之一，应用广泛。特别是在一些紧急情况下，如能及时、快速地行气管切开，不但可以抢救患者的生命，为各临床专科的治疗赢得宝贵时间，还能为患者各生命脏器功能的恢复创造条件。在紧急情况下，由于受病因、手术环境、照明、器械设备及人员配合等多因素的不利影响，手术难度及危险性明显增大，易发生术中意外及术后并发症，对手术者要求较高。

案例11-3

患儿，男，7岁。因写作业时口含中性笔帽玩耍，不小心吸入气管而急送入院。患儿痛苦面容，面色暗红，呼吸困难，口唇发紫。

问题：你如果在急诊科，应立即采取什么措施？

一、适应证及禁忌证

（一）适应证

1. 喉阻塞者。

2. 下呼吸道分泌物潴留者。

3. 取除气管异物者。

4. 颈部外伤伴有咽喉或气管损伤者。

5. 预防性气管切开者。

（二）禁忌证

气管切开部位以下占位性病变及严重出血性疾病。

二、物品准备

气管切开包，无菌纱布，气管套管，无菌手套，1%普鲁卡因，生理盐水，吸痰管，照明灯。

知识链接

气管切开包

气管切开包包括：弯盘 1 个，药杯 1 个，5ml 注射器 1 支，6 号、7 号针头各 1 根，3 号刀柄 2 个，10 号刀片、12 号刀片各 1 片，气管拉钩 2 个，有齿镊 2 把，无齿镊 1 把，蚊式钳 4 把，手术剪 2 把（直头、弯头各 1 把），甲状腺拉钩 2 个，持针器 1 把，三角缝针 2 枚，洞巾 1 块，气管垫 2 块，线卷 2 卷，纱布 6 块，气管套管 1 套。

三、操作方法

1. **体位** 取仰卧位，肩下垫一小枕，头后仰并固定于正中位，使患者下颏、喉结、胸骨切迹在同一直线上，气管向前突出接近皮肤，明显暴露；若为小儿，由助手固定其头部；严重呼吸困难者，可取半卧位，头略向后仰。

2. **麻醉及消毒** 常规消毒，操作者戴无菌手套铺无菌巾。采用局麻，沿颈前正中上自甲状软骨下缘下至胸骨上窝为麻醉穿刺点，以 1%普鲁卡因浸润麻醉，对于昏迷、危重或窒息患者，若患者已无知觉可不予麻醉。

3. **切口及分离组织** 多采用纵切口，操作者以左手拇指、中指固定甲状软骨，示指置于环状软骨上方，自甲状软骨下缘至接近胸骨上窝上 1～1.5cm 处，做一长 3～5cm 的切口，沿颈前正中线切开皮肤和皮下组织，分离肌肉，暴露气管（图 11-5）。

4. **切开气管** 确定气管后，一般于第 2～4 或 4～5 气管软骨环处，用 12 号刀片自下向上挑开气管软骨环，撑开切口，吸出气管内分泌物及血液。

5. **插入气管套管** 以弯钳或气管切口扩张器，撑开气管切口，插入大小适合、带有管芯的气管套管，插入外管后，立即取出管芯，放入内管，吸净分泌物，并检查有无出血。

6. **创口处理** 将气管套管上的带子系于颈部，打成死结以牢固固定。切口一般不予缝合，以免引起皮下气肿。最后用一块中间剪开 1/2 的纱布垫于伤口与套管之间。

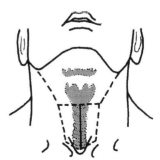

图 11-5　气管切开部位

四、护理

气管切开后，为了保持患者的呼吸道通畅，常需要留置气管切开套管在气管内。气管切开术是挽救生命的手术，但如果术后观察护理不当，可随时发生窒息等危及生命的并发症。

（一）常规护理

1. 病室要求　患者术后病室要求为抢救病房或 ICU，病房内保持安静，室内湿度在 50% 以上，室温在 21℃左右，空气清新，且每日定时用紫外线消毒 2 次。

2. 床旁应备有各种急救药品和物品，如吸引器、氧气、同号气管套管、电筒等物品，并妥为存放，以备急用。

3. 体位　患者术后取平卧去枕位或半坐去枕位，使颈部舒展以顺利呼吸及咳痰。

4. 病情观察　术后严密观察原发疾病病情的变化，尤其是呼吸功能的变化，随时吸出分泌物，观察套管是否通畅，注意分泌物性质。若分泌物黏稠，可加强套管内滴入药物或经套管雾化吸入以稀释痰液；若气管内有干痂时应及时取内管，清洗并消毒后重新放入。保持呼吸道通畅，及时吸痰，并严格遵守无菌操作原则。

5. 饮食　患者术后失去吸吮能力，无论进食何种食物，都应将食物放到口腔的中后部，才能进行正常的吞咽、进食。故术后 1 周内多给予流质或半流质饮食。

（二）气管套管的护理

1. 套管口处应盖 1～2 层纱布，以保持空气清洁、湿润，并防落入异物。

2. 套管的固定带松紧适宜，以带子与颈部间可放入一手指为宜，并打外科结。术后应经常调节固定带的松紧，太松套管易脱出，太紧影响血液循环。

3. 气管内套管，每 4～8 小时换 1 次，并用清水清洗干净，消毒。内管取出的时间不可超过 30 分钟，以免外套管管腔因分泌物干稠结痂而堵塞。

4. 拔管　患者病情好转后，可试行拔管。可先堵塞 1/3～1/2，若患者没有呼吸困难，可行完全性堵塞，观察 24～48 小时，如呼吸平稳、发声好、咳嗽排痰功能佳，即可将套管拔出，创口处盖以无菌纱布，待自然愈合。

案例 11-4

　　患儿有异物进入气管，经过抢救，行气管切开术后，呼吸困难改善，住院治疗观察。次日医生查房时发现患儿有痰鸣音，套管周围有干性结痂物。

问题： 遇到此情况该怎么办？

（三）气管切开处伤口的护理

1. 观察伤口情况　注意有无红、肿、热、痛，如有感染情况，遵医嘱给予抗生素或抗真菌类药物。

2. 皮肤护理　每日用过氧化氢溶液消毒伤口周围皮肤，生理盐水洗净后擦干。

3. 换药　及时更换伤口周围套管下的消毒纱布。

（四）注意事项

1. 严格掌握气管切开的适应证和禁忌证。

2. 专人护理。

3. 术前慎用镇静剂，以免加重呼吸困难。

4. 皮肤切口要保持在前正中线上，防止损伤颈部两侧大血管而引发出血。

5. 严禁切断第 1 气管软骨和环状软骨，以免引起喉狭窄。

6. 进刀时切忌用力过猛，以免穿透气管后壁进入食管，形成气管食管瘘。

7. 堵管栓子要固定牢固，防止吸入气管。

知识链接

环甲膜穿刺或切开术

　　如果在现实生活中遇到急性喉阻塞的患者，没有条件做气管切开，可以做紧急环甲膜穿刺或切开术，以达到通畅气道、抢救生命的目的。患者平卧或斜坡卧位，头后仰，颈部保持正中，充分暴露颈部。颈部皮肤消毒，操作者戴无菌手套、铺无菌巾（紧急情况下这一步可免），颈正中线甲状软骨下缘与环状软骨弓上缘之间即为环甲膜穿刺点。操作者左手示指和拇指固定环甲膜处的皮肤，右手持注射器垂直刺入环甲膜，到达喉腔时有落空感，回抽注射器有空气抽出（或右手持刀在膜部上方作一横切口，为 2～3cm 长，分离其下组织，用小刀横行切开环甲膜约 1cm 并迅速撑开切口，插入气管套管或橡胶管，建立气道）。

第4节　动静脉穿刺置管术

　　动静脉穿刺置管术在急危重症患者的抢救、治疗及监护中起着重要的作用。要求医护人员必须熟练掌握。经皮中心静脉穿刺置管术目前正在被越来越广泛的应用，在急危重症患者的抢救治疗过程中，静脉高能营养的支持、血容量的监测、快速输血补液、血液净化治疗、长期输液治疗等方面都具有重要的作用。

案例 11-5

　　患者，男，75 岁。肺源性心脏病病史 30 余年，今早因呼吸困难伴喘息加重、咳嗽，咳粉红色泡沫样痰急诊入院，听诊两肺布满湿啰音，心率快且心律不齐，测血压 70/45mmHg。初步诊治后医生要求经锁骨下静脉穿刺测定 CVP 指导输液。

问题: 1. 该如何进行穿刺？

　　　　2. 作为护士的你该如何护理？

一、动脉穿刺置管术

（一）适应证和禁忌证

1. 适应证

（1）重度休克患者须经动脉注射高渗液体及输血以提高有效循环血量。

（2）血管疾病的介入疗法。

（3）经动脉注射抗癌药物行区域性化疗。

（4）直接做动脉测压或采集动脉血标本。

2. 禁忌证

（1）穿刺部位有感染、血肿、动脉瘤者。

（2）凝血功能不良者。

（3）动脉闭塞或由于纤维瘢痕等因素导致穿刺困难者。

（二）物品准备

　　普通注射盘，无菌注射器及针头，肝素注射液，动脉穿刺包，无菌三通开关及相应的导管，无菌手套，1%普鲁卡因。

动脉穿刺包

动脉穿刺包包括：弯盘1个，洞巾1块，纱布4块，2ml注射器1个，动脉穿刺套管针1根。

（三）操作方法

1. 穿刺路径　桡动脉，肱动脉，股动脉。

2. 穿刺点及体位

（1）桡动脉：腕掌横纹上1～2cm动脉搏动最明显处。使患者穿刺手臂外展，手心向上，腕背屈约60°，并将一纱布卷垫于手背腕部。

（2）肱动脉：肘横纹上方尺侧动脉搏动最明显处。使患者上臂伸直且外展，手心向上。

（3）股动脉：腹股沟韧带中点下方1～2cm动脉搏动最明显处。使患者取仰卧位，下肢伸直稍外展，脚尖向上。

3. 穿刺方法

（1）摆好体位，充分暴露肢体并固定。

（2）消毒：皮肤常规消毒。

（3）操作者戴无菌手套，铺无菌洞巾。

（4）麻醉：凡用插管套针者，应先用1%普鲁卡因做局部浸润麻醉。

（5）穿刺：操作者左手在穿刺点摸到动脉搏动并固定，右手持穿刺针（多采用聚四氯乙烯套管针，成人用20号、儿童用22号、新生儿用24号。股动脉等深部动脉可用18号长穿刺针或带引导钢丝的导管针）与皮肤成30°～45°角刺入皮下，然后再缓缓刺向动脉，如针尖部传来搏动感，表明已触及动脉，再快速推入少许，感觉阻力突然消失，表示针尖已刺入动脉，拔出针芯，即有鲜红色血液自针腔喷出，此时将穿刺针的角度压低，立即将套管继续推进少许，固定。左手压住动脉，以免出血。接上三通，注射肝素盐水，防止导管内血液凝固。根据需要，连接动脉监测仪或动脉加压输血装置等（图11-6）。

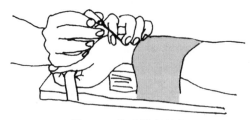

图11-6　桡动脉穿刺术

（五）注意事项

1. 操作时严格无菌操作。

2. 操作动作不宜过猛，穿刺不宜太深，以免穿透动脉。

3. 留置导管用肝素盐水持续冲洗（滴速3ml/h，浓度2U/ml），保证管道通畅，避免局部血栓形成和远端栓塞。

（四）护理

1. 严格无菌操作。

2. 置管时间不宜过长，防止感染。

3. 密切观察病情，特别注意穿刺部位，发现异常及时报告医生并协助处理。

4. 如发现有血凝块应立即抽出，不可注入。

5. 穿刺针要牢固固定。

二、中心静脉穿刺置管术

（一）适应证和禁忌证

1. 适应证

（1）需要进行中心静脉压测定或肺毛细血管楔压测定者。

（2）外周静脉穿刺困难，需建立静脉通路者。

（3）急救时需尽快静脉输液、输血者。

（4）需进行完全胃肠外静脉营养者。

2．禁忌证

（1）穿刺部位有感染、外伤者。

（2）凝血功能障碍者。

（3）脓胸、气胸者。

（4）相应静脉内有血栓形成者。

（5）穿刺部位血管解剖结构异常者。

（6）患者躁动极为不合作者。

（二）物品准备

中心静脉穿刺包（现多用一次性穿刺包）：单腔或双腔中心静脉导管，直形或Y形穿刺针（尾端带有导丝插孔），导引钢丝，皮肤扩张器，固定夹，无菌注射器，无菌注射针头，手术刀片，缝合针，缝合线，输液用肝素帽，洞巾，医用纱布，创可贴，消毒刷，一次性橡胶手套。经周围静脉途径中心静脉导管专用穿刺包：穿刺针，引导套管，单腔中心静脉导管，导管固定锁。

（三）操作方法

1．锁骨静脉穿刺法（一般选择右侧，以免损伤左侧胸导管）

（1）经锁骨上静脉穿刺法

1）穿刺点：胸锁乳突肌锁骨头外侧缘，锁骨上1cm处（图11-7）。

2）体位：患者仰卧，头部略偏向穿刺侧，面部转向对侧，两肩胛间下及穿刺侧垫一小软枕以利暴露血管，下肢抬高15°～20°，以保持静脉充盈和减少空气栓塞的危险性。

3）消毒铺巾：打开一次性穿刺包，操作者戴无菌手套，检查导管完好性和各腔通透性，穿刺部位皮肤常规消毒，铺无菌洞巾。

4）麻醉：1%普鲁卡因局部浸润麻醉，麻醉中试穿定位，有经验者可直接穿刺。

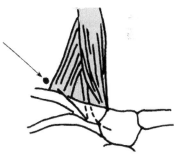

图11-7　锁骨上静脉穿刺术

5）穿刺：选择穿刺点后，操作者右手持穿刺针，针尖指向胸锁关节或对侧乳头，穿刺针与皮肤成15°角，刺入皮肤，边穿刺边回抽并保持一定负压，进针3～5cm后出现回血，减少穿刺针与皮肤的角度，再轻轻缓慢推入2～3cm，针头斜面向下。

6）置入导管：将导丝推进器插入穿刺针尾端插孔，缓慢推入至上腔静脉，确认无误后，分别退出导丝推进器、穿刺针，顺导丝推入皮肤扩张器，按一个方向旋转，扩张局部皮肤，左手用无菌纱布按压穿刺点，右手拔出皮肤扩张器；顺导丝置入中心静脉导管，同时将导丝从导管尾端退出，边插导管边退出导丝，导管尾端连接盛有生理盐水的注射器，抽取回血，确认上腔静脉，并向管内注入生理盐水2～3ml，取下注射器，拧紧肝素帽，调整导管长度，一般左侧置管不超过15cm，右侧置管不超过12cm，安置导管固定锁，将导管固定锁与皮肤缝合固定，覆盖无菌敷料，胶布固定。

7）根据需要，连接输液管，调节速度。

（2）经锁骨下静脉穿刺法

1）穿刺点：锁骨中内1/3交界锁骨下1cm处（图11-8）。

2）体位、消毒和铺巾：同锁骨上静脉穿刺法。

3）穿刺：选择穿刺点后，操作者右手持穿刺针，针尖指向胸骨柄切迹。进针时，紧靠锁骨后面，针轴与胸壁成 30°角，不宜超过 45°，以免损伤胸膜引起气胸。其余同经锁骨上静脉穿刺法。

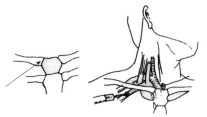

图 11-8　锁骨下静脉穿刺术

2. 颈内静脉穿刺术

（1）径路及穿刺点（图 11-9，临床常选用右侧中路）

1）前路：胸锁乳突肌中点前缘，针尖指向同侧乳头，针轴与冠状面成 30°角，一般进针 2～3cm 即可到达颈内静脉。

2）中路：取胸锁乳突肌的胸骨头、锁骨头和锁骨上缘围成的颈动脉三角的顶点为穿刺点，针尖指向同侧乳头，其余同前路。

案例 11-6

患者，女，75 岁，因心悸、呼吸困难入院。诊断"冠心病、心功能不全"，经处理情况改善不明显，后又出现神志不清、呼吸急促、血氧下降、口唇发绀，转入 ICU。转入时血氧下降至 63%，全身发绀。此时患者出现血压低，考虑经利尿后出现血容量不足，行中心静脉置管测中心静脉压低，予扩容补液处理后血压回升至正常。

问题：在进行中心静脉置管时，应注意哪些问题？

3）后路：胸锁乳突肌中下 1/3 交点后缘，锁骨上缘 3～5cm 处，针尖指向胸骨柄切迹，针轴保持水平，进针 2～3cm 即达胸锁乳突肌深面的颈内静脉。

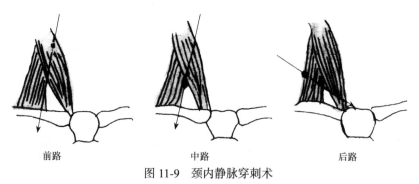

前路　　　　　　　　　　中路　　　　　　　　　　后路

图 11-9　颈内静脉穿刺术

（2）体位、消毒、铺巾及穿刺操作方法同经锁骨下静脉穿刺法。导管长度一般为 12～15cm。

3. 周围静脉穿刺置管术　周围静脉常用于穿刺置管的静脉有头静脉、贵要静脉、肘正中静脉、股静脉。由于股静脉置管路径较长，故临床上常选用上肢的静脉穿刺置管。现以头静脉为例。

（1）体位：患者取平卧位，上臂略外展。

（2）测量置入导管长度：由穿刺点经锁骨头至第 3 肋间的长度。

（3）上臂安放气压止血带。

（4）操作：操作者打开一次性穿刺包，皮肤常规消毒，戴无菌手套，铺无菌孔巾；助手给气压止血带加压充气，使静脉充盈。操作者右手持穿刺针穿刺静脉，一边穿刺一边回抽，当有静脉通畅回血时，穿刺成功；退出针芯，轻压引导导管，防止出血，置入中心静脉导管至预定长度，中心静脉导管尾端连接注射器并回抽，观察中心静脉导管是否通畅，尾端根据需要连接输液器，退出引导针，掰开退出引导管套，用无菌敷料加压包扎穿刺部位，安置导管固定锁，妥善固定中心静脉导管。插入中心静脉导管后，可行 X 线检查，确认导管尖端位置。

（四）护理

1．严格无菌操作，每日更换输液装置，严防感染。

2．输液速度的观察与调节　可根据临床需要调节输液速度，每日输液结束后，将1%肝素盐水3～5ml经肝素帽注入导管并用无菌纱布包裹，以防止导管内凝血，避免导管污染。注意观察穿刺局部有无渗血、渗液，导管是否通畅。

3．导管护理　静脉穿刺插管后要注意观察导管是否通畅，有无扭曲、脱出，一旦发现异常情况，及时报告医生，调整更换导管。

4．敷料的更换　穿刺部位换药一般1～2次/周，换药时要轻柔细心，检查缝线及固定锁情况，观察穿刺点有无红、肿、热、痛等感染征象，有无渗血、渗液，一旦发现，及时处理。

5．注意定期观察有无肢体疼痛、肿胀等静脉血栓的表现。

【注意事项】

1．严格无菌操作。

2．熟悉穿刺静脉的解剖关系。

3．中心静脉在吸气时可能形成负压，穿刺过程中、更换输液器及导管和接头脱开时，尤其是头高半卧的患者，容易发生空气栓塞。故患者应取头低位穿刺，插管时嘱咐患者不要大幅度呼吸，以避免空气栓塞的可能。

4．导管插入深度不宜过深，以免发生大血管及心脏损伤。

5．穿刺成功后应立即缓慢推注生理盐水，以免血液在导管内凝固，阻塞管腔。

6．中心导管长期留置应防止血栓形成、空气栓塞、折管、局部或血管感染等并发症的发生。静脉穿刺置管时应防止肺与胸膜损伤，血管、神经损伤，空气栓塞，心脏损伤等并发症。

第5节　外伤止血、包扎、固定、搬运

案例11-7

　　患者，男，35岁，工人，在建筑工作中不慎被预制板砸伤。患者神志清楚，痛苦表情，右大腿成角畸形及流血。

问题：如果你在现场，应该怎样做呢？

　　在现实生活中，创伤很常见，为了防止创口继续出血、污染、再损伤，保护创面，让患者迅速脱离现场，需立即进行现场救护。

一、止　血

（一）适应证

凡是出血的伤口都需现场止血。

知识链接　　　　　　　　　　　伤口出血分类

1．动脉性出血　颜色鲜红，呈喷射状，发生在血管断裂的近心端，需急救才能止血。

2．静脉性出血　颜色暗红，血液缓慢流出，发生在血管断裂的远端，多不能自愈。

3．毛细血管性出血　颜色鲜红，血液呈点状或片状渗出，可自愈。

（二）用物

在现场急救中可用消毒敷料、绷带、三角巾，也可用干净的毛巾、布料。条件允许，可采用橡胶止血带、气压止血带。但现场禁止用绳索、电线或铁丝等物止血。

（三）止血方法

1. 加压包扎止血法　适用于小动脉、中小静脉或毛细血管出血。先将无菌敷料覆盖在伤口上，再用绷带或三角巾以一定的压力加压包扎，其松紧度以能达到止血为目的。

2. 指压止血法　适用于中等或较大的动脉出血，是一种临时的止血方法。用手指、手掌或拳头压迫伤口近心端的动脉，将其压向深部的骨骼上，阻断血液流通，达到临时止血的目的。

（1）头顶部出血：用一手拇指压迫伤侧耳屏前方颧弓根部的搏动点（颞浅动脉）止血，将颞浅动脉压向颞骨（图 11-10）。

（2）颜面部出血：用一手拇指压迫伤侧下颌骨下缘与咬肌前缘交界处的搏动点（面动脉）止血，将面动脉压向下颌骨（图 11-11）。

（3）头面部、颈部出血：用拇指或其他四指压迫一侧颈部中点气管与胸锁乳突肌前缘之间的搏动点（颈总动脉），将其用力向后压向颈椎横突上止血。注意禁止同时压迫双侧颈总动脉，以免造成大脑缺血（图 11-12）。

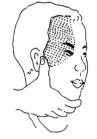 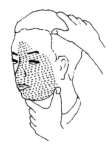 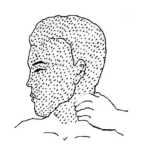

图 11-10　压迫颞浅动脉　　　　图 11-11　压迫面动脉　　　　图 11-12　压迫颈总动脉

（4）肩部、腋部、上臂出血：用拇指压迫伤侧锁骨上窝中部搏动点（锁骨下动脉），将锁骨下动脉压向第 1 肋骨（图 11-13）。

（5）前臂出血：用拇指压迫伤侧上臂肱二头肌内侧沟中部的搏动点（肱动脉），将肱动脉压向肱骨（图 11-14）。

（6）手掌、手背出血：用两手拇指分别压迫伤侧手腕横纹稍上方内外，即侧尺、桡动脉止血（图 11-15）。

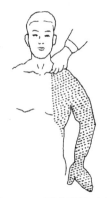 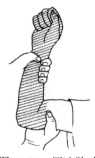 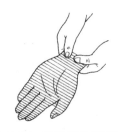

图 11-13　压迫锁骨下动脉　　　图 11-14　压迫肱动脉　　　图 11-15　压迫尺动脉和桡动脉

（7）下肢出血：用双手拇指重叠或拳头用力压迫伤侧大腿根部腹股沟韧带中点稍下方的搏动点（股动脉），将股动脉压向股骨（图11-16）。

（8）足部出血：用两手拇指分别压迫伤侧足背中部近足腕处的胫前动脉和内踝与跟腱之间的胫后动脉搏动点止血（图11-17）。

3. **橡胶止血带止血法**　适用于四肢较大动脉出血。取长 50～60cm 的橡胶管一根，在肢体伤口的近心端适当部位（上肢出血在上臂的上 1/3 处，下肢出血在大腿的中部），将软织物衬垫后再绑扎止血带。以左手的拇指、示指和中指持止血带的头端，右手持止血带的尾端绕肢体一周后压住头端，再绕肢体一周，然后用左手示指和中指夹住尾端，将尾端从止血带下拉出，使之成为一个活结（图11-18）。需放松止血带时，将头尾端一并拉出即可。

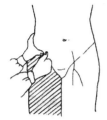
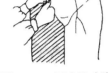
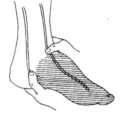
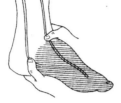
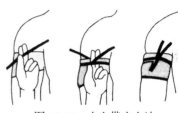

图 11-16　压迫股动脉　　　图 11-17　压迫胫前动脉和胫后动脉　　　图 11-18　止血带止血法

4. **绞棒止血法**　适用于四肢出血。如无橡皮止血带，可根据当时情况，就地取材，如三角巾、绷带、领带、布条等均可，折叠成条带状，即可当作止血带使用。上止血带的部位加好衬垫后，用止血带缠绕，然后打一活结（图11-19），再用一短棒、筷子、铅笔等的一端插入活结一侧的止血带下，并旋转绞紧至停止出血，再将短棒、筷子或铅笔的另一端插入活结套内，将活结拉紧即可。

5. **加垫屈肘止血法**　适用于四肢非骨折性创伤的动静脉出血的临时止血措施。将出血肢体关节屈曲，于肘窝（或腘窝）处加卷轴绷带（或敷料），用布带（图11-20）将肢体紧紧地缚于屈曲的位置绑扎。

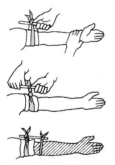
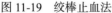
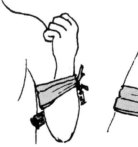
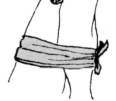

图 11-19　绞棒止血法　　　　　　　图 11-20　加垫屈肘止血法

知识链接　　　　　　　　　　　　**抗休克裤在失血性休克时的应用**

　　抗休克裤是专为紧急抢救各种原因所致的低血容量性休克患者而设计，对心肺复苏有重要意义。现场穿抗休克裤只需 1～2 分钟，可使自身输血达 750～1500ml，迅速纠正休克。抗休克裤主要用于休克患者的初期急救特别是失血性休克，通过充气压迫止血的急救服具，将腹部及下肢静脉内潴留的血液转移到中心循环，保证脑、心、肺、肾等脏器血液循环的需要，迅速稳定血流动力学状态，以达到控制和逆转休克。

（四）注意事项

1．止血带绑扎部位要正确。

2．前臂与小腿不适于扎止血带。

3．止血带下加衬垫，禁止用绳索、电线、铁丝止血。

4．扎止血带用力要适当，以远端动脉搏动消失、出血停止为好。

5．记录扎止血带时间，扎止血带不宜过长，每隔 1 小时放松止血带 2～3 分钟，避免远端肢体发生缺血坏死。

考点： 上止血带后每隔多长时间放松一次？

二、包　扎

包扎是外伤急救常用的方法，具有保护伤口、减少污染、固定敷料、压迫止血，有利于伤口早期愈合的作用。

（一）适应证

创伤经止血处理后，伤口均需做现场包扎。

（二）物品准备

纱布、卷轴绷带、三角巾，急救现场可用干净的毛巾、衣服、被单、布带等代替。

（三）操作方法

1．卷轴绷带包扎法

（1）环形包扎法：适用于四肢、额部、胸腹部等，粗细相等部位的小伤口。将绷带做环形缠绕，后一周完全覆盖前一周。第一周应斜形缠绕，第二周做环形缠绕时，将第一周斜出圈外的绷带角折回圈内压住，然后再重复缠绕，可防止绷带松动滑脱。最后用胶布将尾带固定或将尾带从中间剪开分成两头，分别缠绕打结固定（图 11-21）。

（2）蛇形包扎法：适用于临时简单固定敷料或夹板。先将绷带环形缠绕数周后，斜形环绕肢体包扎，每周互不遮盖，最后用胶布将尾带固定或将尾带从中间剪开分成两头，分别缠绕打结固定（图 11-22）。

（3）螺旋形包扎法：适用于上臂、大腿、躯干、手指等径围相近的部位。先环形缠绕数周，后呈螺旋状缠绕，后一周覆盖前一周 1/3～1/2，最后用胶布将尾带固定或将尾带从中间剪开分成两头，分别缠绕打结固定（图 11-23）。

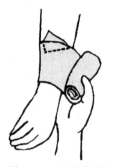 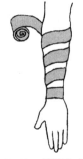 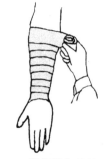

图 11-21　环形包扎法　　　图 11-22　蛇形包扎法　　　图 11-23　螺旋形包扎法

（4）螺旋反折形包扎法：适用于周径不相同的前臂、小腿等部位的伤口。在螺旋形包扎的基础上每周反折成等腰三角形，后一周压住前一周 1/3～1/2，每次反折处需对齐，使之成一条直线，最后用胶布将尾带固定或将尾带从中间剪开分成两头，分别缠绕打结固定（图 11-24）。

（5）"8"字形包扎法：适用于屈曲的关节或直径不一致部位的包扎。将绷带从伤口的远心端开始做环形缠绕两周后，由下而上，再由上而下，重复作"8"字形旋转缠绕，后一周覆盖前一周 1/3～1/2，最后用胶布将尾带固定或将尾带从中间剪开分成两头，分别缠绕打结固定（图11-25）。

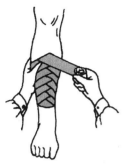
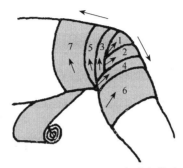

图 11-24　螺旋反折形包扎法　　　　　　　　　图 11-25　"8"字形包扎法

（6）回返形包扎法：适用于头部、指端或截肢残端伤口的包扎。先环形缠绕自眉弓至枕后两周，后自头顶正中开始，呈"V"字形来回向两侧回返，直至包埋头顶，后再沿眉弓至枕后两周，最后用胶布将尾带固定或将尾带从中间剪开分成两头，分别缠绕打结固定（图11-26）。

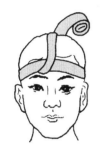
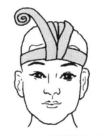
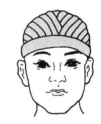

图 11-26　回返形包扎法

2．三角巾包扎法　三角巾制作简单，应用方便、快捷，操作方法容易掌握，包扎部位广泛，适用于身体各部位。

（1）头部包扎法

1）头顶部包扎法：将三角巾底边向上反折约 3cm，正中部位放于患者的前额，与眉平齐，顶角置于脑后，拉紧三角巾底边经耳后于枕部交叉，交叉时将顶角压住与底边一端一起绕到前额，打结固定（图11-27）。

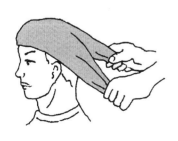
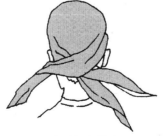
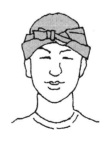

图 11-27　头顶部包扎法

2）风帽式包扎法：将三角巾顶角和底边的中央各打一结，成风帽状，将顶角置于前额，底边结置于枕后下方，包住头部，两角向面部拉紧，向外反折包绕下颌后交叉向后拉紧，于枕后打结固定（图 11-28）。

（2）单肩包扎法：将三角巾折叠成燕尾状，尾角向上放在受伤肩侧，大片在上覆盖住肩部及上臂上部，顶角绕上臂与燕尾底边打结，另两燕尾角分别经胸、背部拉至对侧腋下打结固定（图 11-29）。

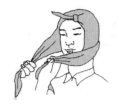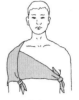

图 11-28　风帽式包扎法　　　　　　　　　　图 11-29　单肩包扎法

（3）双肩包扎法：将三角巾折叠成等大燕尾角的燕尾巾，夹角向上对准项部，燕尾披在双肩上，两燕尾角分别经左、右两肩拉紧至腋下与燕尾底角打结固定（图 11-30）。

（4）单胸包扎法：将三角巾底边横放在胸部，底边中央对准伤侧胸部，两底角绕至背部打结，顶角越过伤侧胸部垂向背部，与底角结共同打结固定（图 11-31）。

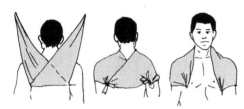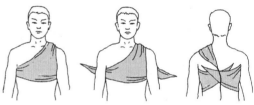

图 11-30　双肩包扎法　　　　　　　　　　图 11-31　单胸包扎法

（5）双胸包扎法：将三角巾折叠成燕尾状，两尾角向上，底边向下并反折一道边横放于胸部，先将两尾角拉至颈后打结，再用顶角的带子绕至对侧腋下与燕尾底角打结固定（图 11-32）。

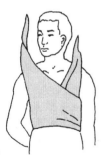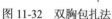

（6）背部包扎法：与胸部包扎相同，只是位置相反，于胸前打结固定。

（7）下腹部包扎法：将三角巾底边向上，顶角向下，底边横放于脐部，两底角拉紧至腰部打结，顶角经会阴拉至臀上方与底角余头打结固定。

（8）双臀包扎法：将两块三角巾的顶角打结联结在一起，放在腰部，提起上面两角围绕腰部并打结固

图 11-32　双胸包扎法

定，下面两角各绕至大腿内侧与各自相对的底边打结固定。

（9）上肢包扎法：将三角巾一底角打结并套在伤侧手上，另一底角沿伤侧手臂后侧拉至对侧肩上，顶角缠绕伤肢包裹，将伤侧手臂屈曲于前胸，拉紧两底角打结固定（图 11-33）。

（10）手、足部包扎法：将伤侧手掌掌面朝下平放于三角巾的中央，底边位于腕部，手指朝向顶角，将顶角反折覆盖手背，然后拉紧两底角在手背部交叉并压住顶角，缠绕腕部于手背部打结固定。足的包扎手法与手相同（图 11-34）。

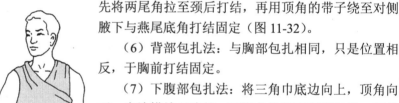

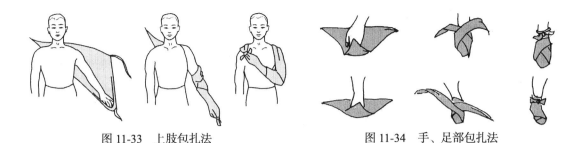

图 11-33　上肢包扎法　　　　　　　图 11-34　手、足部包扎法

（四）注意事项

1．包扎前应先做简单的清创，在伤口上覆盖无菌或清洁敷料后再包扎。包扎时手法要轻柔，避免触及伤口。

2．包扎时保持患者舒适体位，被包扎肢体应保持功能位。

3．包扎时根据受伤部位选择合适的绷带或三角巾。

4．包扎方向应自上而下、自左向右，由远心端向近心端包扎，包扎后抬高患肢以促进静脉回流。

5．包扎时松紧适宜，过紧会影响局部血液循环，过松会导致敷料移位或脱落。

6．四肢包扎时应暴露指（趾）端，便于观察末梢血液循环。

三、固　　定

固定是针对骨折所采取的急救措施。为了避免骨折的断端对血管、神经、肌肉及皮肤等组织的再损伤，减轻患者的痛苦，便于搬运与转运患者，凡是发生骨折或怀疑有骨折的患者，均须在现场立即采取骨折的临时固定措施。

（一）适应证

适用于四肢的骨折、脊柱的骨折、骨盆骨折。

（二）物品准备

固定材料中最理想的是夹板，有木质或金属夹板，还有可塑性或充气性塑料夹板。如果现场条件不允许，可就地取材，选用竹板、木棒、树枝、书本、镐把、枪托等代替；也可直接借助患者的健侧肢体或躯干进行临时固定。另需准备纱布或毛巾、绷带、三角巾等。

（三）操作方法

1．锁骨骨折固定法　用毛巾或厚敷料垫于两腋前上方，将三角巾折叠成带状，两端分别绕两肩呈"8"字形，使两肩尽量向后、外方扩张，拉紧三角巾两端在背后打结固定（图 11-35）。

2．肱骨骨折固定法　准备两块长短不等的夹板，将长夹板置于上臂后外侧，短夹板置于上臂前内侧，在骨折部位上下两端固定。固定后伤侧肘关节屈曲 90°，前臂呈中立位，用三角巾将上肢悬吊，固定于前胸（图 11-36）。

3．前臂骨折固定法　患侧屈肘 90°，拇指向上，将两块夹板（长度超过肘关节至腕关节）分别置于前臂的掌、背侧，用绷带固定。最后用三角巾将前臂呈功能位悬吊于前胸（图 11-37）。

4．股骨干骨折固定法　将伤侧大腿伸直，取一长夹板（长度自足跟至腰部或腋下）置于伤侧大腿外侧，另一夹板（长度自足跟至大腿根部）置于伤侧大腿内侧，用绷带或三角巾固定（图 11-38）。

5．小腿骨折固定法　将两块夹板（长度自足跟至大腿）分别置于伤侧小腿的内、外侧，用绷带分段固定（图 11-39）。

6．脊柱骨折固定法　将患者仰卧或俯卧于硬板上，不使其移位。必要时，用绷带将患者固定于硬板上，使脊柱保持中立位（图11-40）。

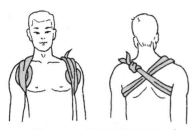 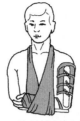 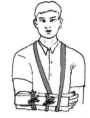

图11-35　锁骨骨折固定法　　　　图11-36　肱骨骨折固定法　　　　图11-37　前臂骨折固定法

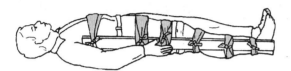 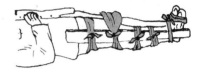

图11-38　股骨干骨折固定法　　　　　　图11-39　小腿骨折固定法

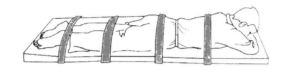

图11-40　脊柱骨折固定法

（四）注意事项

1. 固定前如有伤口和出血，应先止血、包扎，后用夹板固定，如有休克，应先抗休克。

2. 开放性骨折，原则上现场不复位，以免感染。

3. 夹板长度和宽度要适宜，其长度必须超过上下两个关节并固定。

4. 固定时患肢应保持功能位。

5. 夹板不应与皮肤直接接触，其间应衬垫敷料。

6. 绑扎绷带或三角巾时，松紧要适宜，以绑扎结上下活动1cm为宜，并随时观察末梢血液循环情况，若过紧或过松，应及时调整绑扎带。

7. 固定中避免不必要的活动，不可强制患者进行各种活动。

考点：现场骨折固定夹板应超过骨折处上下几个关节？

四、搬　　运

现场搬运的目的是及时、迅速、安全地将患者转运至安全地带，防止再损伤。使用正确的搬运方法是急救成功的重要环节。现场搬运多采用徒手搬运法，有条件者，也可采用担架搬运法。

（一）徒手搬运法

1. 单人搬运法　适用于病情较轻、路程较近的患者。常有以下几种方法。

（1）扶持法：对于病情较轻，能够站立行走的患者常用此法。救护者站立于患者一侧，使患者靠近救护者一侧的手臂揽住救护者的头颈，救护者用外侧的手牵着患者的手腕，另一手伸过患者的背部扶持患者的腰，使其身体略靠着救护者，扶着行走。

（2）抱持法：若患者能够站立，救护者站于患者一侧，一手托其背部，一手托其大腿，将其抱起。如果患者清醒，可让其一手搂住救护者的颈部。

（3）背负法：救护者于患者的前方同向站立，微弯背部，将患者背起。若患者不能站立而卧于地面，则救护者可躺于患者一侧，一手紧握患者的手，另一手抱住患者的腿，用力翻身，使其驮于救护者的背上，然后慢慢站立。胸部损伤的患者不宜使用此法。

2．双人搬运法 适用于病情较轻、路程较近但体重较重的患者。

（1）椅托式：两救护者与患者同向分别站立于其两侧，各以一手伸入患者大腿之下而互相紧握，另一手交替扶持患者的背部。

（2）轿杠式：救护者相对蹲下，四手呈"井"字紧握，患者两腿分别插入救护者的两臂之间，两手臂抱住两救护者肩膀，慢慢站立（图11-41）。

（3）拉车式：两救护者，一位站在患者的头部，两手分别插入其腋下，将患者抱在怀内，另一位站在患者的足部，分开其两腿站立其中，两人步调一致地将患者慢慢抬起。

3．三人或多人搬运法 适用于路程较近、体重较重的患者。三人并排将患者抱起步调一致前行，也可六人面对面将患者抱起步调一致前行。

考点：脊椎骨折患者常用几人搬运法？

（二）担架搬运法

担架搬运法是创伤急救搬运患者的常用方法之一。利用三人或多人搬运法将患者抬至担架上前行（图11-42）。

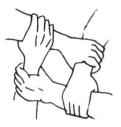
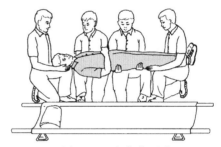

图11-41 轿杠式　　图11-42 担架搬运法

（三）注意事项

1．不同的患者采用不同的体位搬运。

2．固定牢固可靠，防止再损伤。

3．密切观察患者的病情并记录，做好基础护理。

4．随时做好抢救准备。

小 结

急救护理技术是现场抢救和院内急救的重要护理措施。机械通气包括简易呼吸器和人工呼吸机，适用于呼吸功能不全、ARDS、肺水肿、低氧血症、心肺复苏术后的呼吸支持、麻醉和术中的呼吸支持等；气管插管术适用于各种原因导致的呼吸困难，其目的是要保持呼吸道通畅，方法有经口明视插管术、经鼻腔明视插管术和经鼻盲探插管术；气管切开术适用于有气管异物及需要迅速解除呼吸道梗阻等的患者，护理时要注意观察病情，及时清除呼吸道分泌物，做好气管套管的护理；动静脉穿刺术在急危重患者的抢救、治疗及监测中起着重要的作用，操作时应严格无菌操作，动作轻柔，防止损伤血管；外伤止血、包扎、固定与搬运在现场抢救中十分重要，是防止创口继续出血、保护创面、防止再度损伤、让患者迅速脱离现场的主要手段，应熟练掌握各种操作方法；抗休克裤的应用，使血管床内血液重新分配，以保证重要生命器官的灌流，为后续的救治赢得了时间。

自测题

A₁/A₂ 型题

1. 下列哪项不是机械通气的适应证（　　）
A. 骨盆骨折　　　B. ARDS
C. 肺水肿　　　　D. 扁桃体化脓
E. 低氧血症

2. 机械通气的患者应多长时间巡查一次（　　）
A. 15 分钟　　　B. 30 分钟
C. 5 分钟　　　　D. 2 小时
E. 4 小时

3. 患者，女，35 岁，支气管哮喘重度发作 2 天，使用氨茶碱、沙丁胺醇、大剂量激素治疗无效。体检：呼吸浅快，口唇发绀，神志不清，双肺哮鸣音较弱，血气分析：PaO₂ 50mmHg，PaCO₂ 70mmHg，进一步救治措施应为（　　）
A. 静脉注射地塞米松
B. 给予高浓度吸氧
C. 静脉滴注 5%碳酸氢钠溶液
D. 联合应用抗生素静脉滴注
E. 气管插管，机械通气

4. 下列哪些患者需要行气管内插管（　　）
A. 喉部烧伤　　　B. 喉头水肿
C. 心搏骤停　　　D. 气管异物
E. 肺癌

5. 直接喉镜插入法错误的是（　　）
A. 垫湿纱布保护门齿
B. 左手持喉镜柄
C. 由右口角放入口腔
D. 挑起会厌看清声门
E. 镜柄侧位 180°进入声门

6. 气管切开后患者的体位应是（　　）
A. 头高足低位　　B. 头低足高位
C. 去枕平卧位　　D. 平卧位
E. 侧卧位

7. 气管内套管应多长时间更换一次（　　）
A. 30 分钟　　　B. 60 分钟

C. 1～2 小时　　　D. 2～4 小时
E. 4～8 小时

8. CVP 插管的指征是（　　）
A. 严重创伤、休克
B. 全胃肠外营养治疗
C. 先天或后天心脏病手术
D. 经导管安置心脏临时起搏器
E. 以上均是

9. 周围动脉插管途径除外（　　）
A. 桡动脉　　　　B. 颈动脉
C. 股动脉　　　　D. 腋动脉
E. 足背动脉

10. 呼吸机的湿化器应加入的液体是（　　）
A. 自来水　　　　B. 无菌蒸馏水
C. 生理盐水　　　D. 5%葡萄糖注射液
E. 10%葡萄糖注射液

11. 气管内插管患者每次吸痰时间不超过（　　）
A. 30 秒　　　　B. 25 秒
C. 20 秒　　　　D. 15 秒
E. 5 秒

12. 关于使用止血带，下列哪项是错误的（　　）
A. 止血带应设在出血的近心端
B. 上带前放置垫片
C. 转运前应在转送卡上写明上止血带时间
D. 上肢止血最好放在上臂中 1/3
E. 下肢止血最好放在大腿中部

13. 用于临时止血的方法是（　　）
A. 加压包扎止血
B. 橡胶止血带止血
C. 气压止血带止血
D. 填塞止血
E. 指压止血

14. 小腿绷带包扎适合的方法是（　　）
A. 环形包扎法　　B. 蛇形包扎法

C. 螺旋形包扎法　D. 螺旋反折形包扎法

E. "8"字形包扎法

15. 怀疑脊柱损伤的患者搬运应选用（　　）

A. 扶持法　　　　B. 抱持法

C. 背驮法　　　　D. 拉车式

E. 硬板担架搬运法

16. 脊柱骨折患者急救运送方法，正确的是（　　）

A. 用软担架搬运

B. 三人平托于硬板搬运

C. 二人抱持搬运

D. 一人抱持搬运

E. 一人背负搬运

17. 骨折现场急救，错误的方法是（　　）

A. 重点检查有无内脏损伤

B. 开放性骨折应现场复位

C. 取清洁布类包扎伤口

D. 就地取材，固定伤肢

E. 平托法搬移脊柱骨折患者

18. 结扎止血带时应做明显标记，并定时放松，放松间隔时间为（　　）

A. 10～30分钟　B. 30～60分钟

C. 60～90分钟　D. 90～120分钟

E. 120～150分钟

19. 使用止血带的时间应尽量缩短，连续使用最长不超过（　　）

A. 1小时　　　　B. 2小时

C. 3小时　　　　D. 4小时

E. 5小时

20. 某患者因外伤出血，血色鲜红，从伤口处随心跳一股股涌出。紧急抢救的方法是（　　）

A. 手指压血管

B. 止血带或绷带从远心端压迫止血

C. 止血带或绷带从近心端压迫止血

D. 消毒后，用纱布包扎

E. 赶紧送往医院

21. 止血带止血是用弹性的橡皮管、橡皮带，上肢结扎于伤员上臂什么位置（　　）

A. 上1/3　　　　B. 上1/2

C. 上2/3　　　　D. 上3/4

E. 上1/4

22. 创伤救护的步骤是（　　）

A. 包扎—搬运—止血—固定

B. 止血—包扎—固定—搬运

C. 搬运—止血—包扎—固定

D. 固定—搬运—包扎—止血

E. 止血—固定—搬运—包扎

23. 螺旋反折包扎用于（　　）

A. 膝关节　　　　B. 大腿

C. 肩关节　　　　D. 前臂、小腿

E. 髋关节

24. 昏迷伤员担架转送时（　　）

A. 取仰卧位，头朝前

B. 取俯卧位，头朝前

C. 取仰卧位，头朝后

D. 取俯卧位，头朝后

E. 取俯卧位，头朝一侧

25. 对于关节处流血，应选用哪种方法止血（　　）

A. 绷带回返式包扎

B. 间接压迫止血法

C. 绷带"8"字形包扎

D. 绷带螺旋反折式包扎

E. 绷带蛇形包扎

26. 对没有骨折或关节损伤的上肢或小腿出血伤员采用哪类止血法（　　）

A. 止血带止血法

B. 屈肢加垫止血法

C. 加压包扎止血法

D. 压迫止血法

E. "8"字形绷带包扎法

27. 头顶部出血止血时压迫（　　）

A. 面动脉　　　　B. 同侧枕动脉

C. 颞浅动脉　　　D. 颈总动脉

E. 上颌动脉

（彭体方）

第12章 灾害救援医学

近几年来，无论是汶川地震、玉树地震，还是舟曲泥石流、云南彝良泥石流等地质灾害都给当地带来巨大的人身伤亡和财产损失。我国地域辽阔，自然灾害种类繁多、灾情十分严重。同时，现代科技的发展极大地提高了人类战胜各种灾害的能力，但人类还没有完全掌握灾害发生的规律，传统的救护技术已经无法满足当今世界日益增加的急救需求，灾害救援将是医学科学发展的必然趋势。

案例12-1

　　2008年5月12日14时28分，四川省阿坝藏族羌族自治州汶川县境内发生了大地震，据中国地震局数据，此次地震面波震级达8.0Ms，矩震级达8.03Ms，破坏地区超过10万平方千米。大地震共造成69 227人遇难，374 643人受伤，17 923人失踪，是中华人民共和国成立以来破坏力最大的地震。
问题： 1. 当我们遇到此类自然灾害时该怎么办？
　　　　 2. 如果你是救援队员，遇到类似的灾难，该如何进行营救？

第1节 概　　况

灾害救援医学（disaster rescue medicine，DRM）是研究灾害条件下进行医学救援的科学规律、方式、方法、组织的一门学科，是灾害救援的重要组成部分。

一、灾害救援医学的任务

1. 进行灾害现场伤员的救治　包括搜索灾害现场、营救幸存者，对伤员进行分类、分级救治。
2. 为灾区的人民群众提供紧急的医疗救助。
3. 为灾区做好卫生防疫工作　包括检查水源的安全性、做好灾后传染病的预防与处理。
4. 做好灾后心理问题的处理。
5. 重建灾后医院和做好灾后医疗培训工作。

二、灾害救援医学的意义

1. 提高广大人民群众的健康水平和整体医疗水平。
2. 降低灾害导致的经济损失。
3. 有利于国家政治和社会稳定。

第2节　搜索与营救常识

一、搜　　索

搜索就是寻找幸存者或遇难者，并判断其位置，为营救行动提供依据。常用搜索方法有以下几种。

（一）人工搜索

搜索由搜索组与营救组人员组成。目的是迅速发现地表或浅埋的幸存者或遇难者，搜索方法有以下两种。

1. 地毯式搜索 即队员面对开阔区一字排开，间距3～4米，从开阔区一边平行搜索至另一边，往返几次，以确保不遗漏被压埋的受困者。用手敲、嘴喊、耳听、眼看的方法整体推进寻找幸存者，应大声喊叫，不管语言是否有差异。

2. 旋转式搜索 5～6人为一组，围成直径约5米的圆圈，相互间隔2～3米，采用卧倒、敲击、静听的方法进行搜索，此法适用于小范围内重点区域的搜索。缺点是用人较多、进度慢，对被埋在深处的幸存者效果不佳。

（二）生物搜救-犬搜索

犬搜索指驯犬员引导搜索犬进行搜索，利用搜索犬的灵敏嗅觉，找寻被掩埋于废墟下的幸存者或遇难者。每个犬搜索组有3条搜索犬轮流使用：第一条犬进行搜索，后两条逐次确认。

（三）仪器搜索

经过人工搜索和犬搜索认为某处可能有遇难者被压埋或者确定有遇难者或幸存者被压埋但不易定位，则需要用仪器展开进一步搜索。

1. 振动设备 使用声波/振动探测仪在废墟上方通过使用声波/振动探测仪器搜索找寻被压埋于废墟下的遇难者，并能精确定位。

2. 视频设备 常用视频设备为光学生命探测仪。使用光学探测仪能深入废墟内部，直接寻找目标位置，在确定有遇难者被压埋，且位于覆盖层深厚的部位，需要进行细致的搜索，并且可以通过探测仪观察监视遇难者情况。

3. 热红外设备 热红外生命探测仪适用于有暗室或能见度极低的环境中，进行进一步细致的搜索。

4. 电磁波设备 常用电磁波设备为电磁波（雷达）生命探测仪。电磁波（雷达）生命探测仪由废墟表面向废墟内发射纳秒级脉冲电磁波，并对回波相参接收后进行信号处理，对墙壁、瓦砾等静止目标回波予以滤除，仅仅对运动的肢体、心肺等运动目标回波进行检测显示，从而实现探测、搜救幸存者的目的。

上述各种搜索方式应综合应用，相互印证，相互补充使用。

二、营　救

营救是指运用起重、支撑、破拆及其他方法使遇难者脱离险境。

（一）封控现场

事发现场往往会有大量热心群众、亲友及志愿救助者。警戒分队应首先迅速封锁现场，疏散群众，劝退亲友等。划定警戒区域，派出警戒人员，消除人为干扰，确保救援行动顺利展开及现场的秩序和安全。

（二）安全评估

由工程技术人员对现场环境进行安全评估，确定是否存在二次倒塌等危险的可能性，制订出搜索的方法、路线和手段；然后派出搜排组对现场进行细致周密的搜排，确认是否有残留爆炸物，最后对救援现场进行支撑加固。

（三）搜索确认

通过现场询问、调查等方法了解现场的基本情况，然后采取人工搜索、犬搜索、仪器搜索等多种方法，确认是否有幸存人员及其准确的位置。在人工搜索时主要采用喊、敲、听、看的方法；不便于使用仪器搜索或搜索面积较大时可用搜索犬搜索；在仪器搜索时，主要利用声波生命探测仪、光学探测仪、红外搜索仪等搜索设备进行搜索探测。

（四）实施营救

在确认被困人员位置后，利用救援专用设备和就近便利器材采用破拆、顶升、凿破等方法，开凿通道，必要时可扩大施救空间，以确保救援人员的顺利进入和装备器材的使用。针对不同建筑物和构件，通常使用无齿锯、剪切钳、千斤顶等工具进行破拆作业。使用凿岩机、手动凿破工具等对墙体、构件进行凿破作业。

（五）医疗救护

营救人员抵达被困人员被困位置后，医疗人员应立即展开救护，对被困人员进行心理护理，实施止血、固定、包扎。同时指导救援队员的行动，以保证被困人员的生命安全，医疗救护应贯穿营救实施的全过程。在救护中应注意以下几点。

1. 止血　以无菌或清洁敷料包扎伤口。用压迫法、肢体加压包扎、止血带或器械迅速控制伤口大出血。使用止血带止血时，一般每隔 1 小时放松 2～3 分钟，以免引起肢体缺血性坏死。

2. 包扎　颅脑、胸部、腹部伤应用无菌敷料或干净布料包扎；封闭开放性气胸的胸壁伤口；用敷料或器具保护腹腔脱出的内脏；包扎的肢体保持功能位。

3. 妥善固定骨折　可用夹板，也可用躯体或健肢来固定骨折肢体，注意远端血运；夹板与皮肤间要加衬垫，尤其在夹板两端、骨隆突处和身体悬空部位。

考点： 止血带止血，放松间隔时间

> ✎ **护考链接**
>
> 使用止血带止血时放松止血带的间隔时间是（　　　）
> A. 15 分钟　　　　　B. 20 分钟　　　　　C. 30 分钟
> D. 60 分钟　　　　　E. 120 分钟
> 答案：D
>
> **分析：** 使用止血带止血时，一般每隔 1 小时放松 2～3 分钟，如果时间过长可引起局部组织缺血坏死。

（六）救助转移

根据现场的情况，采取适当的方法将被困人员救出，并进行简单的医疗处理后送专门医疗机构进行进一步救治。

第3节　体能训练的实施与考核

进行体能训练的目的是加强救援队员的体育锻炼，增强救援队员的体质，培养各类救援队员在野外、恶劣环境及高负荷下能确保顺利开展各项救援工作。

一、救援队员体能标准

根据救援工作的任务、性质不同，特制定三类标准：搜索与营救队员体能标准；医疗队员体能标准；专家及其他人员（如灾情评估专家、工程力学专家及医疗专家等）体能标准。

（一）搜索与营救队员体能标准

1. 该类队员主要为青年人，大多年龄在 18～25 岁，主要承担灾害救援中搜索与营救工作，

搬运重型机械设备、操作机械工具及高空地下搬运营救伤员，这些重体力劳动均需要强健的体魄才能保证搜索营救工作的顺利实施。

2．体能标准　见表 12-1。

表 12-1　搜索与营救队员体能标准

项目	达标标准	项目	达标标准
10 米 × 5	27 秒（32 秒）	俯卧撑	40 个（10 个）
3000 米	13 分 40 秒（17 分）	仰卧起坐	45 个（32 个）

注：表中括号里为女救援队员体能标准。

（二）医疗队员体能标准

1．该类队员年龄大多在 18～40 岁，主要承担灾害救援中的医疗工作，所需人员有医疗、护理、技师。主要以医疗技术操作救治为主，但搬运伤员、野外巡诊等工作也需要队员具备一定的体能。

2．体能标准　见表 12-2。

表 12-2　医疗队员体能标准

项目	达标标准	项目	达标标准
10 米 × 5	29 秒（35 秒）	俯卧撑	32 个（7 个）
3000 米	15 分（18 分）	仰卧起坐	35 个（28 个）

注：表中括号里为女医疗队员体能标准。

（三）专家及其他人员体能标准

1．该类队员年龄较大，在 50 岁以上，承担灾害救援中的组织指挥和灾情评估工作，不从事重体力工作，但也需具备一定的体能。

2．体能标准　见表 12-3。

表 12-3　专家及其他人员体能标准

项目	达标标准	项目	达标标准
10 米 × 5	48 秒（55 秒）	俯卧撑	5 个（2 个）
3000 米	24 分（26 分）	仰卧起坐	10 个（5 个）

注：表中括号里为女专家体能标准。

（四）体能训练考核

救援队员及医疗队员一年内必须集中两次进行体能训练和考核。如果其中两个测评项目不能达到要求则视为不达标，将被退出救援队。

二、救援队员体能训练的方法

（一）耐力训练

1．长跑　要求为 400 米跑道，女子 15 圈/每次，男子 20 圈/每次，平均速度每圈不低于 2 分 20 秒。

2．负重越野　自己背负不低于 30kg 的背囊（女子为 20kg），在不低于海拔 2000 米的小路、山嵴上行走，时间为 1 整日或 2 日，每周 1 次或 2 周 1 次。

3. 若时间和其他条件不允许，可用骑自行车、游泳等代替长跑，运动量相当。

（二）力量训练

1. 大腿力量训练　大腿与地面平行做"鸭子步"状行走，30 米为一组，一次做 5 组，中间不休息。

2. 小腿力量训练　踮起脚尖跳，大腿不用力，30 次为一组，一次做 5 组，中间不休息。

3. 上肢力量训练　俯卧撑 8 个为一组，一次做 5 组；引体向上一组做 6 个，一次做 5 组。

4. 腰腹力量训练　反向卷腹、平板支撑、侧体"V"字形起身，15 次为一组，一次做 3 组。

（三）平衡训练

1. 单脚平衡　单脚站立（左右脚互换）完成前俯后仰动作多次。

2. 动态平衡　选择一很窄的离地窄坎，像走平衡木一样在上面行走；或单脚跳格子。

（四）柔韧训练

1. 单杠悬垂，拉伸肢体。

2. 压腿及下腰练习。

3. 左右拉伸腰部两侧肌肉。

第4节　心理训练的实施与考核

　　救援队员心理训练的目的是提高救援队员在灾害现场、恶劣环境、高负荷下开展搜索营救及医疗急救工作的心理耐受能力，能更好地执行救援任务。实施方法具体如下。

一、心理训练的实施

（一）野外宿营

1. 准备工作　把救援队员送到野外山区，让其单独在野外搭建帐篷、过夜并等待下达救援任务。

2. 心理测试及心理辅导　训练完毕后对其进行心理问卷测试，量血压、测心率，根据存在的问题给予心理辅导和疏导。

（二）太平间

1. 实施　夜间把救援队员送到医院太平间，关闭灯源，让其单独与尸体接触 30 分钟。

2. 心理测试及心理辅导　训练完毕后对其进行心理问卷，量血压、测心率，根据存在问题给予心理辅导和疏导。

（三）组织观看灾害现场实况录像、参与救援演习

救援队员通过观看灾害现场实况录像、参与救援演习，能提高队员们的心理承受能力。

二、心理训练考评

　　具体实施：先测量救援队队员血压、心率、呼吸、血氧饱和度，然后夜间把救援队员送至医院太平间，关闭灯源，让其在尸体旁静坐 30 分钟。完毕后立即测量队员血压、心率、呼吸、血氧饱和度，对比前后的变化。

第5节 野外生存常识

野外生存，即人在住宿无着落的山野丛林中求生。深入敌后的特种部队、侦察兵和空降兵、海军陆战队，以及在战斗中与部队失去联系的战士和失事的空勤人员，在孤立无援的敌后或生疏的荒野丛林和孤岛上，在仪器断绝的情况下，更需要野外生存的本领。下面就介绍一些简单的野外生存常识。

一、利用自然特征判定方向

在没有地形图和指南针等制式器材的情况下，要掌握一些利用自然特征判定方向的方法。

（一）利用太阳判定方位

1. 可以用一根标杆（直杆）使其与地面垂直，把一块石子放在标杆影子的顶点 A 处；约10分钟后，当标杆影子的顶点移动到 B 处时，再放一块石子。将 A、B 两点连成一条直线，这条直线的指向就是东西方向。与 AB 连线垂直的方向则是南北方向，向太阳的一端是南方。

2. 利用指针式手表对太阳的方法判定方向。方法：手表水平放置将时针指示的（24 小时制）时间数减半后的位置朝向太阳，表盘上 12 点时刻度所指示的方向就是概略北方。假如现在时间是 16 时，则手表 8 时的刻度指向太阳，12 时刻度所指的就是北方。

（二）利用北极星判定方向

夜间天气晴朗的情况下，可以利用北极星判定方向。寻找北极星首先要找到大熊星座（即常称的北斗星）。该星座由七颗星组成，开头就像一把勺子一样。当找到北斗星后沿着勺边 A、B 两颗星的连线，向勺口方向延伸约为 A、B 两星间隔的 5 倍处一颗较明亮的星就是北极星，北极星指示的方向就是北方。还可以利用与北斗星相对的仙后星座寻找北极星。仙后星座由 5 颗与北斗星亮度差不多的星组成，形状像 W。在 W 字缺口中间的前方约为整个缺口宽度的两倍处，即可找到北极星。

（三）利用地物特征判定方位

利用地物特征判定方位是一种补助方法。使用时应根据不同情况灵活运用。独立树通常南面枝叶茂盛，树皮光滑。树桩上的年轮线通常是南面稀、北面密。农村的房屋门窗和庙宇的正门通常朝南开。建筑物、土堆、田埂、高地的积雪通常是南面融化得快，北面融化得慢。大岩石、土堆、大树南面草木茂密，而北面则易生青苔。

二、采捕食物的方法

野外生存获取食物的途径主要有两种。一种是猎捕野生动物，另一种是采集野生植物。

猎捕野生动物首先要知道动物的栖息地，掌握动物的生活规律，然后再采取压捕、套猎、捕兽卡及射杀等方法进行猎捕。这需要在专家指导下经过较长时间的训练和实践后才能真正掌握。下面简单介绍可食用昆虫和可食野生植物的种类。

目前，世界上人们能食用的昆虫有蜗牛、蚯蚓、蚂蚁、知了、蟑螂、蟋蟀、蝴蝶、蚱蜢、湖蝇、蜘蛛、螳螂等。野外吃昆虫时一定要煮熟或烤透，以免昆虫体内的寄生虫进入人体，导致中毒或得病。

可食野生植物包括：野果、野菜、藻类、地衣、蘑菇等。常见的可食野果：山葡萄、笃斯、黑瞎子果、茅莓、沙棘、火把果、桃金娘、胡颓子、乌饭树、余甘子等，特别是野栗子、椰子、木瓜更容易识别，是应急求生的上好食物。常见的野菜有苦菜、蒲公英、鱼腥草、马齿苋、刺儿草、荠菜、野苋菜、扫帚菜、菱、莲、芦苇、青苔等。野菜可生食、炒食、煮食或通过煮浸食用。

三、获取饮用水的方法

获取饮用水的途径通常有两种：一种是挖掘地下水；另一条是净化地面水。我们只介绍从地表水获取饮用水的方法。

通常雨水可以直接饮用。下雨时可用雨布、塑料布、空罐头盒、杯子、钢盔等容器大量收集雨水。当没有可靠的饮用水又无检验设备时，可以根据水的色、味、温度、水迹，概略鉴别水质的好坏。纯净水在水层浅时无色透明，水层深时呈浅蓝色。通常水越清水质越好，水越浑则说明杂质越多。一般清洁的水是无味的，而被污染的水则时常带有一些异味。此外，还可以用一张白纸，将水滴在上面晾干后观察水迹。清洁的水无斑迹，如有斑迹则说明水中有杂质，水质差。

在野外最好不要饮用从杂草中流出的水，而以从断崖或岩石中流出的清水为佳。饮用河流或湖泊中的水时，可在离水边1～2米的沙地上挖个小坑，坑里渗出的水较直接从河湖中提取的水清洁。

切记无论多么口渴，都不要饮用不洁净的水，万不得已时也要把水煮开再喝。

✐ 小　结

灾害救援医学是研究灾害条件下进行医学救援的科学规律、方式、方法、组织的一门学科，是灾害救援的重要组成部分。本章内容主要是让学生了解灾害救援医学的相关知识，如有灾害情况的发生，能及时运用搜索与营救的方法对受灾人员进行积极的营救。了解一些体能训练与野外生存的方法，能进行自救。

📝 自　测　题

A₁型题

1. 下列哪项不是灾害救援中所用的搜救方法（　　）

A. 地毯式搜索　　　B. 旋转式搜索

C. 犬搜索　　　　　D. 光学生命探测仪

E. 紫外线探测仪

2. 人工搜索时主要采用什么方法（　　）

A. 敲打　　　　　　B. 耳听

C. 鼻闻　　　　　　D. 眼看

E. 嘴喊

3. 在对救援队员进行心理训练时，让其单独和尸体独处的时间是（　　）

A. 20分钟　　　　　B. 30分钟

C. 10分钟　　　　　D. 5分钟

E. 2个小时

4. 下列哪项不是野外生存利用自然特征判定方向的方法（　　）

A. 利用太阳　　　　B. 利用北极星

C. 利用地物特征　　D. 利用月亮

E. 利用指针式手表

5. 使用止血带止血每隔1小时放松（　　）时间

A. 2～3分钟　　　　B. 4～6分钟

C. 6～7分钟　　　　D. 7～8分钟

E. 8～9分钟

6. 当遇到自然灾害时下列哪些不是营救的措施（　　）

A. 利用先进的仪器

B. 封控现场　　C. 安全评估

D. 医疗救护　　E. 救助转移

7. 灾害救援医学的主要任务是（　　）

A. 降低灾害导致的经济损失

B. 进行灾害现场伤员的救治

C. 利于国家政治稳定

D. 利于社会稳定

E. 消除灾害

（曹　琳）

实 训 指 导

实训1 院外急救技术

院外急救技术是由"第一目击者"或救护人员对危重患者在事发现场对其实施必要救治的紧急救护技术。其目的在于稳定患者基本生命体征、减轻疼痛，为进一步救治赢得时间，为延长患者健康期望寿命、提高生活质量奠定基础。

【案例设计】

患者，女，下班回家通过马路时遭遇车祸。患者神志清楚，面色苍白，疼痛表情，背部受伤，俯卧位，左上肢骨折不能活动。

讨论：

1. 该种情况下，现场如何对伤员实施救护？

2. 现场呼救如何进行？

3. 如何脱去患者的上衣？

4. 如何转运患者？

【实训目的】

1. 了解现场救护的意义及目的。

2. 熟悉现场救护的常用技术及注意事项。

3. 掌握现场电话呼救的方法，松解衣物的方法，三人或多人转运的方法；了解人文关怀在现场急救中的重要性。

【实训准备】

1. 用物准备　模拟人（带衣物）、标识分类卡（红色、黄色、绿色、黑色）、手电筒、剪刀、绷带、三角巾、无菌纱布、担架、电话等。

2. 操作者准备　做好个人防护工作，衣帽整洁，符合标准。

3. 患者准备　去枕俯卧。

【操作流程及护理配合】

评估现场及个人防护

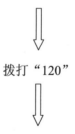

拨打"120"

检伤分类，做好标识，做好人文关怀

轴线翻身为仰卧位

维持呼吸循环功能

多人搬运至担架

转送医院，交接病情

【实训评价】

评价方式为自评、他评、师评。评价内容如下所示。

1．案例选择是否合理，讨论过程是否认真、全员参与、小组合作，讨论结果是否有意义、有创新性与开阔性，目的是否合理、明确。

2．在院外急救时，是否能够准确完成对患者的评估和判断。

3．用物准备是否完整，体位摆放是否合理，转运是否正确。

4．操作是否熟练掌握，是否符合操作原理、遵循操作原则，操作后伤情是否稳定。

5．操作前、操作中、操作后是否对患者采取必要的人文关怀。

【注意事项】

1．呼救与急救同时进行。

2．脱上衣时要先脱健侧后脱患侧，穿上衣时要先穿患侧后穿健侧。

3．搬运前应先急救，妥善处理后才搬运。

4．搬运前先将患者轴线翻身，由俯卧转为仰卧。

5．搬运过程中，不摇动或者扭曲患者的身体。

【实训作业】

1．模拟练习现场常用急救技术。

2．熟记电话呼救的要点、穿脱上衣的方法、转运的注意事项。

实训2　急诊科的设置与管理

急诊科是急救医疗服务体系中的一个重要组成部分，是抢救和治疗急危重症患者的重要场所。

【案例设计】

患者，男，51岁，在某医院内科门诊候诊室，突然倒在地上。这时，负责分诊的护士目睹此情况，立刻上前大声呼叫，可是患者无任何反应。该护士立即呼叫在场医护人员，电话通知急诊科进行院内急救。该护士用手摸患者的颈动脉，无搏动，用耳贴近鼻孔发现无呼吸，胸廓无起伏。立即行心肺复苏术，现场急救之后，将患者快速安全地送到急诊科。

讨论：

　1．请问患者发生了什么情况？如何判断？

　2．入急诊科后应做什么？

【实训目的】

　1．了解急诊科的设置。

　2．熟悉急诊科的任务及各项工作制度。

　3．掌握急诊科工作流程。

【实训准备】

　1．用物准备　急诊科所需用物：呼吸机、吸痰器、除颤仪、心电监护仪、气管切开包、气管插管包、简易呼吸器、输液所需用物等。

　2．操作者准备　着装整洁，洗手戴口罩。

　3．患者准备　了解病情及配合要点。

　4．环境准备　安静整洁，温湿度适宜，光线适中。

【操作流程及护理配合】

触摸颈动脉搏动和呼吸情况，根据病情开启急救绿色通道

患者心搏呼吸骤停，采用"边问、边查、边抢救、边护送"的方式送到抢救室

在医师到达之前，护士做好吸氧，建立静脉通道，输液，测量血压、脉搏、呼吸，接好心电监护仪的抢救护理工作

协助医师做好各种进一步的生命支持抢救工作，完成必要的各项辅助检查工作，如吸痰、气管插管、使用呼吸机、电击除颤、抽血送检等

如需要其他科协助抢救，协助急诊抢救指挥系统通知有关人员，并协助各科进行抢救

及时准确记录，记录要及时、详细，时间、内容要准确。详细确切记载有关患者及抢救人员到达时间、各项诊断及治疗措施执行时间；出入液量及生命体征等一系列病情变化；在抢救过程中观察、交谈、护理体检；评估患者尚未诊断的潜在生命危险的健康问题

抢救后根据病情需要送 ICU 继续治疗

【实训评价】

1．护士能否顺利完成患者的接诊及急救护理工作。

2．患者病情是否得到有效治疗与护理。

【注意事项】

1．护理人员应树立"生命第一，时效为先"的观念，具有高度的责任心和熟练的抢救技能，做到既安全又高质量、高水平、高效能、及时准确地抢救患者。

2．为给急危重症患者提供高效快捷的服务系统，可根据患者情况开启急救绿色生命安全通道，即实行优先抢救、优先检查和优先住院的原则，医疗相关手续按情况补办。

3．在抢救过程中，若医生下达口头医嘱，护士应复述一次，经两人核对无误后方可用药，并在抢救结束后及时补写医嘱。

【实训作业】

急诊护理工作流程是什么？

实训 3　重症监护技术

一、心电监护技术

心电监护技术是用心电监护仪连续性无创监测心肌的电活动，包括心率、心律、血压等的变化，以及监测血氧饱和度，了解机体缺氧情况，是各种急危重症患者常规监测的项目之一。

【案例设计】

患者，女，60 岁，冠心病病史 2 年，高血压病史 10 年。因"心前区疼痛 2 小时"收入 ICU。查体：体温 35.7℃，脉搏 60 次/分，呼吸 18 次/分，血压 150/70mmHg。请模拟遵医嘱为患者监测心电、血压、血氧饱和度。

讨论：

1．如何为患者连接心电监护仪？

2．在监护过程中应注意哪些事项？

【实训目的】

1．了解心电监护仪的构造及性能。

2．熟悉心电监护仪导联的连接。

3．掌握心电监护仪的使用方法及注意事项。

【实训准备】

1．用物准备　模拟人、心电监护仪、导联线、电极片、弯盘（内置酒精纱布，如酒精过敏可更换生理盐水纱布）、污物缸、护理记录单、笔。

2．操作者准备　着装整洁，洗手、戴口罩。

3．患者准备　理解操作目的并能够配合，用肥皂和水彻底清洁局部皮肤，除去皮屑和油脂，必要时去除电极放置处的体毛。

【操作流程及护理配合】

核对医嘱、评估患者

患者准备

连接监护仪与导联线、电极片

连接电源，开机自检

清洁皮肤

放置心电监护电极片

放置血压监护袖带

放置血氧饱和度传感器

设置监护参数

观察检测值并记录

整理用物并告知注意事项

【实训评价】

1．案例讨论过程是否认真、小组合作、全员参与，是否明确实训目的，讨论结果是否有价值、有创新性与扩展性。

2．是否能够完整准备实训用物，正确摆放患者体位及相关环境是否符合要求。

3．能否正确连接心电监护仪。

4．操作是否符合操作原理、遵循操作原则。

5．是否能够正确实施心电监护技术。

6．操作过程中是否能够有效地对患者实施人文关怀。

【注意事项】

1．定期维护保养机器，避免机器漏电而威胁人身安全。

2．电极片位置应避开疖肿、破溃、瘢痕、除颤部位，贴电极片前一定要使皮肤脱脂干净，出汗时随时更换电极片。

3．电极片连续应用72小时需更换放置位置，防止对同一部位刺激过久而引起损伤，对电极片过敏的患者需每日更换电极片或改变电极片位置。

4．机器出现报警，应及时查明原因并处理。

【实训作业】

1．写出心电监护仪使用步骤。

2．叙述出心电监护仪电极片放置位置及与心电监护仪的连接方法。

二、中心静脉压监测技术

中心静脉压主要反映静脉回心血量、体内血容量状态、右心功能或右心室充盈压力的变化。最重要的作用在于评估有效循环血量，对指导补液和补血的速度及量、防止心脏过度负荷和指导应用利尿剂等具有重要的参考意义。

【案例设计】

患者，男，46岁。入院诊断：风湿性心脏病。已在手术室行全麻下二尖瓣置换术，术毕返回抢救室，已置中心静脉导管。请模拟为患者监测中心静脉压。

讨论：

1．如何根据中心静脉压进行补液？

2．在中心静脉压测压过程中需注意哪些事项？

【实训目的】

1．了解三通管的使用方法。

2．掌握中心静脉压力监测方法。

【实训准备】

1．用物准备　中心静脉测压包（内有中心静脉测压仪、三通开关、套管针、5ml和20ml注射器等）、相关仪器（换能器、多功能监测仪）、无菌手套、静脉输液装置等。

2．操作者准备　着装整洁，洗手、戴口罩。

3．患者准备　仰卧位、松开衣扣，暴露中心静脉导管。

【操作流程及护理配合】

核对医嘱、评估患者

连接装置、排气固定

与导管测压管相连

调节零点

转动三通，监测中心静脉压

读取数值并记录

关闭测压，继续输液

整理用物并告知注意事项

【实训评价】

1．案例讨论过程是否认真、小组合作、全员参与，是否明确实训目的，讨论结果是否有价值、有创新性与扩展性。

2．是否能够完整准备实训用物、正确摆放患者体位及相关环境是否符合要求。

3．能否正确连接三通管。

4．操作是否符合操作原理、遵循操作原则。

5．能够正确实施中心静脉压监测。

6．操作过程中是否能够有效地对患者实施人文关怀。

【注意事项】

1．确保零点置于第4肋间右心房水平。

2．确保导管内和测压管道内无空气、无凝血，管道无扭曲。

3．严格无菌技术操作，每日消毒穿刺部位、更换测压管道及输液系统。

4．对使用呼吸机治疗的患者，在进行 CVP 测定时应暂停使用呼吸机。

5．监测期间，密切观察，做好记录。

【实训作业】

1．模拟练习中心静脉压测量技术。

2．叙述出中心静脉测压管与三通管连接方法、调零要点和测压操作要点。

实训4　徒手心肺复苏

心肺复苏（CPR）是针对心搏骤停患者采取的基础生命支持，使患者恢复自主心搏、呼吸和意识，为后续治疗提供宝贵机会。

【案例设计】

患者，男，30 岁，于今日体育运动时突然胸口发闷，之后倒地、抽搐片刻、不省人事。

讨论：

1．如何对该患者进行现场评估？

2．在现场，如何实施抢救措施？

【实训目的】

1．了解心搏骤停的病因及类型。

2．掌握心搏骤停的判断方法、心肺复苏成功的指征。

3．掌握徒手心肺复苏的方法，正确实施心肺复苏。

【实训准备】

1．用物准备　硬板床、心肺复苏模型人、脚踏板、治疗车、清洁方盘、血压计、听诊器、治疗碗、无菌纱布、弯盘、抢救记录卡、洗手液、医疗垃圾桶、生活垃圾桶、手电筒等。

2．操作者准备　护士衣帽整洁、态度认真、洗手。

3．患者准备　仰卧于硬板床上。

【操作流程及护理配合】

发现患者，确定现场环境安全，排除现场不安全因素

．判断患者的意识、脉搏、呼吸，并呼救

安置患者体位（去枕仰卧于硬质平面，头颈躯干同一直线，双手置于身体两侧，肢体无扭曲）

心脏按压（部位：胸骨中下 1/3 处；频率：100～120 次/分；深度：5～6cm）

方法：双手掌根重叠置于按压部位，身体前倾，腕、肘、肩于同一轴线上，与患者身体长轴垂直，以髋关节为支点用上身的重力和肩臂的力量垂直、有规律地下压胸骨，放松时掌根不可离开胸壁。

开放气道：颈部无损伤者，采用仰头举颏法开放气道；颈部有损伤者，采用双手托颌法开放气道

人工呼吸：捏住患者鼻孔，深吸气后对准患者口处呼气，使胸廓抬高

判断复苏效果：意识、动脉、呼吸、血压、面色、瞳孔等

整理用物

【实训评价】

1. 按压的方法、部位、频率、深度是否有效。

2. 是否正确开放气道。

3. 人工呼吸的吹气方法、吹气强度是否有效。

【注意事项】

1. 如有体外自动除颤仪在现场，可尽早使用。

2. 对怀疑有颈椎外伤者，不应抬颈，避免造成脊髓损伤。

3. 胸外按压部位要准确，压力要适当。

4. 胸外按压和人工呼吸的比例是 30 : 2。

5. 操作中途换人应在吹气间隙进行，不得使抢救中断时间超过 5 秒。

【实训作业】

练习徒手心肺复苏术。

实训5　急性中毒的紧急救护

急性中毒起病急、发展快、病死率高，急救医护人员只有及时明确诊断，争分夺秒、紧张有序地救治，才能有效地控制中毒症状，降低死亡率和致残率。

【案例设计】

案例一：患者，女，50 岁。1 小时前因与家人吵架，自服农药（药名不详）一瓶，5 分钟后出现腹痛、恶心、呕吐，逐渐神志不清，大小便失禁，家人发现后急送入院。查体：血压 110/80mmHg，呼吸 30 次/分，角膜反射消失，瞳孔如针尖样，呼气有蒜臭味，多汗，流涎，两肺布满湿啰音。急查：全血胆碱酯酶活力 30%。

案例二：患者，男，61 岁。一人独住，室内煤炉取暖，昨晚一切正常，未服用任何药物，

今晨其儿子发现患者呼之不醒,室内有刺鼻煤烟味,忙打"120"电话急诊入院。查体:体温38℃,呼吸28次/分,心率90次/分,血压100/65mmHg,面色苍白,口唇呈樱桃红色。急查:碳氧血红蛋白40%。

讨论:

1. 请进一步对患者进行评估,明确护理诊断。

2. 如何对患者实施紧急救护?

【实训目的】

1. 了解常见中毒的类型。

2. 熟悉有机磷杀虫药中毒和一氧化碳中毒患者的护理评估。

3. 掌握有机磷杀虫药中毒和一氧化碳中毒患者的急救方法及护理。

【实训准备】

1. 用物准备　模拟人、洗胃机、呼吸机、听诊器、手电筒、血压计、急救药物等。

2. 操作者准备　认真阅读实训案例,查阅资料,复习有机磷杀虫药和一氧化碳中毒救护的相关知识;划分实训小组,分配情景模拟角色;衣帽整洁、仪表大方、举止端庄。

3. 患者准备　解开衣领;昏迷时取平卧位,头偏向一侧;洗胃时取左侧卧位。

【操作流程及护理配合】

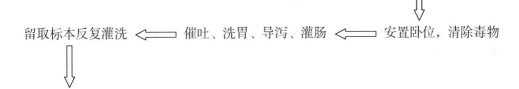

评定病情确定判断 ⟹ 清除分泌物,通畅气道 ⟹ 快捷开放静脉通道

留取标本反复灌洗 ⟸ 催吐、洗胃、导泻、灌肠 ⟸ 安置卧位,清除毒物

促已吸收毒物排出 ⟹ 采取利尿、血液净化 ⟹ 及时进行特效解毒

完善记录,转至病房 ⟸ 心理护理,稳定情绪 ⟸ 病情观察,对症处理

【实训评价】

1. 案例讨论过程是否认真、全员参与、小组合作,讨论结果是否有价值。是否明确实训目的,并能准确描述。

2. 遇到有机磷杀虫药中毒和一氧化碳中毒时是否能准确对患者进行评估和救护。

3. 操作者是否符合职业要求,是否能完整准备实训用物等。

【注意事项】

1. 按照急救的基本原则进行。

2. 对患者及早使用特效解毒药。

【实训作业】

1. 演练有机磷杀虫药中毒和急性一氧化碳中毒的救护。练习徒手心肺复苏术。

2. 熟记有机磷杀虫药中毒后出现瞳孔缩小和有大蒜样气味;特效解毒剂是胆碱酯酶剂和阿托品;"阿托品化"的表现等。一氧化碳中毒最先受损的器官是脑,典型体征是口唇呈樱桃红色,首要的治疗原则是纠正缺氧。

实训6　淹溺紧急救护技术

淹溺是日常生活中较常见的意外伤害事故，正确掌握倒水法可有效解除湿性淹溺患者气道梗阻，预防肋骨骨折及呕吐物误吸入气道。

【案例设计】

患者，男，56岁，江边游泳时突然用力拍打水面，渐渐淹没于水中……

讨论：

1. 提出患者目前存在的主要护理问题。

2. 作为目击者，该如何实施紧急救护？

【实训目的】

1. 了解淹溺常见的原因。

2. 熟悉淹溺现场紧急救护原则。

3. 掌握淹溺现场倒水法的操作方法。

【实训准备】

1. 用物准备　模型、杂草、手套、注射器、液状石蜡、棉签、牙垫、听诊器、气管导管、呼吸气囊、气管切开包。

2. 操作者准备　做好个人防护；尽力创设宽敞、安静、安全的环境，就地救护。

3. 患者准备　角色扮演者或模型俯卧并头偏向一侧。

【操作流程及护理配合】

速救出水面至安全处 ⟹ 清理口鼻异物松衣领 ⟹ 避免舌根后坠堵气道

谨防反流误吸入气道 ⟹ 膝顶肩顶抱腹要护头 ⟹ 气道通畅立刻行倒水

判断呼吸心搏骤停否 ⟹ 停跳立即心肺复苏术 ⟹ 急转医院途中监护

【实训评价】

1. 案例讨论过程是否认真、全员参与、小组合作，讨论结果是否有价值、有创新性与开拓性。是否明确实训目的，并能准确描述。

2. 是否能及时正确实施倒水法。

3. 是否就现场倒水法实施所产生的意外损伤及并发症做紧急预案。

4. 操作是否熟练、有无做适当的安全防护及操作后是否体现人文关怀。

【注意事项】

1. 应尽量避免因倒水时间过长而延误心肺复苏等措施的实施。

2. 倒水时注意使淹溺者头胸部保持下垂位置，以利积水流出。

【实训作业】

模型练习淹溺倒水方法。

实训 7　机械通气技术

简易呼吸器具有结构简单，操作迅速方便，易于携带，可随意调节，不需用电动装置，通气效果好等优点。主要由弹性呼吸囊、呼吸活瓣、面罩或气管插管接口和氧气接口等组成。

【案例设计】

患者，男，68 岁。反复咳嗽、咳痰、气喘 20 年，今晨因咳嗽加剧、气紧加剧来急诊科就诊，咳黄色痰，不易咳出。入院后查体：体温 38.2℃，呼吸 31 次/分，脉搏 115 次/分，血压 152/86mmHg，SpO_2 82%，口唇发绀，皮肤温暖，颈静脉怒张，桶状胸，语颤减弱，双肺叩诊呈过清音，听诊双肺呼吸音减弱，散在湿啰音，剑突下心搏明显。心率 115 次/分，心律整齐，各瓣膜区无杂音，肝颈静脉回流征（＋），腹部体检无异常，双下肢轻度水肿。

讨论：

1. 使用简易呼吸器的适用证有哪些？
2. 呼吸机的使用过程中应注意哪些事项？

【实训目的】

1. 通过练习熟悉机械通气的适应证及禁忌证。
2. 熟练掌握机械通气的使用方法及护理。

【实训准备】

1. 用物准备　简易呼吸器或呼吸机，氧气装置，吸痰器，电源。
2. 操作者准备　保持环境清洁、安静，温、湿度适宜，无对流风。
3. 患者准备　核对患者资料并解释操作目的，消除患者的紧张和恐惧心理。

【操作流程及护理配合】

1. 简易呼吸器

准备、检查：携用物至床旁，使用前检查简易呼吸器的性能

核对、解释：确认患者，向患者解释使用机械通气的目的，以便合作

清除呼吸道分泌物：患者平卧，解开衣领、腰带，保持呼吸道通畅

扣紧面罩：①移枕置患者肩背下，操作者立于患者头顶侧，左手托起患者下颌，尽量使其头后仰；②右手握住呼吸活瓣处，将面罩置于患者口鼻部，以固定带固定或以衔接管与气管相接，使面罩和口鼻紧贴不漏气

挤压气囊：①右手挤压气囊，继而放松，挤压与放松比为 1：2，送气量为每次 500～1000ml，16～20 次/分；②如需给氧，将氧气接于呼吸囊入口，以 8～10L/min 的流量给氧

整理：按消毒隔离技术规范处置用后物品

洗手、观察并记录：患者的反应、效果、时间

2．呼吸机

准备、检查、调节：检查呼吸机性能，调节呼吸机各项预定参数

核对、解释：确认患者并解释使用呼吸机的目的，以取得患者的合作

清除呼吸道分泌物：患者平卧，解开衣领、腰带，保持呼吸道通畅

连接：采用面罩、气管切开或气管插管等方法使呼吸机与患者呼吸道紧密相连

【实训评价】

1．观察学生操作。

2．学生自评、小组成员评分。

3．教师批改实训报告。

【注意事项】

注意呼吸机运转是否正常，有无漏气和导管连接是否脱落。

【实训作业】

1．模拟练习简易呼吸机的使用技术。

2．模拟练习呼吸机的操作流程。

实训 8　气管插管术

气管插管术是临床最常用的一种方法。

【案例设计】

患者，女，76 岁，因腹胀腹痛 3 日入院。诊断：①急性重症胰腺炎；②急性肾衰竭；③Ⅰ型呼吸衰竭；④胆囊结石；⑤高血压。因呼吸衰竭行气管插管后入住 ICU。

讨论：

1．气管插管术的适应证和禁忌证有哪些？

2．气管插管术的术后护理有哪些注意事项？

【实训目的】

1．通过练习熟悉气管内插管的适应证及禁忌证。

2．熟练掌握气管插管术的操作方法及护理。

【实训准备】

1．用物准备　喉镜、气管导管、导管管心、牙垫、吸痰管、吸引装置、供氧装置、听诊器、胶布、注射器、生理盐水等，必要时准备开口器、舌钳、压舌板、防护面具等。

2．操作者准备　洗手，戴口罩、手套。

3．患者准备　①与患者及家属谈话，签署知情同意书。②体位：患者取仰卧位，头向后仰，使口、咽、气管重叠于一条直线上，如喉头仍暴露不充分，可在患者的肩背部或颈部垫一小枕。③常规检查：鼻腔通气情况；有无活动性牙齿、义齿；口腔张口度；颈部活动有无受限；喉部有无炎性肿物、病变、畸形。

【操作流程及护理配合】

1．经口明视气管内插管

备物、核对、解释：备齐用物，确认患者，向患者或家属解释插管目的

取体位：仰卧，头向后仰，使口、咽、气管重叠于一条直线上

开口：操作者站立于患者头侧，用右手拇指、示指使口张开

暴露会厌、声门：待口完全张开时，操作者左手持喉镜自右口角放入口腔，将舌推向左方，徐徐向前推进，显露腭垂（悬雍垂），再略向前深入，使弯形喉镜窥视片前端进入舌根与会厌角内，然后依靠左臂力量将喉镜向上、向前提起，增加舌骨会厌韧带的张力即可显露声门

插入导管：当声门暴露清楚后，右手执导管后端，使其前端自右口角进入口腔，使气管导管开口接近声门，以旋转的力量轻轻将导管旋入声门，过声门 1cm 后应将管芯拔出，以免损伤气管，再将导管继续送入气管内 3～5cm

确认插管部位：①安置牙垫，拔出喉镜。②患者若有自主呼吸，观察导管外端有无气体进出，或连接麻醉机后，观察麻醉机呼吸囊随患者呼吸有无张缩

固定：证实导管已准确插入气管，用胶布妥善固定导管和牙垫

充气：用注射器向气管导管前端的套囊内注入适量的空气（一般为3～5ml）

吸引：用吸痰管吸取气管导管内的分泌物，进一步了解呼吸道通畅情况

整理、洗手、记录

2．经鼻腔明视插管术

备物、核对、解释：备齐用物，确认患者，向患者及家属解释插管目的

检查鼻腔：检查患者鼻腔有无鼻中隔偏歪、息肉等异常情况

取体位：仰卧位、头后仰

插入导管：导管进入口咽部后开始用喉镜显露声门，同时右手将导管继续向声门方向推进，当导管达会厌上方时，可利用插管钳经口腔夹住导管的前端，将导管送入声门

固定：成功后将导管用胶布固定在患者的鼻面部

充气：用注射器向气管导管前端的套囊内注入适量的空气（一般为 3~5ml）

吸引：用吸痰管吸取气管导管内的分泌物，进一步了解呼吸道通畅情况

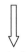

整理、洗手、记录

3. 经鼻盲探插管术

备物、核对、解释：备齐用物，确认患者，向患者及家属解释插管目的

检查鼻腔：检查患者鼻腔有无鼻中隔偏歪、息肉等异常情况

取体位：仰卧位、头后仰

插入导管：①选用合适管径的气管导管，以右手持管插入鼻腔。在插管过程中边前进边侧耳听呼出气流的强弱，同时左手调整患者头部位置，以寻找呼出气流最强的位置。②在声门张开时将导管迅速推进，导管进入声门感到推进阻力减小，呼出气流明显，有时患者有咳嗽反射，接麻醉机可见呼吸囊随患者呼吸而伸缩，表明导管插入气管内

固定：成功后将导管用胶布固定在患者的鼻面部

充气：用注射器向气管导管前端的套囊内注入适量的空气（一般为 3~5ml）

吸引：用吸痰管吸取气管导管内的分泌物，进一步了解呼吸道通畅情况

整理、洗手、记录

【实训评价】

1. 观察学生操作。

2. 学生自评、小组成员评分。

3. 教师批改实训报告。

【注意事项】

1. 所有用物均应经过消毒才能使用，插管前严格检查插管用物是否齐全，特别注意喉镜灯是否明亮。

2. 插管操作应轻柔、敏捷、熟练、准确，勿使缺氧时间过长，以免引起反射性心搏呼吸骤停。

3. 使用喉镜注意勿损伤门齿。导管套囊充气不可过多，以免压迫气管黏膜和使导管管腔缩小。

4. 插管后氧气不可直接吹向气管导管，吸入气体必须注意湿化，防止气管内分泌物黏稠结痂影响呼吸道通畅。

【实训作业】

模拟练习经鼻盲探插管术的操作流程。

实训 9　气管切开术

气管切开术系切开颈段气管，放入气管套管，以解除喉源性呼吸困难、呼吸功能失常或下呼吸道分泌物潴留所致呼吸困难的一种急救技术。

【案例设计】

患儿，男，7 岁，写作业时口含中性笔帽玩耍，不小心吸入气管。患儿痛苦面容，面色暗红，呼吸困难，口唇发紫，被立即送往医院。你如果在急诊科，应立即采取什么措施呢？

讨论：

1. 气管切开术的适应证有哪些？

2. 如何防止气管切开术过程中大出血？

【实训目的】

1. 通过练习熟悉气管切开的适应证及禁忌证。

2. 熟练掌握气管切开术的操作方法及护理。

【实训准备】

1. 用物准备　气管切开包（弯盘 1 个，药杯 1 个，5ml 注射器 1 支，6 号及 7 号针头各 1 根，3 号刀柄 2 个，10 号刀片、12 号刀片各 1 片，气管拉钩 2 个，有齿镊 2 把，无齿镊 1 把，蚊式钳 4 把，手术剪 2 把（直头、弯头各 1 把），甲状腺拉钩 2 个，持针器 1 把，三角缝针 2 枚，洞巾 1 块，气管垫 2 块，线卷 2 卷，纱布 6 块，气管套管 1 套），无菌纱布，气管套管，无菌手套，1%普鲁卡因，生理盐水，吸痰管，照明灯。

2. 操作者准备　洗手、戴口罩。

3. 患者准备　核对患者资料并解释操作目的，消除患者的紧张和恐惧心理，做好普鲁卡因皮肤过敏试验。

【操作流程及护理配合】

备物、核对、解释

取体位：取仰卧位，肩下垫一小枕，头后仰并固定于正中位，使患者下颏、喉结、胸骨切迹在同一直线上，气管向前突出接近皮肤，明显暴露；若为小儿，由助手固定其头部；严重呼吸困难者，可取半卧位，头略向后仰

麻醉及消毒：常规消毒，操作者戴无菌手套、铺无菌巾。采用局麻，沿颈前正中上自甲状软骨下缘下至胸骨上窝，以1%普鲁卡因浸润麻醉

切口及分离组织：多采用纵切口，操作者以左手拇指、中指固定甲状软骨，示指置于环状软骨上方，自甲状软骨下缘至接近胸骨上窝上 1～1.5cm 处，做一长 3～5cm 的切口，沿颈前正中线切开皮肤和皮下组织，分离肌肉，暴露气管

切开气管：确定气管后，一般于第 3～4 或 4～5 气管软骨环处，用 12 号刀片自下向上挑开气管软骨环，撑开切口，吸出气管内分泌物及血液

插入套管及固定

整理：按消毒隔离技术规范处置用后物品

洗手、记录

【实训评价】

1．观察学生操作。

2．学生自评、小组成员评分。

3．教师批改实训报告。

【注意事项】

1．严格掌握气管切开的适应证和禁忌证。

2．专人护理。

3．术前慎用镇静剂，以免加重呼吸困难。

4．皮肤切口要保持在前正中线上，防止损伤颈部两侧大血管而引发出血。

5．严禁切断第 1 气管软骨和环状软骨，以免引起喉狭窄。

6．进刀时切忌用力过猛，以免穿透气管后壁进入食管，形成气管食管瘘。

7．堵管栓子要固定牢固，防止吸入气管。

【实训作业】

模拟练习气管切开术操作过程。

实训 10　动脉穿刺置管术

动静脉穿刺置管术在急危重症患者的抢救、治疗及监护中起着重要的作用。要求医护人员必须熟练掌握。

【案例设计】

患者，女，65 岁，冠心病病史 3 年。高血压病史 15 年。因心前区疼痛 2 小时收入 ICU。请模拟医嘱为患者进行血气分析。

讨论：

1．动脉穿刺置管术的优点有哪些?

2．动脉穿刺置管术后有哪些护理注意事项?

【实训目的】

1．通过练习熟悉动脉穿刺置管术的适应证及禁忌证。

2．熟练掌握动脉穿刺置管术的操作方法及护理。

【实训准备】

1．用物准备　普通注射盘，无菌注射器及针头，肝素注射液，动脉穿刺包，无菌三通开关及相应的导管，无菌手套，1%普鲁卡因。

2．操作者准备　洗手、戴口罩。

3．患者准备　核对患者资料并解释操作目的，消除患者的紧张和恐惧心理，做好普鲁卡因皮肤过敏试验。

【操作流程及护理配合】

备物、核对、解释：备齐用物，确认患者，向患者及家属解释操作目的

消毒：摆好体位，充分暴露穿刺部位，局部皮肤常规消毒

铺巾：操作者戴无菌手套，铺无菌洞巾

麻醉：凡用插管套针者，应先用 1%普鲁卡因做局部浸润麻醉

穿刺：操作者左手在穿刺点摸到动脉搏动并固定，右手持穿刺针。与皮肤成 30°～45°角刺入皮下，然后再缓缓刺向动脉，如针尖部传来搏动感，表明已触及动脉，再快速推入少许，感觉阻力突然消失，表示针尖已刺入动脉，拔出针芯，即有鲜红色血液自针腔喷出，此时将穿刺针的角度压低，立即将套管继续推进少许，固定。左手压住动脉，以免出血。接上三通，注射肝素盐水，防止导管内血液凝固。根据需要，连接动脉监测仪或动脉加压输血装置等

整理：按消毒隔离技术规范处置用后物品

洗手、记录

【实训评价】

1．观察学生操作。

2．学生自评、小组成员评分。

3．教师批改实训报告。

【注意事项】

1．操作时严格无菌操作。

2．操作动作不宜过猛，穿刺太深，易穿透动脉。

3．留置导管用肝素盐水持续冲洗（滴速 3ml/h，浓度 2U/ml），保证管道通畅，避免局部血栓形成和远端栓塞。

【实训作业】

模拟练习动脉穿刺置管术的操作流程。

实训 11　经锁骨下静脉穿刺置管术

经锁骨下静脉穿刺置管术是较常用的一种穿刺置管术。在急危重症患者的抢救、治疗及监护中起着重要的作用。要求医护人员必须熟练掌握。

【案例设计】

患者，女，70 岁，因心悸、呼吸困难入住内科，诊断为"冠心病、心功能不全"，经处理情况改善不明显，之后又出现神志不清、呼吸急促、血氧下降、口唇发绀，转入 ICU。转入时血氧下降至 62%，全身发绀。此时患者出现低血压，考虑经利尿后出现血容量不足，经锁骨下静脉穿刺置管术行中心静脉置管测中心静脉压低，予扩容补液处理后血压回升至正常。请问经锁骨下静

脉穿刺置管术的穿刺点在哪里？

讨论：

1. 经锁骨下静脉穿刺术的临床优势有哪些？
2. 经锁骨下静脉穿刺置管术后的护理有哪些？

【实训目的】

1. 通过练习熟悉经锁骨下静脉穿刺置管术的适应证及禁忌证。
2. 熟练掌握经锁骨下静脉穿刺置管术的操作方法及护理。

【实训准备】

1. 用物准备　中心静脉穿刺包（现多用一次性穿刺包）：单腔或双腔中心静脉导管，直形或 Y 形穿刺针（尾端带有导丝插孔），导引钢丝，皮肤扩张器，固定夹，无菌注射器，无菌注射针头，手术刀片，缝合针，缝合线，输液用肝素帽，洞巾，医用纱布，创可贴，消毒刷，一次性橡胶手套。经周围静脉途径中心静脉导管专用穿刺包：穿刺针，引导套管，单腔中心静脉导管，导管固定锁。

2. 操作者准备　洗手，戴口罩、手套。

3. 患者准备　核对患者资料并解释操作目的，消除患者的紧张和恐惧心理，做好普鲁卡因皮肤过敏试验。

【操作流程及护理配合】

备物、核对、解释：备齐用物，确认患者，向患者或家属解释操作目的

取体位：患者仰卧，头部略偏向穿刺侧，面部转向对侧，两肩胛间下及穿刺侧垫一小软枕以利暴露血管，下肢抬高 15°～20°，以保持静脉充盈和减少空气栓塞的危险性

确定穿刺点：胸锁乳突肌锁骨头外侧缘，锁骨上 1cm 处

消毒铺巾：打开一次性穿刺包，操作者戴无菌手套，检查导管完好性和各腔通透性，穿刺部位皮肤常规消毒，铺无菌洞巾

麻醉：1%普鲁卡因局部浸润麻醉，麻醉中试穿定位

穿刺：选择穿刺点后，操作者右手持穿刺针，针尖指向胸锁关节或对侧乳头，穿刺针与皮肤成 15°角，刺入皮肤，边穿刺边回抽并保持一定负压，进针 3～5cm 后出现回血，减少穿刺针与皮肤的角度，再轻轻缓慢推入 2～3cm，针头斜面向下

置入导管：将导丝推进器插入穿刺针尾端插孔，缓慢推入至上腔静脉，确认无误后，分别退出导丝推进器、穿刺针，顺导丝推入皮肤扩张器，按一个方向旋转，扩张局部皮肤，之后，左手用无菌纱布按压穿刺点，右手拔出皮肤扩张器；顺导丝置入中心静脉导管，同时将导丝从导管尾端退出，边插导管边退出导丝，导管尾端连接盛有生理盐水的注射器，抽取回血，确认上腔静脉，并向管内注入生理盐水 2～3ml，取下注射器，拧紧肝素帽，调整导管长度，一般左侧置管不超过 15cm，右侧置管不超过 12cm，安置导管固定锁，将导管固定锁与皮肤缝合固定，覆盖无菌敷料，胶布固定

根据需要，连接输液管，调节速度

【实训评价】

1．观察学生操作。

2．学生自评、小组成员评分。

3．教师批改实训报告。

【注意事项】

1．严格无菌操作。

2．熟悉穿刺静脉的解剖关系。

3．中心静脉在吸气时可能形成负压，穿刺过程中、更换输液器及导管和接头脱开时，尤其是头高半卧的患者，容易发生空气栓塞。故患者应取头低位穿刺，插管时嘱咐患者不要大幅度呼吸，以避免空气栓塞的可能。

4．导管插入深度不宜过深，以免发生大血管及心脏损伤。

5．穿刺成功后应立即缓慢推注生理盐水，以免血液在导管内凝固、阻塞管腔。

6．中心导管长期留置应防止血栓形成、空气栓塞、折管、局部或血管感染等并发症的发生。静脉穿刺置管时应防止肺与胸膜损伤，血管、神经损伤，空气栓塞，心脏损伤等并发症。

【实训作业】

模拟练习经锁骨下静脉穿刺置管术的操作流程及护理。

实训 12　橡胶止血带止血法

橡胶止血带止血法适用于医疗机构在常规治疗及救治中输液、抽血、输血，止血时一次性使用，或肢体出血、野外蛇虫咬伤出血时的应急止血。

【案例设计】

患者，男，30 岁，工人，在建筑工作中不慎被坠落物砸伤。患者神志清楚，痛苦表情，右大腿骨折及流血。你如果在现场，应该怎样做呢？

讨论：

1．哪些出血的情况下可使用橡胶止血带止血法？

2．如何确定正确的止血部位？

【实训目的】

通过练习掌握橡胶止血带止血法操作方法及注意事项。

【实训准备】

1. 物品准备　取长 50～60cm、直径 1cm 的橡胶管一根，软织物衬垫。

2. 患者准备　核对患者资料并解释操作目的，消除患者的紧张和恐惧心理。

【操作流程及护理配合】

在肢体伤口的近心端适当部位（上肢出血在上臂的上 1/3 处，下肢出血在大腿的中部），将软织物衬垫后再绑扎止血带

以左手的拇指、示指和中指持止血带的头端，右手持止血带的尾端绕肢体一周后压住头端，再绕肢体一周

用左手示指和中指夹住尾端，将尾端从止血带之下拉出，使之成为一个活结

需放松止血带时，将头尾端一并拉出即可

【实训评价】

1. 观察学生操作。

2. 学生自评、小组成员评分。

3. 教师批改实训报告。

【注意事项】

1. 扎止血带部位要正确。

2. 前臂与小腿不适于扎止血带。

3. 止血带下加衬垫，禁止用绳索、电线、铁丝止血。

4. 扎止血带用力要适当，以远端动脉搏动消失、出血停止为好。

5. 记录扎止血带时间，扎止血带时间不宜过长，每隔 1 小时放松止血带 2～3 分钟，避免远端肢体发生缺血坏死。

【实训作业】

模拟熟练掌握橡胶止血带止血法的操作技巧。

实训 13　卷轴绷带包扎法

卷轴绷带包扎法是外伤现场应急处理的重要措施之一。及时正确的包扎，可以达到压迫止血、减少感染、保护伤口、减少疼痛及固定敷料和夹板等目的。

【案例设计】

患者，男，醉酒后骑车摔倒，左上肢大面积擦伤，流血不止。针对该患者可采用哪种包扎

法止血?

讨论:

1. 卷轴绷带包扎法的止血优点有哪些?

2. 什么情况下适用卷轴绷带包扎法?

【实训目的】

通过练习掌握卷轴绷带包扎法的操作方法及注意事项。

【实训准备】

1. 物品准备　不同规格的卷轴绷带。

2. 环境准备　环境清洁、安静,温、湿度适宜,光线良好。

3. 病人准备　核对患者资料并解释操作目的,消除患者的紧张和恐惧心理。

【操作流程及护理配合】

患者取舒适体位,扶托患者肢体并保持功能位

包扎部位如有伤口,先换药后包扎

将绷带从伤口远心端开始做环形缠绕,第一周应斜形缠绕,第二周做环形缠绕时,将第一周斜出圈外的绷带角折回圈内压住,然后再重复缠绕,可防止绷带松动滑脱;后一周覆盖前一周 1/3~1/2,最后用胶布将尾带固定或将尾带从中间剪开分成两头,分别缠绕打结固定

密切观察肢体末端的血液循环情况

【实训评价】

1. 观察学生操作。

2. 学生自评、小组成员评分。

3. 教师批改实训报告。

【注意事项】

1. 包扎前应先做简单的清创,在伤口上覆盖无菌或清洁敷料后再包扎。包扎时手法要轻柔,避免触及伤口。

2. 包扎时保持患者舒适体位,被包扎肢体应保持功能位。

3. 包扎时根据受伤部位选择合适的绷带。

4. 包扎方向应自上而下、自左向右,由远心端向近心端包扎,包扎后抬高患肢以促进静脉回流。

5. 包扎时松紧适宜,过紧会影响局部血液循环,过松会导致敷料移位或脱落。

6. 四肢包扎时应暴露指(趾)端,便于观察末梢血液循环。

【实训作业】

模拟练习卷轴绷带包扎法的操作方法。

实训14 固   定

复位、固定、愈合是骨折治疗三步曲，而固定则是复位与愈合承上启下的环节。良好的固定不仅巩固复位效果，还会促进愈合速度和质量，制动，止痛、减轻伤员痛苦，防止伤情加重，防止休克，保护伤口，防止感染，便于运送。

【案例设计】

患者，男，学生。打篮球时不慎摔倒，造成小腿骨折。

讨论：

1. 请问应如何固定骨折处？
2. 骨折后固定的作用是什么？
3. 骨折后具体有哪些固定方法？

【实训目的】

通过练习掌握固定法的操作方法及注意事项。

【实训准备】

1. 物品准备　固定材料中最理想的是夹板，有木质或金属夹板，还有可塑性或充气性塑料夹板。如果现场条件不允许，可就地取材，选用竹板、木棒、树枝、书本、镐把、枪托等代替；也可直接借助患者的健侧肢体或躯干进行临时固定。另需准备纱布或毛巾、绷带、三角巾等。

2. 环境准备　环境清洁、安静，温、湿度适宜，光线良好。

3. 患者准备　核对患者资料并解释操作目的，消除患者的紧张和恐惧心理。

【操作流程及护理配合】

锁骨骨折固定法：用毛巾或厚敷料垫于两腋前上方，将三角巾折叠成带状，两端分别绕两肩呈"8"字形，使两肩尽量向后、外方扩张，拉紧三角巾两端在背后打结固定

肱骨骨折固定法：准备两块长短不等的夹板，将长夹板置于上臂后外侧，短夹板置于上臂前内侧，在骨折部位上下两端固定。固定后伤侧肘关节屈曲90°，前臂呈中立位，用三角巾将上肢悬吊，固定于前胸

前臂骨折固定法：患侧屈肘90°，拇指向上，将两块夹板（长度超过肘关节至腕关节）分别置于前臂的掌、背侧，用绷带固定。最后用三角巾将前臂呈功能位悬吊于前胸

股骨干骨折固定法：将伤侧大腿伸直，取一长夹板（长度自足跟至腰部或腋下）置于伤侧大腿外侧，另一夹板（长度自足跟至大腿根部）置于伤侧大腿内侧，用绷带或三角巾固定

小腿骨折固定法：将两块夹板（长度自足跟至大腿）分别置于伤侧小腿的内、外侧，用绷带分段固定

　　脊柱骨折固定法：将患者仰卧或俯卧于硬板上，不使其移位。必要时，用绷带将患者固定于硬板上，使脊柱保持中立位

【实训评价】

1．观察学生操作。

2．学生自评、小组成员评分。

3．教师批改实训报告。

【注意事项】

1．固定前如有伤口和出血，应先止血、包扎，之后用夹板固定，如有休克，应先抗休克。

2．开放性骨折，原则上现场不复位，以免感染。

3．夹板长度和宽度要适宜，其长度必须超过上下两个关节并固定。

4．固定时患肢应保持功能位。

5．夹板不应与皮肤直接接触，其间应衬垫敷料。

6．绑扎绷带或三角巾时，松紧要适宜，以绑扎结上下活动 1cm 为宜，并随时观察末梢血液循环情况，若过紧或过松，应及时调整绑扎带。

7．固定中避免不必要的活动，不可强制患者进行各种活动。

【实训作业】

模拟练习各种固定方法。

实训 15　搬　运　法

　　在搬运患者时应采用正确的方法，以达到及时、迅速、有效、安全地将患者转运至安全地带，防止再损伤。

【案例设计】

患者，男，35 岁。在高速公路上发生车祸，神志不清。

讨论：

1．请问可采取哪些方法将患者搬运至安全区域？

2．不正确的搬运方法会造成哪些危害？

3．如何采用正确的搬运方法？

【实训目的】

1．通过练习掌握搬运法的操作方法及注意事项。

2．及时、迅速、有效、安全地将患者转运至安全地带，防止再损伤。

【实训准备】

1．物品准备　根据病情选择合适的搬运工具。

2．患者准备　核对患者资料并解释操作目的，消除患者的紧张和恐惧心理。

【操作流程及护理配合】

1．单人搬运法

（1）扶持法：对于病情较轻，能够站立行走的患者常用此法。救护者站立于患者一侧，使患者靠近救护者一侧的手臂揽住救护者的头颈，救护者用外侧的手牵着患者的手腕，另一手伸过患者的背部扶持患者的腰，使其身体略靠着救护者，扶着行走。

（2）抱持法：若患者能够站立，救护者站于患者一侧，一手托其背部，一手托其大腿，将其抱起。如果患者清醒，可让其一手搂住救护者的颈部。

（3）背驮法：救护者于患者的前方同向站立，微弯背部，将患者背起。若患者不能站立，卧于地面，则救护者可躺于患者一侧，一手紧握患者的手，另一手抱住患者的腿，用力翻身，使其驮于救护者的背上，然后慢慢站立。胸部损伤的患者不宜使用此法。

2．双人搬运法

（1）椅托式：两救护者与患者同向分别站立于其两侧，各以一手伸入患者大腿之下而互相紧握，另一手交替扶持患者的背部。

（2）轿杠式：患者两腿分别插入救护者的两臂之间，两救护者相对蹲下，四手呈"井"字紧握，患者两手臂抱住两救护者肩膀，慢慢站立。

（3）拉车式：两救护者，一位站在患者的头部，两手分别插入其腋下，将患者抱在怀内，另一位站在患者的足部，分开其两腿站其中，两人步调一致地将患者慢慢抬起。

3．三人或多人搬运法　适用于路程较近、体重较重的患者。三人并排将患者抱起步调一致前行，也可六人面对面将患者抱起步调一致前行。

4．担架搬运法　是创伤急救搬运患者的常用方法之一。利用三人或多人搬运法将患者抬至担架上前行。

【实训评价】

1．观察学生操作。

2．学生自评、小组成员评分。

3．教师批改实训报告。

【注意事项】

1．不同的患者采用不同的体位搬运。

2．固定牢固可靠，防止再损伤。

3．密切观察患者的病情并记录，做好基础护理。

4．随时做好抢救准备。

【实训作业】

单人或多人模拟练习各种搬运法。

参 考 文 献

程忠义. 2018. 急救护理技术. 北京：科学出版社

狄树亭，姜志连，雷芬芳. 2010. 急救护理技术. 武汉：华中科技大学出版社

傅一明. 2015. 急救护理技术. 北京：科学出版社

贾丽萍，王海平. 2016. 急救护理技术. 第3版. 北京：科学出版社

黎梅，黄爱松. 2015. 妇产科护理. 第3版. 北京：科学出版社

李映兰. 2003. 急救护理学. 长沙：湖南科学技术出版社

陆一鸣. 2001. 急症与急救. 北京：人民卫生出版社

罗琼. 2013. 妇产科护理学. 第2版. 北京：科学出版社

毛静芳，彭美娣. 2014. 急危重症护理学. 北京：科学出版社

南桂英. 2015. 妇产科护理学. 北京：科学出版社

沈洪，刘中民. 2013. 急诊与灾难医学. 第2版. 北京：人民卫生出版社

孙菁. 2004. 急重症护理学. 北京：人民卫生出版社

王庸晋，王克芬. 2004. 危重症护理学. 北京：人民军医出版社

吴在德. 2008. 外科学. 第7版. 北京：人民卫生出版社

谢天麟. 2002. 急救知识与技术. 北京：人民卫生出版社

谢幸，苟文丽. 2013. 妇产科学. 第8版. 北京：人民卫生出版社

杨建芬. 2016. 急救护理技术（修订本）. 北京：科学出版社

杨旭红. 2016. 急救护理技术. 北京：科学出版社.

郑静晨，侯世科，樊毫军. 2008. 灾害救援医学. 北京：科学出版社

周继如. 2006. 实用急诊急救学. 北京：科学技术文献出版社

周秀华. 2000. 急救护理学. 北京：人民卫生出版社

周秀华. 2006. 急危重症护理学. 第2版. 北京：人民卫生出版社

朱梦照. 2012. 妇产科护理. 北京：科学出版社

邹玉莲. 1999. 急诊护理. 长沙：湖南科学技术出版社

邹玉莲. 2012. 急危重症护理学. 第3版. 北京：科学出版社

教学基本要求

一、课程性质和课程任务

急救护理是护理、助产专业的一门主干课程，是临床护理学的重要组成部分。其任务是通过本门课程的学习，使学生能熟练掌握急救知识和技能，能在紧急情况下对患者实施及时、准确的救治和监护，以提高救治的成功率。本课程就是研究各类急性病、急性创伤、慢性病急性发作等危重症患者抢救护理的临床护理学课程。

二、课程教学目标

（一）职业素养目标

1. 具有良好的急诊护士职业素质、行为习惯和职业道德修养，养成初步的临床护理观察意识。
2. 具有良好的护患沟通能力和团队协作精神。
3. 具备良好的团队合作精神。
4. 热爱护理专业，学习态度认真，能在临床实践中体现良好的职业情感和道德素质。关心、爱护患者。

（二）专业知识和技能

1. 能清楚地描述急救护理的研究范畴、急诊医疗服务体系、急救护理的现状与发展。
2. 明确院前急救的意义、特点、任务、原则及方法。
3. 明确急诊科的建设与管理原则。
4. 具备重症监护病房的相关管理知识。
5. 能快速识别并主动协助医生抢救常见急危重症及危象患者。
6. 能迅速识别、抢救及监护创伤、中毒、中暑及多器官功能障碍综合征患者。
7. 掌握心肺脑复苏、气管插管等常用急救技术及心电除颤仪、呼吸机等急救仪器的使用方法，并熟练运用于急救工作。
8. 能合理应用急救药物，同时有针对性地进行用药监护。

（三）过程与方法目标

1. 参与急救护理理论、技术相关的临床见习和实习，并完成相应阶段的实习要求，体验护士角色和功能。
2. 通过急救护理理论和临床护理技术实践的模拟情境或实际病例的讨论和实践，进一步应用和巩固所学知识。

三、教学内容和要求

教学内容	教学要求			教学活动参考	教学内容	教学要求			教学活动参考
	了解	熟悉	掌握			了解	熟悉	掌握	
一、急救护理导论				理论讲授 多媒体演示 讨论	（三）急救医疗服务体系				
（一）概述	√				1. 概念			√	
（二）急救护理的范畴		√			2. 发展、构成及管理		√		

续表

教学内容	了解	熟悉	掌握	教学活动参考
二、院外急救与护理				理论讲授
（一）概述				多媒体演示
1. 概念、特点、原则			√	案例分析
2. 任务		√		实践
（二）院外急救的组织体系				角色扮演
1. 不同国家院外急救组织体系简介	√			
2. 院外急救设施和出诊程序	√			
3. 急救指挥系统计算机网络化管理	√			
（三）院外急救患者的分类				
1. 意义		√		
2. 要求、判断、标记和划分			√	
（四）院外急救技术的应用			√	
（五）急救患者转运与途中护理				
1. 要求、意义		√		
2. 常用的搬运方法			√	
3. 不同转运工具的转运特点			√	
4. 监护			√	
三、急诊科的设置与管理				理论讲授
（一）急诊科的设置				多媒体演示
1. 布局、设置及管理			√	实践
2. 急诊绿色通道的设置、管理			√	角色扮演
（二）急诊科的管理				讨论
1. 任务、人员管理		√		
2. 工作质量要求、设备管理、感染管理			√	
3. 主要制度	√			
（三）急诊科的护理				
1. 特点、流程、护患沟通技巧			√	
2. 护士的职责、素质		√		
四、重症监护病房的管理与护理				理论讲授
（一）概述				多媒体演示
1. 特点、设置和管理	√			实践
2. 感染控制			√	
（二）重症监护病房的护理工作			√	
（三）常用重症监护技术	√			
（四）各系统功能监测	√			

教学内容	了解	熟悉	掌握	教学活动参考
五、心搏骤停与心肺脑复苏				理论讲授
（一）心搏骤停			√	多媒体演示
（二）心肺脑复苏				实训
1. 基本生命支持术			√	
2. 基本生命支持阶段复苏用药		√		
3. 延续生命支持		√		
（三）复苏后监测及护理			√	
六、休克的护理				理论讲授
（一）概述				案例分析
1. 休克的病因及分类			√	
2. 病理生理机制		√		
（二）休克的病情评估				
1. 不同时期的病情评估、程度判定			√	
2. 临床检测		√		
（三）休克的救护措施			√	
七、多器官功能障碍综合征患者的救护				理论讲授
（一）概述	√			案例分析
（二）多器官功能障碍综合征的救治与护理				
1. 防治原则			√	
2. 护理要点			√	
3. 常见器官功能障碍的护理措施			√	
八、咬伤与蜇伤				理论讲授
（一）毒蛇咬伤患者的救护				多媒体
1. 救护措施			√	角色扮演
2. 发病机制和临床表现		√		
（二）犬咬伤患者的救护				
1. 救护措施			√	
2. 发病机制和临床表现		√		
（三）蜂蜇伤者的救护				
1. 救护措施			√	
2. 发病机制和临床表现		√		
九、急性中毒患者的救护				理论讲授
（一）概述				多媒体
1. 中毒机制、救治原则		√		角色扮演

续表

教学内容	了解	熟悉	掌握	教学活动参考
2. 救护措施			√	
（二）急性有机磷农药中毒患者的救护				
1. 病因及中毒机制	√			
2. 护理评估和救护措施		√		
（三）急性一氧化碳中毒患者的救护				
1. 病因及中毒机制	√			
2. 护理评估和救护措施		√		
（四）急性镇静催眠药中毒的救护				
1. 病因及中毒机制	√			
2. 护理评估和救护措施		√		
（五）强酸强碱中毒患者的救护				
1. 病因及中毒机制	√			
2. 护理评估和救护措施		√		
（六）急性酒精中毒患者的救护				
1. 病因及中毒机制	√			
2. 护理评估和救护措施		√		
（七）食物中毒患者的救护				
1. 病因及中毒机制	√			
2. 护理评估和救护措施		√		
（八）急性百草枯中毒患者的救护				
1. 病因及中毒机制	√			
2. 护理评估和救护措施		√		
十、理化因素损伤者的救护				理论讲授 多媒体演示 角色扮演
（一）淹溺				
1. 病因、发病机制、临床表现	√			
2. 救护措施		√		
（二）触电				
1. 病因、发病机制、临床表现	√			
2. 救护措施		√		
（三）中暑				
1. 病因、发病机制、临床表现	√			
2. 救护措施			√	
（四）冻僵				
1. 病因、发病机制、临床表现	√			
2. 救护措施			√	
（五）高原病				
1. 病因、发病机制、临床表现				
2. 救护措施				
十一、常用急救技术及护理				理论讲授 多媒体 实训 视频
（一）机械通气技术及护理				
1. 操作方法和护理		√		
2. 适应证与禁忌证			√	
3. 概述	√			
（二）气管插管术				
1. 操作方法和护理			√	
2. 适应证与禁忌证			√	
3. 概述	√			
（三）气管切开术				
1. 操作方法和护理			√	
2. 适应证与禁忌证			√	
3. 概述	√			
（四）动静脉穿刺置管术				
1. 操作方法和护理			√	
2. 适应证与禁忌证			√	
3. 概述	√			
（五）外伤止血、包扎、固定、搬运				
1. 操作方法和护理			√	
2. 适应证与禁忌证			√	
3. 概述	√			
十二、灾害救援医学				理论讲授 多媒体演示
（一）概况	√			
（二）搜索与营救常识		√		
（三）体能训练的实施与考核				

续表

教学内容	教学要求			教学活动参考	教学内容	教学要求			教学活动参考
	了解	熟悉	掌握			了解	熟悉	掌握	
1. 体能标准	√				1. 心理训练			√	
2. 体能训练的方法		√			2. 心理训练考评		√		
（四）心理训练的实施与考核					（五）野外生存常识	√			

四、学时分配建议（72学时）

教学内容	学时数		
	理论	实践	小计
一、急救护理导论	2		2
二、院外急救与护理	4	4	8
三、急诊科的设置与管理	2	4	6
四、重症监护病房的管理与护理	4	2	6
五、心搏骤停与心肺脑复苏	2	4	6
六、休克的护理	4		4
七、多器官功能障碍综合征患者的救护	4		4
八、咬伤与蜇伤	2		2
九、急性中毒患者的救护	6	2	8
十、理化因素损伤患者的救护	4	2	6
十一、常用急救技术及护理	8	10	18
十二、灾害救援医学	2		2
合计	44	28	72

五、教学基本要求的说明

（一）教学安排

本教学基本要求可供护理、助产专业使用，第四学期开设，共72学时，其中理论44学时，实践28学时。

（二）教学要求

本课程对理论教学部分要求分为掌握、熟悉、了解三个层次。掌握是指对基本知识、基本理论具有深刻的认识，并能综合、灵活地应用所学知识分析解决实际问题。熟悉是指能够领会概念、原理的基本含义。了解是指能够简单理解、记忆所学知识的要点。

自测题选择题参考答案

第1章

1. D 2. E 3. A 4. C 5. B

第2章

1. E 2. B 3. A 4. B 5. D 6. B 7. D
8. C 9. B 10. E 11. A 12. B

第3章

1. E 2. D 3. D 4. B 5. D 6. A

第4章

1. A 2. C 3. C 4. D 5. A 6. E 7. E
8. D 9. B 10. E 11. A 12. B

第5章

1. B 2. A 3. A 4. B 5. A 6. B 7. B
8. C 9. C 10. B 11. D

第6章

1. D 2. C 3. B 4. E 5. C 6. C 7. A
8. D 9. B 10. B 11. E 12. C 13. D
14. A 15. D 16. A

第7章

1. C 2. E 3. B 4. B 5. E 6. B 7. B
8. A 9. A 10. E 11. B

第8章

1. B 2. B 3. D 4. C 5. B 6. A 7. A

8. C 9. E 10. D

第9章

1. C 2. C 3. D 4. C 5. D 6. D 7. C
8. C 9. B 10. D 11. A 12. E 13. D
14. C 15. C 16. E 17. C 18. A 19. D
20. D 21. E 22. B 23. B 24. E 25. C
26. D 27. E 28. B 29. C 30. B 31. D
32. B 33. D 34. A 35. E 36. A 37. B
38. B 39. A 40. D 41. D 42. A 43. A
44. D 45. D 46. B 47. E 48. E

第10章

1. C 2. E 3. A 4. C 5. C 6. A 7. C
8. B 9. B 10. C 11. B 12. C 13. C
14. E 15. E 16. B 17. C 18. A 19. A
20. D

第11章

1. D 2. B 3. E 4. C 5. A 6. C 7. E
8. E 9. D 10. B 11. D 12. E 13. E
14. D 15. E 16. B 17. A 18. B 19. D
20. B 21. A 22. B 23. B 24. E 25. C
26. B 27. D

第12章

1. E 2. C 3. B 4. D 5. A 6. A 7. B